U0038093

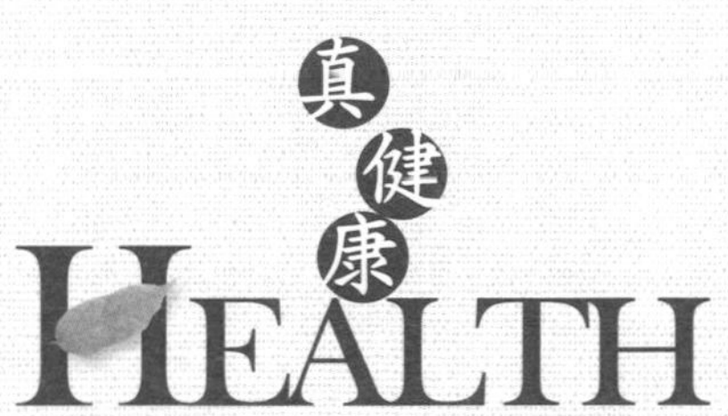
真
健
康
HEALTH

Jeffrey D. Rediger, M.D.
傑佛瑞・雷迪格 醫師——著
林怡婷——譯

哈佛醫師教你喚醒

自癒力

CURED

The Remarkable Science and Stories of Spontaneous Healing and Recovery

謹將本書獻給瑞秋・安・唐諾（Rachael Ann Donalds），
妳是我生命中光彩的重要泉源，
我也將本書獻給所有還未能說出自己故事的人們。

各界好評

你可曾想過為什麼有些人能奇蹟般地從疾病中復原，而其他人卻不行？這個問題看似如此神祕，神祕到我們經常以為根本就沒有能夠去理解這件事的途徑。但現在一切有了答案，本書將其中的道理與方法用優美的文字與個人的深度經歷呈現出來。雷迪格醫師的才華與智慧是如此深刻又極端務實，而他的謙遜與人性更讓本書成為真正的傑作！

——《危險年代的求生飲食》作者／約翰・羅賓斯

本書囊括了尖端科學與強大、令人耳目一新的真實生活案例研究。雷迪格醫師提供了開創性的科學依據，證明了心理創傷是如何對我們的身體造成長期影響。這是一個充滿希望的故事，說明即使最嚴重的情況也可以透過心靈的韌性與充滿意義的生活方式加以調整。及時又優美的書寫……每個人都該來讀這本書！

——《心靈的傷，身體會記住》作者／貝塞爾・范德寇

本書是我讀過最重要的書之一，雷迪格醫師提供了數十個奇蹟逆轉的案例研究，其中有許多被告知回家安排後事卻完全康復的案例。在本書中，他向我們展示了這些案例康復的原因，同時也為我們如何同樣發揮人體驚人的治療與再生能力，提供了獨到的見解。這是一本真切鼓舞人心的書，我幾乎無法放下來。

——《療癒從心開始》作者／大衛・R・漢密爾頓 博士

本書是深入探討人類健康與疾病的難得之作。為什麼有些人得了絕症卻突然康復？這種現象被醫學界長期忽視，更不用說是深度調查了。雷迪格醫師從這些自癒的案例中探索我們能夠學到什麼，以及我們要如何用心智去駕馭身體的療癒系統，啟動人體的自癒力量。

——克里夫蘭醫學中心功能醫學主任／馬克．海曼

這是一本寫給每個人看的書，對於那些罹患不治之症以及單純想過健康生活的人來說，本書提供的全新療癒途徑可能改變他們的生活。在這些充滿啟發的書頁之間，在醫學往健康科學與希望邁進的道路上，雷迪格醫師提供了及時的助力！

——醫學博士、整合健康與醫藥學院前任主席／丹尼爾．費理蘭德

從雷迪格醫師全然沉浸的非凡康復領域，以及他對個人旅程的深刻反思中汲取智慧的珍珠，這是一本會感動每一位讀者內心與靈魂，並且激勵他們為自己的健康與心態負責的作品。這本令人振奮之作會讓每一個想要健康到老的人都愛不釋手！

——醫學博士、哈佛醫學院講師／瑪莎．史塔克

一位經驗豐富的醫師，同時又是學有所長、鍥而不捨且富同情心的作家，這是個成功的組合。在這本開創性的著作中，傑佛瑞．雷迪格醫師從可能致命的醫療條件中分析未曾被人解釋過的自癒現象……雷迪格醫師總結：每一次奇蹟康復看似獨一無二且只有部分能夠解釋，但所

有的一切都為我們的身分認同與免疫系統間的「強力連結」提供了證據。

——《自然》期刊

引人入勝的自癒生物科學……本書是增進整體健康的務實指南，也是充滿作者專業分析的神奇之作……寫得吸睛，且充滿實際、讓人自立的醫學資訊。這本關於免除疾病與顯著康復的編年史，不僅給人啟發、令人信服，也為懷疑論者提供了值得省思的議題。

——寇克斯評論

雷迪格提出了令人信服的觀點……他為自癒研究提供絕症患者的案例分析，並為讀者帶來迷人的病理生理學與醫學史課程……做為一道挑戰當今主流醫療體系與治療模式的先聲，雷迪格為自癒現象提出了一個令人信服的研究，讓我們藉此對於了解為何有人能夠逆轉病情，或許又更邁進了一步。

——圖書館雜誌

我相信雷迪格醫師是撰寫這本意義非凡且符合時代所需書籍的最佳人選，他為我們揭曉了治療生理疾病的新典範。他對於在種種不利條件下，個人展現自身康復能力的特徵與策略的獨特記述，不僅為那些面臨醫療危機的人提供了希望，也提供了真正的洞察。

——哈佛大學腦組織資源中心發言人／吉兒．泰勒雷迪格醫師的作品為醫療機構提供了極大的研究成果，並展示出我們對自身健康的主宰權遠大於多數醫師、研究人員以及一般大眾的了解。

——哈佛大學心理學教授／艾倫·蘭格

在作者對療癒的敏銳洞見下，明確闡述科學與富啟發性的案例史，即使面對傳統醫學思維認定的絕望病症，本書依然為康復之途打開了真實的遠景。

——《當身體說不的時候》作者／嘉柏·麥特

CONTENTS

導論 打開醫學奇蹟的黑盒子

被愚弄有兩種方法，一是相信虛假，二是拒絕相信真相。

——丹麥哲學家，齊克果

二〇〇八年，克萊兒．海瑟（Claire Haser）的未來看似平靜而美好，六十三歲的她已掌握人生的節奏，輕鬆面對各種起起伏伏。一切發展正如她當初的規劃：她和丈夫再幾年就要退休，孩子們已長大成人，有所成就，還有一群健健康康的孫子孫女。克萊兒和丈夫成年後的大半人生都是在俄勒岡州波特蘭度過，有當地的小雨、蓊綠公園及紅磚建築相伴。克萊兒的職業生涯大半是擔任健康照護管理員，坐在燈光明亮的辦公室中，埋首處理文件。

克萊兒和丈夫喜愛波特蘭，不過他們的夢想是退休後搬到夏威夷。他們已經規劃、儲蓄好幾年了，而現在，夢想就在不遠處。不過後來，克萊兒滿足而平凡的生活軸心開始傾塌。一開始症狀若有似無，但仍令人擔心，後來噁心感愈來愈常出現，加上腹部各處開始感到刺痛，克萊兒只好前去求醫。擔憂的醫師為她安排了電腦斷層掃描（CT scan）。克萊兒躺在掃描儀的檢查床上，雙臂擱於頭部旁，盡量保持正常呼吸，滿心希望掃過自己身體的輻射線不會檢查到任何東西。不過斷層掃描在克萊兒的胰臟發現一個腫塊，直徑約兩公分，而活體組織切片結果摧毀克萊兒的最後一絲希望：腫塊是惡性的，代表癌症。克萊兒被診斷出胰腺癌，這是一種可怕而無法治癒的胰臟癌。

「癌症」在我們的文化中是個沉重的字眼，相當於現代的妖魔鬼怪，比起其他眾多疾病，更容易令人聯想到傷病與死亡。不過，事實上，每一種癌症治癒及緩解的可能性都不一樣。有些癌症不會致命，在這種情況下，癌症可能數年來默默潛藏在體內，後來患者才因為別的原因過世，因此患者並不是「死於」癌症，而是和癌症一起離世；有些癌症會緩慢但穩定地成長；有些會在數年的過程中時而惡化，時而緩解。許多癌症如果置之不理，很可能會致命，但若加以治療，不論是手術、化學治療或放射治療，都有很好的效果。某些癌症甚至還會自行消失，不過也有些令醫師束手無策，因此患者只能接受舒緩治療，以期降低症狀的不適。還有眾多癌症可能不符合上述類別，即便是同一種癌症，嚴重程度可能相差甚大。

而克萊兒所罹患的癌症——胰腺癌，以下是我們對這種疾病的了解：這是胰臟癌中致死率最高的一種，進展快速，末期極度痛苦。美國每年約有四萬五千人被診斷罹患胰腺癌，而歐洲每年的診斷人數約為兩倍，其中多數病患在一年內過世。胰腺癌是男女第四大癌症死因，而且根據預測，即將爬升到第三位。

診斷出胰腺癌就等於被宣判死刑。問題不在會不會因此而死，而是「何時會死」。胰臟癌為什麼致死率那麼高？因為疾病初期沒有症狀，癌症在暗地裡悄悄地進展，到了開始出現症狀——喪失食慾、體重降低、背痛，有時會有輕微的黃疸、皮膚發黃、眼白也呈淡黃色，這時就已經太遲了。到這個階段，癌症通常已經轉移到身體其他部位。治療可以延長生命，但無法阻止死亡，絕大多數（百分之九十六）胰臟癌患者在五年內病逝，大部分患者更早就向病魔投降，即便接受治療，診斷後估計存活期一般是三至六個月。以這個標準來說，克萊兒算是相當幸運，醫師說她還有一年的生命。

克萊兒所規劃的未來：花園、夏威夷、與先生共度平靜的退休生活，全都在一夜之間徹底消失。癌症像暴風一樣襲來，奪走一切。

克萊兒獲得診斷後又等了兩週才見到醫師。她的親友聽到要等這麼久時簡直不敢置信，克萊兒可是得了**侵襲性胰臟癌**，不是應該盡快接受治療嗎？怎麼能讓患者在知道自己得了癌症，隨時可能惡化、擴散的情況下等待數週？但克萊兒很高興有這段時間，她必須穩定自己的情緒。癌末診斷讓一切都好似一場怪異的夢，人生的終點突然浮現，火車即將在她面前衝下懸崖，一切都好不真實。此外，醫師的治療方式讓她覺得自己好像只是一個方格子，完成檢查就可以打勾；好似自己只是一具身體，不斷被推往下一個步驟。身為醫療體系中的患者，克萊兒覺得自己好像被困在一座機器裡，被送上生產線，毫不停歇地把她推往下一個檢查站。一切都已預先決定、沒有人情味、十分制式化。

在家的時候，克萊兒埋頭搜尋胰腺癌的相關資料，她翻查書本、文章及網站，試圖找尋一絲希望，某個醫師遺漏掉的機會。不過她讀到的一切都只是印證醫師的說法。克萊兒查遍了網路，想要找到任何胰腺癌緩解或治癒的案例，即便只有一個也好——但她一無所獲。

她生存的唯一機會是接受「惠普式手術」（the Whipple），也就是「胰十二指腸切除術」。這是一種大型手術，會切除掉部分胰臟、膽囊、小腸部分區塊（十二指腸、空腸），甚至包括部分胃及脾臟。副作用及併發症相當嚴重；畢竟胰臟原本肩負重要職責，包括調節血糖與分解食物，而這種手術會切除掉一大部分的胰臟。胰液具侵蝕性，而接受惠普式手術後常出現胰液滲漏的情況，這項併發症可能使患者痛苦不堪。手術之後，克萊兒可能經歷疼痛的胰液滲漏、水腫、胃痙攣、難受的胃脹氣等。長期來說，克萊兒罹患糖尿病、貧血、出現消化問題的風險提升，這些狀況會導致患者疲憊虛弱及維他命、礦物質的缺乏。

> 克萊兒無法入睡，她熬夜將下次與醫師見面時要問的問題一一寫下來：惠普式手術是我唯一的選擇嗎？接受手術後，我會得糖尿病或胃部癱瘓嗎？我還能正常飲食嗎？會痛嗎？會持續多久？要多久才能康復？我讀到的疲憊感，什麼時候才會消失？你做過這種手術幾次？結果怎麼樣？這間醫院多常執行這種手術？結果怎麼樣？

結果並不理想，醫師與克萊兒會面時這麼表示，他的態度直接而坦率，克萊兒很感激這一點，她請醫師直說無妨，醫師也就照做。醫師說，兩公分大的腺瘤可以切除，也就是可以進行惠普式手術，這是她治癒的唯一機會。不過這種手術風險很高，過程漫長、存在缺點，結果不一定比較好。醫師拿出手術圖譜，翻到惠普式手術縫合的章節：其中詳列各種技術，簡直是把患者切開之後拼湊回去的百科大全。

醫師注視著克萊兒說：「妳看到這種手術有多少種縫合方法了嗎？妳知道這是什麼意思嗎？這代表這些方法都不夠好。」

醫師告訴她，這種手術可能長達八小時，他還說，克萊兒可能在手術過程中心臟病發或中風。數據眾說分歧：有些資料顯示死在手術臺上的機率是百分之二，不過也有資料說是百分之十五。外科醫師說，就算接受手術，五年的存活率也大約只有百分之五——得了這種癌症的患者絕大多數會在五年內過世，即便接受惠普式手術也一樣。這時腫瘤科醫師插話了，他說克萊兒的五年存活率接近百分之二十。不過外科醫師堅持是百分之五，兩人開始爭論。

最後，外科醫師說：「聽著，有些醫師可能會向妳推銷這項手術，但我不必證明什麼，這種手術我做多了，我不需要賺這筆錢。我已經買了一艘船。」

克萊兒知道，醫師也想要治好她，他是外科醫師，接受的訓練就是要修復患者，施展精準與科學的魔力，不過他也應克萊兒的要求據實以告。

回到家後，克萊兒看了YouTube影片，看著接受過惠普式手術的患者在影片中痛苦地扭動，述說著手術可怕的副作用。她搜尋生存率的數據，哭著祈禱。她詢問自己殘酷的問題：我能忍受多大的痛苦？我願意在接下來的人生與什麼樣的痛苦共存？我願意忍受什麼樣的限制與不便？如果再也不能到山裡健行，我能接受嗎？

克萊兒最後決定不接受手術，她不想要把僅剩的人生花在追逐難以企及、機會渺茫的治癒可能性，她不想在醫師診間與候診室中浪費生命。她說：「我決定順其自然。不管剩下多少時間，我決定盡可能以熱忱及快樂來度過每一刻。」

二〇一三年，獲得診斷並得知無望預後之後五年，克萊兒因與癌症無關的原因前去就醫，再次接受腹部電腦斷層掃描。這是她獲得診斷之後第一次接受造影檢查。她原本預期死期不遠，所以把重心放在好好生活，一天又一天就這樣過去了。雖然醫師沒有特別檢查，不過胰臟也呈現在掃描結果上：沒有腫瘤。腫瘤原本的位置，現在什麼也沒有。

克萊兒的醫師相當困惑，重新審視之前的診斷，重新做一次活體組織切片檢查，醫師認為之前一定是出了什麼差錯。只不過，當初的診斷是正確的。在沒有接受治療及手術的情況下，克萊兒的胰腺癌令人難以置信地消失了。

怎麼會這樣？沒有人知道確切原因，克萊兒自己也不懂。醫師只知道，克萊兒沒有接受任何治療：不論是手術、化療或放射治療。我和克萊兒談話時得知，她在診斷後做出重大改變，不過沒有一位醫師對此感興趣。他們說這種經驗「沒有任何醫學價值」，這只是百萬分之一的僥倖，沒有任何意義。

很多人會把克萊兒的經歷稱為奇蹟，而在醫學上，我們稱之為**自發性緩解**（spontaneous remission）*。不管怎麼描述，這類康復過程多半並未受到認真審視，醫學界還沒有打開這些黑盒子。

自然意味著**沒有原因**，不過其實是因為我們多半沒有仔細尋找原因。醫學史上，我們幾乎不曾運用嚴謹的科學工具研究自不治之症康復的顯著案例。常理來看會以為這會是我們最想要研究的案例，也許這些患者碰巧發現了我們亟欲了解的精妙治療方法，可是自癒現象幾乎可說是一片完全未開發的領域。醫界把克萊兒等患者歸類為「僥倖」或「離群值」，理所當然地認為這些案例無法解釋。但我不把顯著的康復案例當成僥倖或離群值，就像我不會這樣看待其他領域擁有頂尖成就的選手。小威廉絲和麥可．喬丹當然是離群值，不過他們也是人類潛力的耀眼模範，透過研究他們的技巧與方法，我們可以增進自己的能力。

一九六八年墨西哥市奧運會上，美國跳遠選手鮑伯．比蒙（Bob Beamon）在助跑道上起跑，往沙坑衝刺，接著往空中一躍。觀看當時的影片，比蒙彷彿一隻飛翔的鳥兒，胸部前傾，接著伸

＊編註：「緩解」（remission）是指：所述症狀減弱或消退；「自發性緩解」（spontaneous remission）是指：未經任何正規治療，但病症自發性消除，病徵消失。為顧及中文閱讀上的順暢，方便讀者理解，有時會改以「自癒」代之。

長雙腿，踏進沙地。比蒙的成績比當時的紀錄還多了兩英尺，震撼觀眾，實際上也結束了比賽。賽評形容這次跳躍「令人難以置信」，甚至超過當時設備的測量極限，這次表現後來被譽為「世紀之跳」。

運動員與科學家馬上就開始研究比蒙是怎麼辦到的，又該如何打破這個紀錄，不過要到將近二十三年後，比蒙的紀錄才被超越。但當醫界出現類似案例時，比方說某位被醫學宣判死刑的患者突然病況好轉，我們彷彿對此感到羞愧。醫界並沒有把這些顯著的案例當作靈感來源，反而視之為威脅，毫無原因地置之不理。**神祕**、**奇蹟**、**僥倖**、**離群值**，我們把莫名康復的案例貼上這些標籤，而不多加說明。

綜觀人類歷史，我們對於疾病的來源曾有不同的解釋方法。不過就最近幾百年，多數文化仍相信疾病是靈界降下的後果、是上帝的旨意，可能是懲罰，或是惡靈的詛咒，一直到相當晚近才有所改觀。比方說，假如你生活在古埃及，你可能會佩戴護身符，保護自己免受疾病侵害，或以蜂蜜（天然的抗生素）處理刀傷或擦傷。若是身患重病，當時的醫師可能會進行催吐治療，他們的理論是，生病可能代表體內的通道出現阻塞，應該暢通。如果你出生在古希臘，你可能會相信人體是由各種元素組成，彼此應該隨時保持平衡，而生病就代表體內元素失衡，必須加以矯正。在這種情況下，你可能會造訪一間古希臘的醫神神殿（asclepeion），接受淨化療法（Katharsis）、引夢療法等醫療照護——在治療之神阿斯克勒庇俄斯（Asclepius）的謹慎注視之下，接受各種結合身體與心靈的治療方法。

雖然許多古文明的醫學實踐大幅倚重魔法、宗教及迷信，不過也的確出現過重要進展：解剖學的深奧知識、透過觀察與試誤歸納而出的疾病與健康理論、治療傷病可以重複應驗的方法，這通常會運用到藥草，也就是現代藥品的前身。但對於疾病的根源，我們仍不得而知。疾病是從哪裡來的？為什麼讓這個人患病，而那個人健康無恙？當時的人使用放血及占星術等治療方法的同時，也逐漸觀察到有許多疾病是來自汙水及汙物，因此最好保持身體、城市、水源的清潔，雖然當時仍不了解確切的原因。

西元前三十六年，羅馬學者馬庫斯．特倫提烏斯．法羅（Marcus Terentius Varro）出版《論農業》（*On Agriculture*），這是為農人撰寫的實用指南。在豢養家畜的段落，法羅告誡農人不要在沼澤地附近飼養動物，他的理論是「某些肉眼看不見的微小生物會在那附近生長，並由空氣傳播，從口鼻進入身體，帶來難以祛除的疾病。」這個論點很有趣，不過當時還無法證明。

義大利醫師吉羅拉莫．弗拉卡斯托羅（Girolamo Fracastoro）所撰的《論傳染及傳染病》（*On Contagion and Contagious Disease*）於一五四六年出版，書中詳述他的論點：微小且繁殖快速的致病生物（微生物）會經由風或接觸在人與人之間散播。他的理論在當時廣受認可，不過仍沒有任何實質證據能支撐這個論點，後來沒有人進一步討論或研究，幾乎被遺忘。後來是法國化學家路易斯．巴斯德（Louis Pasteur）於一八六〇年代確立細菌理論，他提出了消滅病原體的程序，至今「**巴氏滅菌法**」（pasteurization）仍保留他的名字。這雖然是醫學的一大進展，不過也使我們跳不出關於健康與疾病的特定理論框架，其根本宗旨就是：**殺死病原體**。有沒有可能，我們過於著重這一點，因而忽視了其他通往健康的重要渠道？

醫師的訓練過程強調要忽視患者的故事及個人生活，以便看穿個體，找出特定疾病所具備的潛藏徵兆及症狀。我們的眼光局限在病理學上，只注重查看缺失或患病的部分，而沒有看到個別人生，肯定患者人生中正確、獨特而美好的地方。因此，我們時常犯下致命的錯誤，即便我們的原意是治療。我們治療疾病，而不是個人，我們忽視患者生活的整體面貌及其中的種種線索與啟發，這些資訊都能告訴我們應如何引領他們邁向健康。我們著重於症狀而非根本原因，開藥通常只是為了壓下症狀，而沒有接下更困難漫長的任務——建立患者的免疫力與活力。我們堅持將疾病依照其根源分類，不是來自心靈就是身體，卻不了解或承認兩者之間的關係，而大部分疾病其實都涉及兩方面。

最後，我們把顯著的康復故事擱置一旁，因為這不符合「單一原因、單一治療方法」的範式。根據我自己的經驗，我願意打賭，大多數醫療從業人員其實都看過驚奇的康復案例。我們不知道該如何理解，由於這些案例沒辦法放進既有的參考架構，於是我們棄之不顧、遺忘他們，大概只有深夜在護理站啜飲咖啡沉思，或是安詳沉浸在自己的個人想法時，才偶爾憶起這些例子。我們不知道該如何解釋，也不敢發表這些例子，擔心遭同儕奚落，也不會向罹患同樣疾病的患者提起這些故事，我們不想給出「不切實際的希望」。

我第一次遇到顯著的康復案例是在十七年前，那時我剛當完住院醫師，正要展開精神科醫師的生涯。那時我同時在麥克林恩醫院（McLean Hospital）執業，並在哈佛醫學院任教，另外還開了一間小型私人診所。當時的壓力不小，我急於證明自己擔任醫師及教授的能力。

妮基（Nikki）在同一條路上的麻省總醫院（Massachusetts General Hospital）擔任腫瘤科護理師，她和成年的兒子一同來看診，那是我第一次見到她。她被診斷出罹患胰臟癌，她希望向兒子宣布壞消息時能獲得額外的支援。

那之後不久，她告訴我她向醫院請了無限期休假，因為健康狀況已惡化到無法工作的地步。

她疲憊不堪、進食困難、體重下滑。她計畫前往巴西阿巴迪亞尼亞（Abadiânia）鄉間的一個小鎮，拜訪一位巴西醫者。她已經嘗試過西醫的各種治療方法，她心想，再糟也不過如此。

她出發的兩週後，我辦公室的電話響起，是妮基從巴西來電。

她說：「你一定要來這裡看看，我的身體變好了，你絕對不相信我的所見所聞。」

她講述一則又一則故事，關於她所認識的人、見證的治癒過程，像是瘸子重新開始走路或是盲人恢復視力那類奇聞。又如一位罹患乳癌的女士在醫者的觸摸之下看到一團「黑雲」自胸口消散，然後腫瘤就縮小了。一連好幾個月，妮基不停從巴西打電話或寫信給我，但我沒有前去一探究竟。醫院事務繁忙，我還有課要上，此外，我對這些傳聞深感懷疑。我認為這些事件背後都有可以解釋的原因，例如暫時的好轉、誤診，或是這些人本來就會康復。

妮基回國後，她看起來確實恢復了活力，事實上，她的身體狀況大幅改善。她十分享受生命，大啖牛排（她最喜歡的食物）與沙拉。她在巴西的經歷鼓舞了她。她告訴我，她又重新獲得付出與接收愛的力量，過去深感困擾的控制問題已經消失無蹤，她覺得自己充滿活力與歡欣。比起之前，她回國後的生活品質大幅提升。不過遺憾的是，她沒有克萊兒那麼幸運。老實說，大部分人都不會獲得克萊兒那樣的結局。妮基的癌症後來還是復發了，不到一年就不敵病魔。不過在她過世之前，她又再次勸我研究巴西的案例。

我在科學期刊中讀過，真正的自癒現象相當稀有，機率約只有十萬分之一。期刊文章一再重複引用這個數據，筆調都相當堅定，所以我決定要追溯其來源，查看這項數據的出處，結果發現這個數字其實根本是憑空捏造的，卻被當成事實，然後被之後的文章一再引用。

當我進一步研究，查詢當前與過去的自癒案例時，我對於自己的發現大感驚異。過去一世紀以來，自癒案例的數量及頻率都有緩慢增加的現象，且通常會在重大研討會、書籍出版或新聞報導曝光後攀升。一九九〇年代初期，思維科學研究所（Institute of Noetic Sciences）開始匯集所有曾出現在醫學文獻中的自癒案例，並於一九九三年公開其資料庫《自發性緩解：解題書目》（*Spontaneous Remission: An Annotated Bibliography*）[1]，他們自八百篇期刊中收錄三千五百則自癒的參考資料。而且，這些確實被記錄下來的案例，其實只是冰山一角。在一場演講中，我提到自癒現象這個議題，並表示我們醫師從中可能大有收穫，我詢問臺下的醫師聽眾有多少人親身遇過從醫學觀點解釋不通的康復案例，這些醫師紛紛舉起手，接著我問有多少人把這些案例記錄下來並發表自己的觀點，所有人都放下手。

其實自癒現象沒有那麼罕見，只是擔心受到批判的氛圍妨礙我們看見整體的規模。有多少案例從來沒有出現在醫療文獻中，只因為醫師擔心醫界同儕的取笑。麥克林恩醫院是一間歷史悠久且聲譽卓著的精神病院，身為這裡新上任的醫務主任，我深切了解這一點，我對於發表觀點或尋求醫界同仁的協助深感遲疑。不過每一天，我都看到醫院、精神病院或急診室中患者身上出現的問題吻合自癒現象的例子。每一天，我一再看見患者罹患常見而致命疾病：癌症、糖尿病、心臟病、自體免疫疾病與肺病，這些都是西方世界人民的頭號殺手，愈來愈多人知道這些疾病背後多半有重要的生活型態因子。而歷經驚奇康復過程的患者之所以康復，很可能就是因為採納特定的生活型態，我開始覺得，就算我的病患只嘗試其中半數策略，那整體健康情況一定會有顯著提升，不只是患病的個人，整體社會都能受惠。不過我仍強烈感受到醫界教條框架所帶來的壓力，我不敢跨出一步。

小時候，我住在印第安那州鄉間小小的家族農場邊，中西部廣闊的天空下是一片寬廣平坦的玉米及大豆田。我出生阿米許（Amish）家庭，我父母在我兩歲的時候搬出阿米許社區，不過仍然遵循教義。我們會飼養動物、栽種穀物，肉類和麵粉都是自給自足，母親會為我們手工縫製衣服。電視、收音機等大多數現代的便利設施都被視為邪惡的產品，我們應該感到恐懼且遠遠避開。對我來說，那樣的環境孤立又令人難受，因此當機會來臨時馬上遠遠逃離，前往芝加哥就讀惠頓學院（Wheaton College），接著在普林斯頓研讀神學，最後是印地安納大學醫學院（Indiana University School of Medicine），然後到哈佛擔任住院醫師。我還記得，那彷彿世界對我張開雙臂，過去一直緊閉的門扉剎然開啟，通往各種可能性的條條大路在我面前開展。我抱著滿腹疑問進入神學院，想要尋求答案，試圖在童年所接收到的基本教義信仰與新知及新的人生體驗之間找到平衡。

但我沒有在普林斯頓獲得解答，反而更疑惑了。不過我也從導師身上學到，問題和答案一樣重要。

他告訴我：「目標不一定找到確切的答案，而是提升問題的品質，有好的問題，才有好的答案。」

我們所問的問題就像引領我們前進的燈光，如果我們問的是好問題，那很可能就會朝正確的方向前進。

我進醫學院後，碰到完全相反的求學原則，讓我非常不適應。我領悟到，醫學界的文化和我原先設想的完全不一樣，當時的情境我還歷歷在目。那是在一間階梯教室中，下課後同學紛紛走出教室，我向教授詢問關於當天課程的一個問題。

教授回我：「把教材背下來就對了，別問那麼多。」

整個醫學院生涯，我一再聽到這句話：別問那麼多、別問那麼多、別問那麼多。當然，醫學生必須學習教材，成為醫師前一定得花費大量時間及心力才能建立起必備的基礎知識。但對我來說，這句話令我回想起成長過程中被灌輸的原則：教條不容質疑。

記誦教材、不許發問，這種訓練過程把醫師培養成墨守成規、不敢惹事的乖寶寶。最後我們成為系統中的共犯，雖然醫學研究與技術確有某些出色的進展，但我們也經常辜負患者，錯失了重要的治癒機會。行醫三十年來，我看過不少遺失的機會，某些時刻我們明明有機會改變某人的人生，卻白白錯放了，而現在是該對這一切提出異議的時候了。我終於走到這一步，鼓起勇氣詢問這些必須詢問的問題，跟隨問題的引領，朝當今科學所能解答的界線前進，也許再往前推進一點點。

目前沒有與自癒現象相關的臨床試驗或雙盲研究，而這些科學方法都是醫學運作的黃金準則。但我們目前沒有辦法控制自癒發生的條件，在絕症病患身上測試這些理論也違反倫理原則。要研究自癒現象，我們必須從人類學家、偵探、醫學調查員的角度出發，挖掘個別患者的敘述、病歷與現有的科學知識，盡力拼湊出拼圖全貌。這正是這本書的目標。

我從二〇〇三年開始訪問戰勝絕症的病患，檢視他們的病歷，我觀察到某種原則及行為模式。我對於疾病突然消失不再感到驚訝。我去過巴西，拜訪過當地的治療中心，上千人抱持著自己能夠痊癒的信念蜂湧至此，而部分也的確康復了，超過現有醫學範式所能理解的範圍。我曾跟隨美國內陸一位所謂的「信仰醫者」（faith healer），我也親眼看到我自己的病患在我的照護之下經歷意料之外的好轉。我一直和自己的懷疑心態拉鋸，前進的路上仍是如此。

這本書不是要病患停止服藥或拒絕醫療介入。人類所建立的藥典與醫療科技不斷更新，不可或缺，確實也時常成功挽救生命，而從這本書所記述的案例可以發現，許多自癒現象的發生，背後都有各領域頂尖醫師不懈的努力。顯著的康復案例要告訴我們的是，光有醫療介入可能不一定足夠，對於治療，也不是全知全能。

在調查過程中我了解到，我們必須更深入，不只是針對症狀長期用藥，而是要直搗疾病的根源，我將這份認知實踐在我的病患身上。短期來看，我們的確需要同理患者的感受，減緩他們的症狀，但長期來說，我們也必須處理疾病的根本原因，這通常較難以發掘，而自癒提供難得的機會，讓我們看到根本原因。我們有責任仔細研究這些案例，盡可能從中學習，然後在治療慢性疾病與不治之症時應用這份知識，兼用現代醫學的工具及顯著的康復案例所傳授的智慧。

這本書記述了十七年來我調查自癒現象的過程。第一部將從我的起點開始說起：檢視健康的基本要素。在自癒案例中，某種因素改變了疾病一般的進展過程，而且是劇烈改變。展開調查合理的起點就是免疫系統，免疫系統是身體第一道且最重要的防線，負責抵禦感染與疾病，同時我們也要檢視可能影響免疫系統的因素，包括飲食、生活型態及壓力。我一再看到戰勝絕症的病患在這些方面做出重大改變，但例行醫療照護經常忽略這些面向，我知道我必須更深入剖析這些改變的影響及背後原理。這讓我獲得意外的發現，我不僅認識到這些改變在治療方面的影響力有多大，更進一步了解身心聯繫的奧妙與人心的神祕之處。

在徹底療癒（radical healing）方面，我對於心靈與身體的連結不感意外，畢竟主流醫學也認同壓力大小與思考模式等因素可能影響身體健康。身心連結的影響程度之深才真正令我感到驚奇，這是接受正統醫學訓練的我從來沒有料想到的。在本書第二部，我將帶領讀者一同研究徹底療癒與以下因素之間的交互關係：想法、信念，甚至是最根本且常被忽略的自我意識。在此我不禁提出疑問：**身分認同**可能在某方面影響到個人能否康復嗎？這個問題的答案既複雜又充滿啟發。

貫徹本書，我將為多位戰勝絕症的病患進行深度側寫，他們在我搜索答案時向我分享自己的病歷與人生。我盡量保留每個故事的厚度與獨特性，我相信，自癒的奧祕不僅在於各案例的相似之處，其中的差異也深具啟發。就如著名心理學家卡爾・羅傑斯（Carl Rogers）所言：「最私人的事其實普世皆同。」

這些案例的啟發是，我們必須在體內創造一種合適的生物環境，為康復做好準備，畢竟身體是想要康復的。但我們並沒有學過該如何打造這種環境，我的目標就是向讀者分享這段歷程，引領你一同逐一調查這些案例，探索突破性的身心新知，再仿效案例所教導我們的治療之法。研究最終讓我發現新醫學模型的基礎，也就是我所謂的健康「四大支柱」：免疫系統、營養、壓力反應與身分認同。

這仍是發展中的研究領域，當然我並不知道所有問題的答案。但我確實掌握了一些初步的解答，心中也有許多重要的問題，這些問題與答案引領我逐漸了解，這些醫學「奇蹟」到底是怎麼回事。我們常用「奇蹟」這個籠統的字來描述某種無法解釋的現象，但即便是奇蹟也該有個原因，只是我們還不理解罷了。我覺得，有時候我們會刻意避免解釋奇蹟背後的緣由，以為了解真實世界的機制之後，也多少奪走了「奇蹟」的光芒。不過對我來說，發掘這意外事件的內在運作原理絲毫不會減少其奧妙。掀開蓋子、觀察內部、了解原先無法解釋現象的機制，彷彿欣賞時鐘的機件，這對我來說更令人驚奇。

很久以前，我就對自己許下承諾，除非我有什麼非說不可的話，否則我不會開始寫書。十九世紀哲學家齊克果率直地寫出在現代生活的喧囂與嘈雜中，個人的意義是什麼。他和其他作家正好相反，他不想成為公共廣場上眾多相似看法的其中之一，也不欲成為最引人注目的觀點，他只是取走某件東西，讓讀者能找到各自所需的真相，然後重新開始生活。

我希望本書也能達到同樣的目標。我發聲，是因為我認為講述這些案例有其迫切的必要。本書所揭露的故事拉開了帷幕，這些案例告訴我們，我們原本就知道該如何創造健康、活力，甚至是有如奇蹟一般的生命，只是已經遺忘。重新找回這份知識的唯一方法是去除內在與外界的喧囂及種種意見，回歸基本、原始、真實，知識之光在我們每個人心中燃燒著——隱微，卻不會熄滅。

雖然這是新穎的科學領域，還需要未來數十年慢慢發掘，但目前的研究成果及其對數百萬人可能帶來的影響至關重要，我必須廣泛分享。我希望本書能為與慢性疾病甚至是不治之症苦苦奮戰的患者及關愛他們的親友照亮一條清晰的康復之路，就算只是想要盡可能過著健康、有活力的生活，我相信也能從本書獲得啟發。

現代醫學通常會告訴你病況如何及未來的生活樣貌，卻不會讓你了解還有哪些**可能性**。不論診斷是糖尿病、心臟病、憂鬱症、癌症或自體免疫疾病等各類病症，你可能得不到真正痊癒所需的希望或工具。我們得把這些顯著案例放到手術臺上仔細剖析，從中學習，每個人的身體都存在非凡的可能性，大家都應該知道該如何釋放這種潛能。

克萊兒現在住在夏威夷，就和她罹癌前的計畫一樣。

她說：「獲得診斷後，我原本以為沒望了。但我們還是趕上了。」

她和先生現在住在歐胡島，擔任音樂家的女兒及女婿也陪伴在身邊。傍晚時，她會坐在夏威夷常見的有頂開放式門廊裡，享受美景。她可以看見檀香山的燈火與隨天氣變化萬千的天空。最近一個颶風剛走，原本以為會帶來嚴重災情，但其實沒有大家所預測的那麼可怕。我心想，癌症大概就像颶風一樣，曾經看似要摧毀她的世界。

「風颳得很大，不過我們沒事，」克萊兒談起最近那場颶風時這麼說道，「我們很幸運，颶風只是擦過去而已。」

該怎麼讓颶風擦身而過？答案沒有這麼簡單，而這本書也不適合尋求簡單答案的人。這本書寫的是挖掘自癒奧祕的漫長過程，而其中也許還藏著長久維持健康與活力的祕訣。我研究的過程中也從來沒有找到簡單的答案。我為尋找答案而翻起的每一顆石頭，似乎都只是揭開另一個問題。我必須時時提醒自己，不能每遇上一個明顯的「答案」，就妄下結論，我的目標是提升問題的品質。而第一個問題就是：**巴西究竟是怎麼回事？**

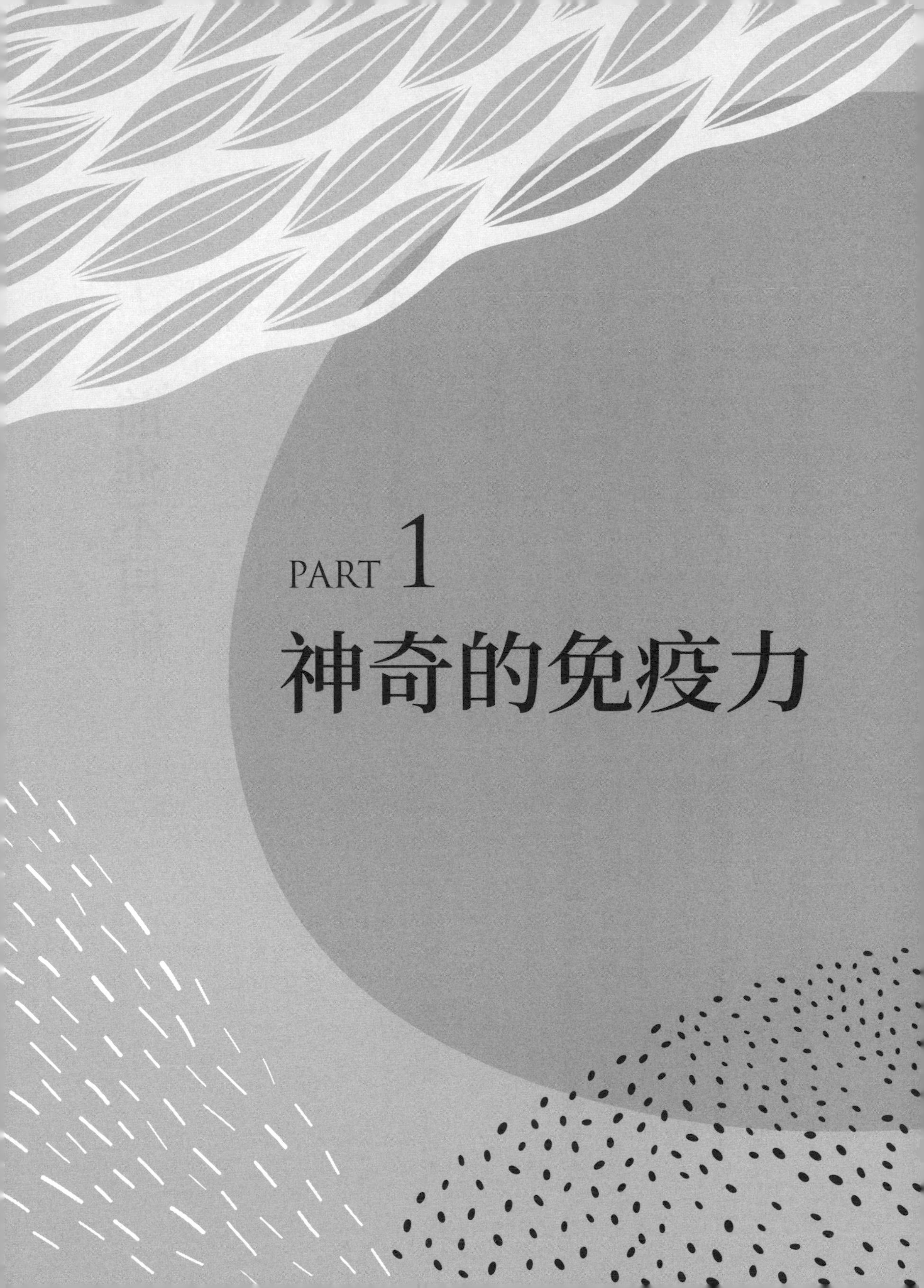

PART 1
神奇的免疫力

Chapter 1 前進不可能

我認為，研究自然不會有虛假的來源，
不像某些成見已認定特定現象是不可能的。

——美國心理學之父，威廉・詹姆斯

我第一次獨力執行手術是進行腿部截肢。

當時是凌晨兩點，我已經值班好幾個小時了。我被呼叫到手術室聽取患者的病歷簡報，他是一位年長的糖尿病患者，因左腿極度疼痛而前來就醫。護理師幫他做檢查時發現小腿和腳部有多個壞疽傷口。像這樣控管不佳的晚期糖尿病常出現嚴重的循環問題，導致流向四肢及身體末梢的血流變慢。這位患者在半夜來到急診室的時候已出現多處組織損壞與嚴重感染，他的腿保不住了。

我依規定刷手五分鐘，仔細清洗手肘以下的部位，包括每根手指的縫隙。我舉起手臂烘乾，後退用背把門推開，進入通往手術室的玄關。手術流動護理師幫我套上手術服、口罩並伸長手要幫我戴手術帽——但她搆不著，我滿高的。她踮起腳尖，同時我蹲低一點，我們都笑了，這時我才發現自己有多緊張。我是剛出醫學院的實習醫師，這是我第一次要在手術室中指揮大局。

當我劃下第一刀時，焦慮感消散了。手術刀在腿部俐落地劃出一圈，留下又深又細的開口，這時我感到一股專心致志的寧靜，那是一種全然專注的感覺。我不知道過了多久，我劃了一刀又一刀，不時燒灼傷口止血，維持手術部位乾淨清晰。我永遠忘不了灼燒身體產生的氣味，也忘不掉用骨鋸切開脛骨時所發出的聲響。那令我回想起小時候在農場上使用的電鋸，不過電鋸的聲音比較粗糙、沙啞，而骨鋸的聲音比較細緻、精巧，但也比較可怕。這一刻對我來說有種超現實感，我簡直不敢相信身穿手術服、臉上戴著手術面罩的人是我。我居然走到這一步，真是難以置信。

我青少年時期話很少。我害羞的個性也許是來自我那嚴守阿米許基本教義的家庭，不論在哪裡，我從來沒有歸屬感。高中的時候，我被票選為最害羞的學生。我穿著的衣服都是自家縫製的，這讓我處處感到格格不入，下了校車走回家，彷彿是走回過去。家裡不能有電視或收音機，那時的我所接觸到的世界好小。我所認識的大人都在農場工作，偶爾從事別的勞力活。我媽媽在韋恩堡（Fort Wayne）的一間路德派醫院兼職，我十七歲的時候，她建議我在那找一份打雜的工作。我身材高壯，常在農場上幫忙挑水或搬運沉重的乾草捆及穀物，所以在醫院裡要把成年病患抬到擔架或輪椅上也難不倒我。

在那工作的時候，我見識到人類生命中的種種樣貌。我推送坐著輪椅、懷中抱著新生兒的母親到醫院外的人行道上；我協助病患使用床上便盆，然後把排泄物清掉；我集中髒衣物；協助在複雜的手術後洗刷地板上的血跡；我看過一位罹患癌症的孩子掉光頭髮，他幾個月後走出醫院的時候，頭上又長出新的髮絲，小小的手握著一束氣球；我協助護理師幫病人翻身，在患者擦澡或包紮的時候扶著他們；我也把臉上蓋著布的死者推到太平間。

我比醫師還要熟悉那裡的護理師，他們隨時都在，梭巡在病床間。他們指導我，教我怎麼抽血、怎麼放置電極並測量心電圖。

護理師說：「你很體貼病患，你應該去當醫師。」

這個想法讓我嚇了一跳，但從此像種子一樣落在我腦袋的肥沃土壤中，慢慢發芽、成長。我以前從沒想像過自己可能有這樣的未來。

以前，醫師動完手術後，把口罩和帽子丟在地上，我會協助推輪椅送患者出來，而現在，在手術室中開刀的是我。

進行截肢手術的時候，要在骨頭末端留下足夠的肌肉，這樣才能包裹住骨頭，日後殘肢才能妥當地裝上義肢而不會有太多不適感。我用長長的彎針進行縫合，達成上述要求，儘管我覺得這位患者可能不會離開輪椅、裝上義肢。手術很順利，但我還是很擔心這位患者。他年紀大了，病情不輕，施打大半輩子的胰島素漸漸不管用了，先是這隻腳，之後可能是手，他的身體開始停擺。我納悶，在許久之前，他剛生病的時候，我們是否能為他多做一些，引導他走上不同的路途？

我從事這一行是因為我以為能幫助病人，我想像協助患者過上更健康、更好的生活，不過我們醫師所做的事都太少、太遲。我看著醫師同事長時間工作，全天候輪班，看完這位病患又要趕到另一位身旁。我們之所以左支右絀，難以幫上患者，並不是因為不夠努力，也不是缺乏奉獻精神，而是因為我們只接觸到患者生命的一小部分，未能綜觀全局，我們從疾病症狀下手，而沒有處理問題的根源。每天我都見到人們飽受真切疾病的折磨，他們需要真正的解決方法。

好多年後，我還是會想起這位患者——我的第一位手術病患，在被推進我的手術室之前許久就得了糖尿病，這種疾病使他的健康狀況開始失控，走到難以挽回的地步。我一直在想，那些未經研究的自癒案例是否藏有線索，能讓我們在還來得及的時候協助這樣的病患。於是，我在二〇〇三年買了飛往巴西的機票。

解剖「奇蹟」

我在巴西首都巴西利亞下飛機，那裡的空氣像洗澡水一樣溫暖舒暢。那時是三月，南半球的晚春。陽光暖進我的骨頭裡，波士頓的寒冬已被我遠遠拋在身後。我心想，也許這趟旅程不是個壞主意呢。但我仍然懷有疑慮。

當我決定要前往巴西的幾個治療中心查看這些「奇蹟般」的康復案例時，我完全不知道自己會碰上什麼樣的情況。我原本心想不過就是待個一星期，調查這些一直縈繞不去的疑問：這些故事到底有幾分真實性？其實我挺不好意思承認，當時我幾乎認定那不可能是真的。我確信一旦我開始調查，很快就能揭開「奇蹟般康復」的虛假外表，暴露出其中的騙局。我心想，不過就是一趟短暫的旅程，我抱持開放的心胸來調查，然後就能繼續過我的生活、發展我的事業，不用再掛心自癒，不必再思索其中的真實性。

出發前一年，我一直聽聞罹患不治之症的人去到巴西等地後突然康復的案例。一開始是妮基，後來愈來愈多人。我接到全國各地的來電，他們都急於分享自己的康復故事。原來是因為在我婉拒前往巴西調查之前，妮基就已經請她在當地認識的朋友和我聯絡，然後消息很快就傳開了，他們都以為我在研究自癒現象。其中部分案例令人難以置信，可是這些病患都非常樂於分享，他們把自己的經歷打出來，用電子郵件寄給我，還附上X光片、磁振造影（magnetic resonance imaging，簡稱ＭＲＩ）與病歷檔案，病歷角落還有醫師的凌亂註記。

有些案例稱不上是自癒，或是原本的診斷其實就有問題。有些看起來煞有介事，可是觀察時間還太短，可能只是暫時的緩解，生命邁向必然的終止前的短暫好轉。另一些例子是患者渴望獲得治癒，因此雖然病情仍持續進展，他們還是相信自己已經康復了。我心疼他們的遭遇，我了解他們希望恢復健康，以至於如此說服自己，但這並不是事實。人們來電或來信時，我會傾聽他們的故事，不過也僅止於此。行政工作、診所事務及教學責任的重擔像枷鎖一樣銬在我肩上。現在不是盲目追尋的時候，這時不該去研究難以定義且肯定會像海市蜃樓一樣消失的現象，不必浪費力氣尋找現代版的青春之泉。

妮基一直這樣說：「你受過專業訓練，從你的角度出發最適合了。」她指的是我的醫學訓練及神學學位。她覺得我站在一個獨特的位置，較容易用開放的心胸來研究自癒現象。而且，有些案例的確頗具說服力——像冰塊一樣消解的腫瘤、癱瘓之人重新開始走路、絕症病患在早該離世的數年之後仍然充滿生機與活力。不過這就只是案例，未經證實的案例，至少還沒有人開始調查。我擔心自己若跨出這一步，拿我的事業與聲譽當作賭注展開研究，到最後卻找不到任何實質證據來支撐這些故事。

但我能繼續置之不理嗎？這塊無人涉足的研究與探詢領域可能存在突破性的發現。某些案例實在難以置若罔聞，這些人的診斷無誤，也確實獲得緩解，讀著他們的病歷，我實在不知道該做何解釋，假如這些現代醫學拒絕正視的現象**確有其事**？

我發現自癒出現頻率的相關資料有多不準確後，便開始投入更多心力研究。每晚巡過病房後，我就坐在電腦桌前，瀏覽一篇又一篇期刊文章，在醫學資料庫中鍵入「**自發性緩解**」開始搜尋，並一一循線追查。我對於我所查獲的數量感到震驚。

到處都有不治之症的自癒案例，只是平常很難發現。這些案例被認為是「離群值」，討論疾病進展及治療選項時通常不會提及。資料經過搜集、彙整之後，顯著的康復案例看起來就只是數據圖表中的偶然或錯誤，消失在一大群平均之中。醫學是建立在「平均」之上：一般會發生什麼事、一般人會怎麼做。但當我特地去搜尋自癒案例時，他們又似乎無處不在。這些案例一直都在，只是我們視而不見。

許久以前，當我決定要拋下與世隔絕的鄉村生活並追求高等教育時，我就對自己許下誓言：我要追求真理所引領的方向。有時候，科學會帶你走上你不想要前往的方向、在政治上令人不安的路途。現在我們該提出醫學界從未問過的問題：這些自癒現象的背後原因是什麼？就算我的調查最終拆穿了這些案例，我也有責任追尋問題的答案。我常想起我在普林斯頓的導師和他的座右銘：**有好的問題，才有好的答案**。如果我們從來沒有提出問題，那又怎麼可能獲得任何答案？

我從機場搭乘計程車，前往第一座「心靈」治療中心，車程約一個半小時。計程車駛出巴西利亞市郊後，景色變得開闊，放眼望去遍是綿延起伏的綠色山丘。我試著告訴自己先不要想太多，專心享受眼前景色，但我腦中的問題和疑慮仍不停打轉：這一切會不會到頭來只是一場錯誤？我不斷告訴自己要保持開放的心胸。我已經準備好要提出問題，但希望不要是一條死路。

治療中心隱身在巴西鄉下的小鎮裡。這些治療中心顯現出巴西人擁有深刻的靈性，和我自己的文化背景相當不同。他們的信仰系統相信醫者能在另一個層次與心靈或能量溝通，並加以引導，那個層次是一個看不見的世界，卻比我們可見可觸的世界更加真實且重要。他們認為，實體世界只是那個更深層、真實世界的模糊影子。在他們的信仰系統中，愛或靈魂等無法名狀的事物擁有極為強大的力量，在疾病與治療方面更是如此。他們認為疾病起於靈魂，而當靈魂獲得治療，身體才會「跟上」靈魂的狀態。

治療中心中的人來自巴西各地，有些人甚至要變賣家產才能支付旅費。我這趟旅程的重點是位於阿巴迪亞尼亞的伊納修德羅尤拉之家（Casa de dom Inácio Loyola）。這裡和其他治療中心的不同處在於，慕名前來此處的患者來自世界各地，這一區的緩解案例比其他地方來得多，而出發前我所審視過的幾件病例也確實挺有意思，值得一探究竟，妮基一再勸我調查看看的治療中心也正是這裡。

抵達之後，我觀察周遭的環境，建築主要是一棟露天別墅，四周是綠油油的丘陵地。這裡有打坐、祈禱的空間。戶外花園中布滿蜿蜒的小徑，路旁的長椅有紫檀遮蔭。的確，來到這樣的地方，遠離日常生活及隨之而來的壓力及憂慮，某種程度上確實有助於**重新啟動**身體及心靈，也許就能在身心兩方面找回對抗特定病症的儲備能量。連我都開始覺得自己的擔憂消解了，在波士頓伴隨著我的壓力與焦慮在阿巴迪亞尼亞的和煦陽光及微風吹拂下消失得無影無蹤。但話又說回來，度假並不能治療不治之症。假如我所聽聞的案例真有其事，這裡絕對不只有令人放鬆的環境。

許多人將自己的康復歸功於這裡的醫者約翰．泰謝拉．法利亞（João Teixeira de Faria），許多人稱他為「神醫約翰」（John of God）。當我見到這位醫者時，他坐在冥想人群前的一張大椅上。他深色的頭髮稀薄，戴著眼鏡，一身白衣。人們排著長長的隊伍為的就是見他，匆匆經過他面前，在短短的數秒內獲得診斷及處方，然後再回到打坐的人群中。我和他握手，我知道有人把他當成奇蹟製造者，也有人認為他是騙子（之後還會有更糟糕的指控浮出檯面）。

我有充分的理由懷疑這個人。我知道他聲稱自己替病人實施「心靈手術」，而且雖然療程及每日供應的午餐完全免費，但這間治療中心會銷售專利藥草等藥物，藉此牟利。每當有人把「奇蹟」痊癒歸功於特定的人或地，我心中就會警鈴大作。幾百年前的人認為法國盧德（Lourdes）的聖水具有療效，但當調查小組開始追查這些宣稱時，卻發現康復案例與水本身並無統計上的顯著關聯。假如我是數百年前調查小組的成員，我會把重點放在康復的人身上，而不是泉水。同樣的，我在阿巴迪亞尼亞時最感興趣的是這裡的社群，這是一個獨特的群體，緩解案例相當集中。

我在心中默默設下標準：我所調查的案例必須具有不容質疑的醫學證據，證明無法解釋的現象確實出現*。

璝是我初期訪問的人之一，他是一位神采奕奕的長者，已經八十多歲了，每年都會和家人一起來到這所治療中心。他過去在巴西鄉村種植大豆，雙手曬得黝黑，像木頭般粗糙而布滿厚繭，顯示長年從事戶外勞動工作。幾十年前，璝的活體組織切片檢查證實他罹患多形性神經膠質母細胞瘤（glioblastoma multiforme），這是一種進展快速且極為致命的腦癌。這種腦癌的存活率極低，診斷五年內的存活率只有百分之二至五，而這渺茫的比率在五年之後更是降至零。多形性神經膠質母細胞瘤沒有治療方法，只能給予舒緩治療，目的是減緩患者的不適，並在極為有限的程度下稍微延長生命。不過在獲得診斷數十年後，璝坐在我面前，以他的年紀來說極為健康，流露出平和、沉靜的氣息。

我問他認為是什麼原因造就令人難以置信的康復歷程，他聳聳肩，張開手心。天曉得呢？他

＊為了符合這個標準，讀者會注意到本書一再提到某些特定疾病。不論是在巴西或其他地方從事研究，我一直維持同樣的標準，我所調查的疾病都是目前所知的不治之症，因此我抱持懷疑態度的探尋也最適合由此著手。

告訴我，被診斷罹患腦癌後他開始造訪這間治療中心，從那時起，每年都會來到能量室靜坐冥想。他把這項活動當成年度調校，就像換機油一樣。

我問他：「被診斷患病後，你的人生有任何改變嗎？」

他想了想，然後搖搖頭，他說他不知道，他覺得沒有。

他的太太在訪談過程中坐在旁邊，聽著我們的談話，這時突然哭了起來。我們都嚇了一跳，轉頭看她。

她說：「一**切**都變了。」她開始訴說在診斷之前，璜幾乎不在她或孩子身邊，不是在外工作就是喝酒，或不知跑到哪裡去。他們之間的關係充滿緊繃與衝突。對她來說，璜就像一艘小船，離她愈來愈遠，開始自己的航程，朝大海而去。不過獲得診斷後，死亡突然近在眼前，因此人生與優先順序有了重大改變。璜似乎在一夜之間改頭換面。

她說：「他回家了，回到我們身旁，和我們的關係比以前緊密得多。」

在一次次的訪談中，我一再聽到同樣的話：一**切都變了**。來到阿巴迪亞尼亞的人不光是等著奇蹟出現，他們做出重大的人生改變，包括生活方式，甚至是身分認同。他們辭職、走出婚姻；重拾遺落的夢想並勇敢追夢；重新排列優先順序及分配時間的方式。他們來到治療中心，尋求引導並挖掘更深層次的信仰，在內心深處，他們相信**有可能**獲得治癒。有時也確實如此。我檢視過致命、無法動手術的腫瘤磁振造影報告，又查看了腫瘤縮小、消失後所做的追蹤造影報告。我試圖解釋我所目睹的現象，當然，這比表面所見更加複雜。

在這趟旅程之前，我搜遍了我所能找到所有關於這間治療中心的資料，有多份治療中心所認可的資料來源聲稱這裡的治癒率達百分之九十至九十五，**百分之九十五！**假如這份數據屬實，那簡直難以置信。這些資料引用巴西所做的研究，聲稱能證明數據的真實性。我試圖尋找那些研究，卻遍尋不著，語言障礙是部分原因，使我難以追查。後來我設法找到其中一兩份研究，不過那些研究以葡萄牙文寫成，當時還沒翻譯成英文，因此鮮為人知。

我展開為期一週的密集調查——我訪問患者、篩查醫療紀錄、搜索醫學資料庫所匯集的研究，尋找任何可能記載真實情況的紀錄。而從我搜集到的資訊來看，這裡的治療率遠不及中心所聲稱的百分之九十五。的確有很多人來到這裡之後覺得好多了，乍看之下，彷彿真的是自癒現象的例子。不過當我剝去「奇蹟」的標籤，真實情況開始浮現。

就如我原先所預期的，有些人的症狀確實驟然改善，不過後來又復發了。有些人拜訪治療中心的同時也接受其他主流療法，雖然他們堅稱治療中心是促成康復的真正原因，但我們無法證實是否真是如此。有些人稍微好轉，生活品質也確實有所改善。我很高興聽聞他們病情減緩後，生活變得舒適許多，但我沒有把握將這些例子歸類為明確的自癒。最後，最令人心疼的類別是，有些人熱切相信自己**確實**已經痊癒，然而所有醫學證據都指向相反的情況。盲目相信就像一架沒有引擎的飛機，可以滑行一段距離，但問題一直存在，即便患者期盼康復，但疾病還留在體內，過不了多久，飛機就會墜毀。

我很難開口告訴他們我無法引用他們的案例。這些都是有血有肉的故事，複雜又充滿矛盾，是由實實在在的人們向我訴說，他們都深切想要相信自己的病情有所好轉。聆聽他們親口描述自己身體的感受，那種飽受疾病摧殘的經歷，病魔彷彿不斷侵蝕身體的浪潮，這一切和閱讀文件中患者腫瘤負荷量的欄位無法比擬，更不同於對著燈光觀看毫無溫度的黑白磁振造影，其中顯現的可能是任何人的身體。

一開始，要分辨哪些是確實好轉、哪些只是幻覺相當不容易。我追蹤了幾個看似有希望的線索，但卻都是死路一條；有時，一開始我認為太牽強而略過的案例，卻在幾個月後看到足以證明真實性的醫學文件，因此得回過頭來重啟調查。我在一次又一次的訪談中匆忙寫筆記，再把他們的故事和病歷進行比對，然後某些案例吸引了我的注意。無可辯駁的案例，紀錄詳實的診斷，並在數週、數月，甚至數年的後續追蹤維持完全緩解，證據通常是由疑惑又吃驚的醫師或醫療技術員一一記錄下來。在朦朧之中，真正的自癒案例開始顯現，如鑽石般耀眼。

麥特透過活體組織切片診斷出侵襲性腦癌，他來到巴西，待了好幾星期，接著是好幾個月，墜入情網。他的腫瘤消失了，大腦原本的病灶部位只留下一道小小的疤痕，這是不可思議的結果。珍來到巴西時已經是狼瘡末期，即將面臨多重器官衰竭，陪同她的醫師確信她撐不過這次旅程，而現在珍容光煥發地坐在我面前，眼神中滿是笑意。琳恩說她戰勝乳癌；山姆訴說著脊椎腫瘤消失的歷程……

這類機率相當低、甚至是不可能發生的康復案例不斷浮現。雖然治癒率遠不及百分之九十五，但仍遠超出現今醫學所能解釋的範圍。這樣的數量足以說服我這裡確實存在某種特殊的情況，來到巴西的人康復的比例的確前所未見。我的醫學訓練或神學背景都不允許我以無法解釋的「奇蹟」來說明這一切，畢竟奇蹟只是我們還不理解的自然奧妙。我們總在努力釐清無法解釋的現象，過去的奇蹟成了今天合理的常態。我們醫師無時無刻不在用藥，即便我們不清楚某些藥物作用的機制或原因。手機、無線電、電視等今日視為理所當然的科技產品在過去會被當成奇蹟。想像一下，假如十七世紀的人抬頭看見一架巨無霸客機飛越天空——重達百萬磅的巨型金屬在空中翱翔，他會作何感想？這不可能。但我們現在知道了白努利定律，因此能夠打造出常態安全飛行的飛機。觀察歷史進程，我們大概可以公允地說，今天的奇蹟只是明天的「常態」。

我在巴西的一個星期飛也似的過去了，彷彿才剛開始就已經結束。我背起一整包的文件及筆記，在搭上計程車前最後一次環顧這個地方。一隻雞悠閒地過馬路，找尋穀物；乾癟的車伕駕著驢子吃力地拖著貨物。我正要離開這個我一無所知的世界，而我發現我對即將返回的地方似乎不如一週前那麼瞭若指掌。離開時，我的問題更多了，答案變得更加不確定。這是一個不同的文化，對於健康、治療的本質、身心的關係抱持不同觀點。我面對的是一團神祕及無知。對此，我既深受吸引，又對於可能的發現感到畏怯。

搭機返家途中，我翻閱筆記，試圖釐清所見所聞。我確定，那裡確實存在某種特殊的情況。但當時我還缺少太多重要的拼圖，無法看出全貌。

我在巴西所發掘的種種都無法說服我這一切是一位奇蹟醫者的功勞。事實上恰恰相反。許多報導暗指神醫約翰邀女性進行私下療程，期間發生性接觸，甚至是性侵害。雖然當時我還無法確認這些謠言的真實性，但我心中已警鈴大作，因此決定不向有興趣但可能受害的人推薦這個地方。當電視及媒體連繫我，請我對伊納修德羅尤拉之家發表意見，我也拒絕他們，我不希望鼓勵人們去到那裡。我不願冒任何風險，不希望使任何人受傷或感到徬徨。

但我決定不對在當地發現的神祕案例視而不見——那些確實康復的案例，但我明確把重點放在患者本身所做的改變，希望能藉此了解康復的內在根源。醫者或醫師也許能啟動原本就存在我們體內的某項要素，但除此之外，我不認為意料之外的治癒或機會渺茫的康復和他們有太大的關聯。而且隨著針對神醫約翰的指控逐漸浮現，顯示從事傳統治療的人士甚至可能對患者有害，這使發掘治癒的真正關鍵變得更為急迫，這樣我們才能自行啟動這些要素。

我無意貶低優秀醫者或醫師對個人的影響，他們與患者的互動可以相當深遠，也經常對治療大有助益。不過，我從萬千個病例中找尋真正的自癒案例的這過程讓我了解到，不論發生什麼變化，主要都還是源於內在。雖然我們希望這些簡單且看似明確的解法就是答案，但那些人康復的原因不在於藥丸、藥物、手術或醫者神奇的雙手。開啟康復可能性的關鍵，來自這些人的**內在**。

埋藏在歷史中的線索

幾個月後，我正為某場演講做準備，翻找舊筆記和教科書時偶然看到一個我依稀記得在醫學院讀過的案例。我讀過這個案例幾次，不過都只是簡單提到——散落在病理學教科書的某幾個段落中，或是某位教授課程的附註，就像是歷史的一個註腳，總是被匆匆掠過。而這次，由於我掛念著自癒的疑問，這則案例吸引了我的注意。我把演講的事擱在一旁，好好開始研究。

故事始於一八九〇年秋天，紐約紀念醫院（New York Memorial Hospital）一位年輕醫師威廉·科利（William Coley）診治一位新病患。這位名叫貝絲·達西爾（Bessie Dashiell）的年輕女性手上的傷口一直好不了，她已經為此困擾數週。她在診察室中告訴科利醫師事發經過：暑假她搭乘火車外出旅遊時，手被兩個搖搖晃晃的座椅夾住，導致腫脹、疼痛，一開始她不以為意，但不適感一直持續，沒有好轉，反而還惡化。科利為患處做活體組織切片，原本以為是感染，但他卻發現一種非常罕見且侵襲性的骨瘤，稱為「肉瘤」（sarcoma）。

在當時，貝絲患的這種癌症的唯一治療方式就是截肢。科利以低劑量具香味的氯仿為貝絲麻醉，然後切除手肘以下的部位。

不過手術為時已晚，癌症已經擴散，貝絲的病情沒有改善，幾週之後，科利在她的右乳房發現一個杏仁大小的柔軟結節，隔天就變為兩倍大，左乳房又出現另兩個結節。肉瘤快速蔓延全身，皮膚下出現多個腫塊，起先是高爾夫球大小，然後長成葡萄柚般大。科利還在貝絲腹部觸診發現「兒童頭部大小」的腫瘤[1]。一八九一年一月，診斷後不過幾個月，貝絲就過世了，得年十八歲。

雖然貝絲．達西爾所罹患的是相當罕見的癌症，不過在那個時代不算太不尋常，一般也不會寫入醫學史書中。可是因為患者那麼年輕，死前飽受折磨，科利醫師對於失去病患一事大受打擊，不願放下。因此他沒有接著診治下一個病人，而是開始研究還有什麼其他治療方法。他仔細搜索醫院的病歷紀錄，找到一個和貝絲非常相似的案例，唯一的不同在於：那位患者活下來了。

那這兩個案例有什麼差別？那個存活下來的患者是一位德國男子，名叫史丹，他在截肢手術後幾天一直發高燒，情況相當危急。引發高燒的感染很可能是一種稱作丹毒（erysipelas）的皮膚感染，幾乎要了史丹的命，不過他的免疫系統成功擊退丹毒細菌，因此逐漸退燒。奇怪的是，他的肉瘤也開始縮小，到感染痊癒的時候，腫瘤也完全消失了。醫師一頭霧水，讓史丹出院，整件事彷彿一場奇蹟。

科利醫師交叉比對其他丹毒病例，發現還有更多患者在接受切除腫瘤的手術之後，開始因感染而發燒，接著癌症意外痊癒。他發現路易斯．巴斯德等醫學先驅對於丹毒也有類似的發現，因此開始懷疑某些案例中的術後感染其實有助於患者擊退癌症。科利醫師提出假設：感染啟動免疫反應，不僅幫助身體諭退入侵的細菌（這正是發燒的作用），同時還喚醒身體的免疫系統攻擊癌細胞。

科利醫師有一位癌症病患使用其他治療方式都苦無效果，因此科利直接為他注射鏈球菌。這位男性患者的頸部長了一顆雞蛋大小的腫瘤，幾乎無法說話或吞嚥，其他醫師研判他只剩下數週的生命。注射細菌之後，男子開始發高燒，病情危急，不過隨著他的身體逐漸擊退感染，他和科利醫師都發現腫瘤開始縮小、最終消失不見。他活下來了，擺脫癌症，出院回家。

這則故事的啟發令人震驚，身體抵抗感染的自然過程也能分解癌症腫瘤，腫瘤消解、被沖刷而去，彷彿從來不曾存在。

重新閱讀科利醫師和貝絲．達西爾的故事後，我對他許久之前極具遠見的發現大感敬佩。科利醫師現在被尊稱為「免疫療法之父」，他發現人類免疫系統的關鍵威力，也許這正是啟動免疫系統、對抗不治之症的方法。之後，科利開始調製死亡細菌的混合物，用於治療癌症，這種方式較不易使患者病情惡化至死亡，安全性較高，不過當時的人們不太能接受把「壞」菌引入身體的概念。

科利醫師的創新領先時代，他嘗試引起強烈的免疫反應，鞭策身體盡本分、驅趕變異的癌細胞，不過當時的主流偏向**壓抑**免疫反應。當時醫學正處於發現藥物威力的初期階段，而態勢很快就偏向新發明的免疫抑制劑與解熱劑，這些藥物的目的都是壓抑免疫系統、抑制發燒、殺死癌細胞。放射治療後來也加入這組新工具的行列。這些新療法的副作用是，很多健康細胞也會一起被摧毀，不過由於這些方法確實可以拯救性命，於是我們欣然接受以抑制免疫反應來治療疾病，不再嘗試喚醒免疫系統。科利的成果被掃到歷史的角落，他找到對的方法，只是當時的世界還無法接受。

抑制免疫的治療方法相當重要，也確實是醫學挽救性命的一項發展，不過我不禁好奇，假如我們**也**將科利的發現銘記在心，把自己的免疫系統當成削弱不治之症的祕密武器，那今日的醫學又會是什麼景況？

記取過去的教訓

當我在醫院查房、準備演講的過程中，我一直以自癒的角度來思考——自癒是從何而起、如何複製這樣的情況？我的腦海中時常浮現科利這類古老、被醫學院教學所忽略的故事，恢復狀況異常好的患者的意見也經常鑽入我的腦袋中，令我回想起與巴西康復者的談話內容。

我原本預期去到巴西後能拆穿神奇治癒的宣稱，了卻心頭一件事，然後回歸平常的生活。不過我卻發現了新的熱情所在，我知道那裡確實有某種特殊的情況，我還不太了解箇中原因，但我隱約覺得那和科學最近的發現至少有些許相關，也就是免疫系統及眾多影響免疫系統的因素。

我們都知道，對抗感冒與種種病毒時，免疫系統是我們最珍貴的資產。假如我們擤鼻涕或打噴嚏，我們會告訴朋友及同事：「我不舒服。」我們了解也同意，假如睡眠不足，或是職場、家庭的壓力太大，可能會使免疫系統暴露出弱點，平常可以抵擋下來的病毒得以趁虛而入，所以我們才會感冒。不過如果說到許多人深受其害的癌症、心臟病、糖尿病等慢性病或不治之症時，我們一般不會想到利用自己的身體及免疫系統抵擋病魔，反而是立刻向外求援，通常是採用治療疾病嚴重**症狀**的介入手段，而沒有審視內在，探求埋藏的根本**原因**。原因可能是免疫系統被慢性發炎搞得暈頭轉向，因此不僅效果大打折扣，甚至製造出額外的問題與疾病。雖然我們的醫療體系在某些方面相當優秀，可是治療患者時，我們經常只是開出藥物，面對疾病最多就只能原地踏步。我們沒有研究健康狀態，我們不會去研究那些康復的人是怎麼找到治癒方法，這在某種程度上違反常理。

科利醫師的實驗顯示，發燒有時候可以重新啟動免疫系統，使他「發現」原本被默許蓬勃生長的癌細胞，進而發動攻擊，這有點像藉由重新開機來重置硬碟。就我就讀醫學院及在精神科執業數年的經驗來看，我發現所有進入身體的東西——不論是食物、毒素或思想、情感，都能在一定程度上改變免疫功能。我們吃下去的東西會影響免疫系統的表現，我們應給予身體及細胞保持最佳狀態所需的微量營養素。周遭環境也會造成影響；近來史丹福大學的一項研究發現，我們身旁的世界，從母親的子宮、童年家庭到現今的生活及工作環境，在在都會形塑、影響免疫功能，**影響程度甚至超越基因**[2]。事實上，百分之九十的慢性病並不是基因體所導致，環境中的致病因子才是罪魁禍首[3]。我們管理壓力的方式也是影響因素之一。我們一直都知道，長期的壓力會抑制免疫功能，而心理神經免疫學（psychoneuroimmunology）及更晚近的正向健康（positive health）領域探究大腦與免疫系統之間的微妙關係，其突破性成果發現正面情緒與快樂可以促進免疫功能，對健康有實際助益。

在巴西等地都偶有戰勝不治之症的人，有人完全沒有醫療介入，或是接受治療，但復原狀況大幅超越該治療方式的預期成果。這些罹患各種疾病的患者身上出現某種關鍵而看不見的變化，促使免疫系統挺身而出，逆轉情勢，戰勝病魔。喚醒免疫系統的「方式」是我關注的重點所在。神醫約翰是否真的是「奇蹟醫者」、該治療中心所發出的各種聲稱是否真有其事，這些問題都與我的研究不相干。只要我能擺脫一切表層的阻礙，例如虛假的故事、主流醫學的輕視態度，以及我自己對於他人看法的擔憂，那麼只要自癒現象是真實存在，即便只是偶爾出現，那科學也能一探究竟。

我對自癒現象展開調查的部分原因是，我想要開始提出更好的問題。因此，我的第一個問題是關於免疫功能，現今的醫學為什麼沒有把免疫放在更重要的地位？當罹患慢性病或不治之症的患者前來求醫時，我們為什麼沒有**首先**想到免疫功能？

Chapter 2

天生殺手

科學的重點其實不是找到新事實，
而是發現新的思考方式。

——英國物理學家，威廉・亨利・布拉格爵士

今日的醫學就像是停在高聳懸崖下的一列救護車，每當有人掉下懸崖，摔在地上，救護車就會拾起這些破碎的身體，快速送進醫院，以最先進的科技與藥物盡可能進行修復。而老實說，目前醫學的成果還不錯！不過要真正幫助人們，唯一的實際方法是在懸崖邊架設護欄，從免疫系統開始，協助他們建立充滿活力而健康的人生，一開始就不讓他們掉下懸崖*。

本書所介紹的人們可說是健康領域的「最高成就者」，他們的故事顯示，所有人都可以採用他們所實行的原則與做法。眾多疾病都適用這些跨診斷因素，就像護欄，可以保護人們不掉下懸

* 這個意象的靈感來自於一九一二年刊登於《愛荷華健康快報》（*Iowa Health Bulletin*）的一首詩，題為〈圍欄還是救護車〉（The Fence or the Ambulance），作者是約瑟夫・馬林（Joseph Malins）。

崖；也像是梯子，已在懸崖底的人也能藉此爬上來。若貫徹實行，也許在懸崖底部的人們能爬到山腰的位置，甚至像「奇蹟」般的自癒案例，一路再爬回山頂。

話雖如此，除非你確實知道該怎麼做，否則留在懸崖頂端不掉下來其實並不容易。而如果你已經因為沒有護欄而掉了下來，要再爬回去可能更為困難。如果想知道該從何著手，我們就來看看當今發展迅速的免疫療法領域。

在這個蓬勃發展的領域，醫師與研究人員正努力深入了解人體對抗疾病的天然防禦機制。免疫療法的核心就是操控患者自己的免疫細胞來對抗疾病，通常是癌症。傑德・沃爾喬克（Jedd Wolchok）是一位腫瘤科醫師，也是紀念斯隆凱特琳癌症中心（Memorial Sloan Kettering Cancer Center）的免疫療法創新研究者，他說自癒的原因「不是神靈干預就是免疫系統[1]」。

免疫系統是什麼？通常要到免疫系統失靈時，我們才會注意到它的存在。免疫系統和生命存續息息相關，我們卻很難精確描繪其概念。免疫系統就是一道無形防護，我們希望它能持續發揮作用。這可能聽起來很抽象，但免疫系統真實存在，和神經系統一樣，是人體中極為複雜的系統，由器官、組織、細胞組成，形成一道精密又多功能的保護網，涵蓋全身。皮膚、唾液與鼻道黏膜等可以說是免疫系統的第一道防衛，它們負責阻擋病原體進入身體並消解可能的傷害。體內深如骨髓處也有免疫系統的蹤跡，白血球就是在這裡生成，它們是免疫系統中明智、專業、迅速又無情的衛兵，負責獵捕、消滅入侵的病原體或在體內生成的癌細胞。

以下是免疫系統每時每刻的運作情形：每一秒，不論你清醒或沉睡，免疫系統都孜孜不倦地保護身體免受外來侵略者與體內問題的危害。就像最頂級的防盜裝置，免疫系統隨時都在背景無聲地運轉著：執行內部診斷、掃描有無問題、修正錯誤、阻擋病毒。連你坐著讀這本書的時候，你的免疫系統仍在辛勤工作，過濾你吸入的每一口空氣中有無入侵者。晚上睡覺時，免疫系統會提高特定蛋白質的產量，這種蛋白質能協助辨識並排除有害的病原體與異常細胞。假如免疫系統能獲得運作所需的生理與情緒養分，適當地補足能量，它能找出保護個人的最佳方法，根據個別情況打造出獨特的解決方案。但假如得不到保持最佳狀態所需的養分，那麼免疫細胞與傳訊速度將會變慢，容易出錯或溝通失誤。

為了維持時時刻刻的警戒，骨髓不停製造新的白血球。白血球生成之後會移動到胸腺中（位於胸骨後方的小型器官），在此成長至成熟，然後再散布到血流中。完全成熟的白血球隨時可以開始戰鬥。紅血球繞行全身一周大約只需一分鐘，而白血球在體內的移動速度甚至比血液還快，這點相當驚人。白血球有許多不同種類，每一種都肩負獨特的使命，它們會長出上百隻小腳，抓住血管壁，像馬陸一般迅速移動，前往割傷、感染等免疫系統屏障出現缺口之處，也會趕往體內緊急情況的現場，處理異常細胞危險變異的情況[2]。

我們「負面」看待許多身體症狀，因此習慣以藥物壓抑，但其實這都是免疫系統對抗病原體的重要過程。割傷或擦傷的紅腫現象就是一例，傷口周圍發紅是因為血管及微血管擴張，以便對抗感染的免疫系統細胞能迅速抵達現場，就好像開道讓救護車通行。細胞抵達傷口後會分成不同小組，分別負責清理、修復、生成新組織。細胞工作時會使傷口附近腫脹。只要它們成功預防感染，這類發炎反應是傷口癒合前正常且有益健康的過程。

我們最常誤解的免疫反應就是發燒。

發燒的時候，我們通常會立刻想辦法退燒。一直到最近，以**解熱劑**這種非處方藥物來控制發燒都還是醫學標準程序。不過近來開始有理論指出，只要體溫並沒有高到危險的程度，發燒可能

有助免疫系統運作。

二〇一一年，紐約州水牛城羅斯威爾公園癌症研究所（Roswell Park Cancer Institute）免疫學部的研究團隊展開進一步調查。研究人員觀察到，在自然界中，發燒的動物並不會藉由冷卻身體來降低體溫，反而會移動到較溫暖的地點，試圖保持這種發熱的狀態。

牠們為什麼要這麼做？

研究人員對老鼠進行實驗，在其中一組老鼠身上引起發燒反應，另一組維持原樣，結果發現發燒的老鼠比起控制組能生成更多對抗病原體的T細胞。此外，較高的體溫似乎有助提升免疫系統細胞的速度及精準度。更重要的是，T細胞的表現原本就很出色，可是當異物通過牠們的掃描及審視時，**高溫**是啟動其超級力量、將性能提升到更高檔次的重要因素。

發燒時雖然不舒服，但這是免疫系統眾多的精妙工具之一。發燒有助身體產生額外細胞對抗病毒，能更快擊退感冒或流感。這項研究結果令我們回想起科利醫師百年前的發現：高燒與癌症腫瘤的消失之間有某種關聯。科利醫師雖未能完全了解其中原理，但他碰巧發現免疫系統使體溫升高，以便加足馬力擊退感染時，意外也提升了對抗癌症的效果。因此當我們以藥物壓抑發燒反應時，我們可能也壓制了免疫系統幫助我們恢復健康的效果。當然，雖然人類的免疫系統優秀無比，但它也不是永遠完美運作，它們也有出錯的時候。免疫系統如果缺乏所需的生理及情緒養分，發動攻擊時可能會搞不清楚狀況，例如過度反應或是搞錯對象。比方說，過敏就是免疫系統對沒有威脅的事物過度反應的例子，花粉可能讓某些人頭疼、流鼻水；另有些人誤食花生會迅速陷入過敏性休克。過敏反應各不相同，有些只是稍微不適，也有些症狀會威脅生命，不過背後機制都是一樣的：免疫系統出了故障，就像程式碼中的一個漏洞，一旦寫入我們身體的程式中，就很難杜絕。光是美國就有約五千五百萬人為過敏所苦，而我們通常是以治療症狀來應付。雖然近來有些研究指向加工食品和化學物質可能帶來一定影響，我們還無法完全了解為什麼免疫系統會出現這種常見的差錯，也不知道該如何修正。

自體免疫疾病就是免疫系統出了大毛病。假如罹患這種疾病，患者的身體會攻擊自己，免疫系統開始攻擊它應該要保護的對象。免疫系統把自己的細胞、組織、器官視為「外來異物」並發動攻擊。第一型糖尿病就是一例：患者的免疫系統消滅胰臟細胞，使身體無法製造消化糖分與生存所需的胰島素。某些自體免疫疾病（例如第一型糖尿病）會在年輕時就發病，表示患者的ＤＮＡ可能存在相關缺陷。不過許多其他自體免疫疾病會在中晚年才出現，通常沒有明顯的基因因素。但只要發病，病程開始進展，多數屬於「不治之症」，因此醫療的重點會是如何與疾病**共處**並加以管理，而不是尋求治癒之道。本書第一部側寫了幾位從不治之症類別的自體免疫疾病中痊癒的人，這類疾病包括第二型糖尿病、狼瘡、關節黏連性脊椎炎（ankylosing spondylitis，也稱僵直性脊椎炎，是一種破壞力強且進展快速的關節炎，患者脊椎至骨盆的關節會逐漸「凍結」黏連）。在這些案例中，患者都碰巧發現了重新啟動免疫系統的方法，刪除向自己的細胞及組織發動攻擊的錯誤程式，重新開啟正常、健康的免疫功能。

部署自己的祕密武器

這些人是怎麼重啟免疫系統，而當初又是哪些因素引發了自體免疫疾病？在部分案例中，我們懷疑病因與環境及飲食相關。幾十年前，我們鮮少看見自體免疫疾病的病例，不過隨著農業、商業上使用化學物質的頻率飆升，這類案例也隨之增加。事實上，自體免疫疾病是現今青年至中年女性的主要死因之一[3]。有證據顯示，環境毒素、曾發生的感染，甚至是慢性壓力帶來的長期磨損消耗等種種因素都可能誘發自體免疫疾病，連懷孕都是原因之一。丹麥一項針對女性的研究發現，生產過的女性罹患各類自體免疫疾病的機率顯著高於沒有生產經驗的女性。我們已經知道，懷孕過程中，胎兒的細胞會混入母體的血液中，遍布全身，幾十年後，母親的腦部組織或骨髓中還存在懷孕時留下來的胎兒細胞。研究人員歸納指出，身體試圖搜尋、攻擊這些細胞，卻陷入攻擊自己的迴圈之中。

糖尿病、類風溼性關節炎（rheumatoid arthritis）、狼瘡等自體免疫疾病還有眾多未解之處。每個人身上的疾病誘因都不一樣，不過追根究柢，就是有某種事物像軌道上的石頭一樣使免疫系統脫軌失序。那塊石頭可能是你天生的基因序列、身體吸收到的毒素，或是期待已久的懷孕。不論如何，火車出軌後，你的目標都是一樣的：重回軌道，而不是放任列車失控翻轉，以免對身體造成更多傷害。

假如你的免疫系統從未脫軌或失去方向，就像一臺運作順暢的機器，那就太好了。不過即便是機器也需要保養維護。如果我們沒有像照顧車子一樣保護我們的免疫系統，那怎麼能期待它一直保持在最佳狀態，怎麼能要求細胞永遠保持健康並迅速正確地回應免疫系統傳達的指示？我自己知道，我曾經有好長一段時間並未好好關心我的身體和免疫系統，投入的心力比照顧車子還少，至少車子會定期換機油、進廠保養。說來好笑，車子隨時都可以換，但身體可不行。

那我們該如何讓免疫系統維持在最佳狀態？假如免疫系統已不堪負荷，又該如何使它重獲活力？我們該如何避免引發現今相當常見的自體免疫疾病，或者假如已經患病，又該如何為免疫系統按下重啟按鈕？

從人類出現於地球之初，我們的免疫系統就握有一項祕密武器——「自然殺手細胞」（natural killer cell）。這是骨髓生成的眾多白血球的其中一種，擔負獨特的使命。其他類型白血球包括協助者細胞（helper cell），它們會把應該移除的問題細胞標記起來；還有記憶細胞（memory cell）會記下病毒與細菌，這樣下次再遇到同類時能更快速擊退它們。至於自然殺手細胞，你可以把它想成免疫系統的詹姆士・龐德。它們是受過特別訓練的間諜、祕密特務，專門捕捉反派首腦。這類細胞負責消滅腫瘤或受病毒感染的細胞，追蹤、吞噬，並將壞細胞逐出體外。

發燒會為自然殺手細胞這類白血球灌注額外能量，它們無疑是科利醫師實驗中消融腫瘤的功臣之一。當然，我們不能胡亂感染自己，只為了驅動免疫系統就隨便誘發可能造成生命危險的高燒。不過科利醫師的實驗給我們的啟示是，我們**可以**驅策免疫系統更賣力運作。

當年，科利醫師坐在垂死的貝絲・達西爾床邊，納悶怎麼做才能拯救這位病患的性命。七十五年後，另一位年輕醫師拿起手術刀，準備進行一次例行的膽囊切除手術。這位患者狀況不算太好，他是一位年長男士，長年酗酒，每週都灌下好幾瓶波本。他前幾次來看診時告訴醫師自己好幾年前被診斷出末期胃癌，且癌細胞已轉移到肝臟，不過癌症似乎「消失了」[4]。

史蒂文・羅森伯格（Steven Rosenberg）醫師當然不相信，他心想，最好是。他知道那種胃癌是不治之症，這個人一定搞糊塗了。不過看過當初的病理報告後，羅森伯格大吃一驚，這位老先生說的是實話。當時診斷之後，醫師為病患切除腫瘤，希望能爭取更多時間，同時也減緩病患的不適，可是那時癌細胞已經擴散，肝臟長出了許多小腫瘤。這是絕症，死亡只是時間的問題，醫師預期他會在幾個月內去世。

十二年後，這個人躺在羅森伯格醫師的手術臺上，準備切除膽囊，這根本是不可能的事。羅森伯格醫師想不透這個人怎麼還活著，他也不知道動刀切除患者的膽囊時會有什麼發現。他在患者肋骨的下方，依著最下面那根肋骨的角度橫劃一刀，碰到膽囊（分泌膽汁、幫助消化的梨形器官）前，會先看到位在上方的肝臟，像毯子一樣蓋住膽囊。羅森伯格醫師繼續切除膽囊前，他停了一下，心中充滿好奇，於是觸摸檢查肝臟。照理說，肝臟到現在應該已經長滿腫瘤，十二年前，患者當時的醫師就發現他的肝臟中布滿如石頭般堅硬的小腫塊，可是現在肝臟卻平滑如絲。他心想，*以酗酒人士來說，狀況還不錯，他到底都喝些什麼？*

羅森伯格醫師滿腹疑問地完成膽囊切除術，為患者縫合。躺在手術臺上的患者看起來再平凡不過，然而他有著非凡的經歷。

手術之後幾天，這位年輕醫師腦袋中的疑問仍然盤旋不去。多麼神奇的一項發現——一位男子羅患致命、險惡的癌症，醫師預計他將在幾個月內過世，然而他的身體卻驅散癌症，彷彿那不過是普通的小感冒，而且居然沒有人發現這件事。患者感覺身體沒有惡化，反而逐漸好轉，所以切除腫瘤後就沒有再回診。院方推測他到別處求醫或是已經過世了，因此也沒有追蹤患者的後續情況。對於當初治療他的醫院來說，這位患者就只是檔案庫中的一個病例。在此同時，患者也不明白為何康復，單純回到原本的生活，快樂、健康地繼續過日子。要不是因為患者膽結石，也不會有人發現這個前所未見的康復案例。對羅森伯格醫師來說，這彷彿「一個規模龐大的謎團」[5]，這樣的發現等同在後院挖井時挖到石油一樣驚奇。一定有方法抽絲剝繭，從這個現象中找出有用的事實，用來幫助其他人。

一開始，羅森伯格醫師認為其背後機制和生物學有關，也就是患者生理某方面具有獨特之處，因此他把這位患者的血液注射到別的胃癌患者體內。不過後來醫師還是沒能在血液中找到任何特別之處，總之治療效力沒辦法這樣轉移，而另一位患者最後還是過世了。羅森伯格醫師發現，消融腫瘤的神奇或奇蹟物質並不是患者的血液或身體，而是別的東西，這位患者體內的某種開關被開啟了，因此驅動免疫系統自行消滅癌細胞。假如真是這麼回事，那自癒就不是偶然，而是可以複製的情形。我們可能可以找出該如何啟動別的患者身上的免疫系統，就像開啟消滅疾病的開關。

就像科利醫師從貝絲．達西爾身上獲得啟發，胃癌消失的案例也讓羅森伯格醫師踏上終身的征途，試圖進一步了解人類免疫系統，並學習如何運用、訓練身體天生對抗致命疾病的力量。史蒂文．羅森伯格醫師現在在美國國家癌症研究院（National Cancer Institute）主管腫瘤免疫學部門，也在癌症治療領域開創新方向——癌症免疫學，嘗試運用免疫系統來對抗癌症，而不是壓抑其功能。過去四十年來，羅森伯格一次又一次發掘免疫系統的祕密，像考古學家般挖掘出一塊塊深埋的骨骼，距離拼湊出全貌愈來愈近。

不過就一九六八年他剛開始行醫時遇上的自癒案例來說，史蒂文．羅森伯格還沒找出背後原因，那位患者的胃癌是如何消失無蹤，這依然是個謎。好多自癒案例都是如此，在暗處沒有人觀看的情況下靜悄悄地發生。調查自癒案例的過程有時很像偵探小說，我們試圖根據殘缺的線索，拼湊出可能的經過。

今天，這類案例被稱作「奇蹟」，明天當我們回頭審視時，就能看見其真實的樣貌，這是一道通往知識又漫長、又陡峭的階梯。目前我們已經找到一些進入免疫系統的新方法，就像藉由駭進軟體後臺來修正錯誤程式。

雖然我們仍無法利用免疫療法來對抗每一種癌症或不治之症，但羅森伯格等免疫學家已經取得突破性的進展。他找到方法取出特定細胞，「訓練」它們，然後再放回體內，開始獵捕、消滅癌細胞。最近，羅森伯格和其團隊正在研究**檢查點抑制劑**（checkpoint inhibitors）這種新療法，重新啟動被成長中的腫瘤關閉的免疫系統細胞（這是癌症躲過免疫系統偵查的詭計之一）。

對罹患特定癌症的患者來說，這是挽救性命的顯著進展。但目前免疫療法並不是對所有人都有效，有些疾病仍是不治之症，這項療法仍然只能在特定情況下派上用場。那其他人能從中學到什麼？

今日免疫療法的成就顯示，戰勝不治之症的力量很可能潛藏在我們每一個人體內。免疫療法需要高度技術，以精準的方式瞄準免疫系統中的特定細胞，驅使它們開始對抗癌症。你在家不能自行施行免疫療法，但你可以和自己的免疫系統溝通，或許甚至能改變它們運作的方式，就像眾多經歷過自癒的人一樣，開始逆轉情勢、戰勝病魔。

連接通訊線路：如何與免疫系統溝通

為什麼自然殺手細胞有時會瞄準並消滅變異的癌細胞，有時又會忽視它們？免疫細胞什麼時候會**為我們**而戰，獵捕入侵的病原體與病毒；而什麼時候又會與我們為敵，攻擊自身的組織及生物系統？

一九五〇年代，一位年輕的神學院學生被寫進自癒現象的歷史中，他是第一位在多位醫師的照護及密切觀察下，罹患重症而後又驚奇地自癒的人[6]。

丹尼爾二十歲出頭就開始接受心理治療。他的日子過得很難受，成長在信仰虔誠的家庭，他與性及罪相關的罪惡感不斷角力，他對於社交互動極不在行，醫師形容他「反叛、驚恐、頑固、焦慮」。他不知道人生的目標，這一點深深困擾著他。他對治療師說，大學時光就像「活生生的夢魘」。畢業之後，情況變得更糟。他一直覺得自己會成為牧師，但認為自己不夠格擔任這個崇高的職位，他拒絕接受聖職。他遇到一位女子，他覺得也許可以與她建立關係，不過這段感情相當崎嶇，他把她排拒在外，他固執又充滿控制欲。心理治療開始起不了作用，丹尼爾完全失去方向，陷入憤怒、罪惡與羞愧築起的牢籠。

一九五九年一月，丹尼爾二十六歲，他注意到左邊睪丸出現一個硬塊。他得到的診斷是：睪丸的胚胎細胞癌。丹尼爾的醫師認為立即手術切除腫瘤有機會治癒癌症。一開始，他們以為成功了。不過手術後，丹尼爾陷入更深的憂鬱中，他覺得患病是因為罪孽受到上帝責罰，而且醫藥費壓得他喘不過氣來，經濟左支右絀。手術後四個月，醫師發現癌症復發，擴散到淋巴系統及全身。由於腋下和頸部淋巴結長出腫瘤，丹尼爾連要抬起頭都有困難。接著，癌症轉移到肺部和胸腔。淋巴結活體組織切片證實是先前的胚胎細胞癌復發。

丹尼爾的預後極差，他的一年生存率是零。他請醫師誠實告訴他還有多久可活，醫師說：「幾個禮拜吧。」

他的治療師問他：「有沒有什麼事是你死前想做的？」

他毫不遲疑地回答：「我想要被授予聖職然後結婚*。」

＊一百多年前，佛洛伊德將心理健康定義為同時具有愛和工作的能力——在深度層次付出與接收關愛，同時能長時間有效率、有意義地工作。難怪丹尼爾的康復也反映在這兩個領域能力的大幅增進。

面對病魔的摧殘，他的渴望及夢想頓時變得清晰。即便死神就在不遠處，丹尼爾獲得從未有過的寧靜與澄澈。教會立刻安排他接受聖職，家人也匆忙為他辦了場婚禮。儘管命不久矣，他和妻子康斯坦絲過了一段開心的時光。

他們在幾週之後，也就是七月十三日結婚了。丹尼爾穿著婚禮西裝，氣色極差，彷彿撐不過婚禮儀式。但奇怪的是，他脖子上的腫瘤大幅縮小。他和新婚妻子以為這只是暫緩行刑，癌症奪走他的性命以前稍微停下腳步。

不過婚禮之後幾天，原本脖子上突出腫起的腫瘤完全消失了。一週後，七月二十日，滿腹疑問的醫師為他做了 X 光檢查。令人震驚的是，不僅淋巴系統中可見的腫瘤已經完全消失，連轉移到胸腔肺部的腫瘤似乎也在縮小。他們想不出任何可能的理由，自從發現癌症轉移後丹尼爾就只有接受舒緩治療。七月三十一日，追蹤的 X 光檢查顯示，癌症轉移已經完全消失，X 光片上的黑點似乎被抹去。

幾天後，丹尼爾接受聖職，成為牧師。一九五九年八月八日，醫師告訴他，癌症已經完全消退了，他的身體已經完全沒有疾病的蹤跡。丹尼爾徹底康復了。

這個案例的心理因素被詳細記錄下來，成為了解心理與免疫系統之間關聯的天賜良機。這位患者在發病前就開始接受心理治療，而且從疾病發展到之後緩解，全程受到精神科醫師的觀察，這是已知唯一患者的心理狀態有記錄在案的自癒病例。丹尼爾侵襲性癌症的演進與消退反映他心理狀態的每一個起伏變化，這引發許多重要的問題：對於死亡的恐懼反而讓患者開始勇敢生活，這是怎麼回事？在康復的過程中，不論是在醫療或心理方面，唯一的變化就是心態，這是否顯示出患者虛假自我的死亡，真實自我的誕生？是不是因為他克服了恐懼，開始擁抱生命，追求目標，因為感到被愛而獲得解脫？

我們先來看看神經系統。神經系統是一個精密複雜的網絡，由神經細胞組成，纏繞遍布全身。人有**數十億**個神經細胞，或叫做神經元（neurons），從抬起手指到感受強烈情緒都要靠它。神經系統中的細胞不停傳送訊息，在身體中的移動速度快如電流。

我們現在知道，免疫系統和神經系統其實緊密交織、相互影響。它們並不是各自獨立的系統，並非在身體的不同部位分別運作，而是互相重疊的網絡，會交換資訊、彼此「溝通」。

首先，神經系統直接與胸腺相連，胸腺是免疫系統的基地之一，自然殺手細胞及其他種類的白血球在此發展成熟，並接受指令，部署至全身。更令人驚奇的是，研究人員發現，免疫系統中的細胞上具有**神經受體**（neuroreceptor）。「心理神經免疫學之母」坎迪絲・柏特（Candace Pert）發現免疫系統及腦部的細胞膜上皆有神經傳導介質和神經肽，在這之前，一般認為只有腦部和神經系統具有神經受體。而神經受體到底是什麼？基本上，那是神經系統的細胞之間溝通的渠道，就像把無線電調到特定頻率，用無線對講機對談一樣。免疫系統的細胞隨時梭巡於全身，它們都調到特定的頻率，可以直接和神經系統溝通，也就是說，不論你心裡在想什麼，都會直接播送到全身免疫系統各處。丹尼爾這類案例顯示，情緒可以和免疫系統交流，有時會有相當戲劇化且出乎我們預料的結果[*7]。

＊現今科學家終於開始關注正面情緒對免疫系統的影響，如珍妮佛・史岱勒（Jennifer Stellar）、達克・凱爾納（Dacher Keltner）及其團隊在兩份獨立的研究中指出正面情緒與健康人士體內較低濃度的促炎細胞激素有關。其他研究指出，細胞激素濃度長期偏高與健康狀況下滑及各類疾病相關，例如心臟病、第二型糖尿病與自體免疫疾病。

我深入鑽研這個案例的細節時發現，在丹尼爾神奇且快速康復的那幾天，他曾接受年齡回溯催眠療法（age-regression session），在療程當中，他再度感受到曾祖母對他深厚且無條件的愛。丹尼爾相信康復的一大原因就是生命中這位重要人士對他堅定不移的愛。被愛的強烈感受能否傳送至免疫系統，使某些深層的生理機制恢復活力？不論這股被愛的感受是來自心理療程、相愛的關係、深層冥想或聚焦想像（focused imagery），愛能碰觸並治癒藥物無法觸及的地方。

此外，透過同一個頻率溝通的不只有免疫及神經系統。你是否曾對某件事有過直覺（gut feeling，英文直譯為「**腸道的感覺**」）？這個慣用說法提到腸道是有原因的。

腸道（確切來說，是整個消化系統，包括食道、胃、大腸及小腸）擁有一億多個神經元，比脊髓的神經元還多。血清素（Serotonin）是一種神經化學物質，能協助調節心情、記憶、社交行為、性慾、性功能、食慾、消化與睡眠，同時也是抗憂鬱藥物的主要標的之一[8]。基本上，血清素主要來自腸道，我們體內超過百分之九十的血清素都是由腸道合成[9]。腸道對我們的心情、情緒，甚至思想極具影響力，研究者認為其地位不亞於「大腦」。而腸道細胞並不是獨力生成血清素，它們會和其中的微生物合作，也就是**微生物群**（microbiome）[10]。

微生物群指的是你體內整個繁衍興旺的微生態系統，相當複雜、聰明，影響力很大，甚至能決定個人能夠治癒……或死亡。

什麼是微生物群？

談論到微生物群，其實指的就是你——以及生存在你身體內外的數兆個細菌。其中多數生存在腸道內，不過其實遍布全身，就像一個相互連結的生命網絡，從許多方面來看彷彿一個器官。絕大多數生活在你身體各個部位及表面的細菌都是益菌，你提供它們居所，而它們為你工作、消化食物、製造身體所需的特定維生素及神經化學物質，甚至能預防「壞」菌落腳。這些與你共生的有益微生物可能占了你身體質量的百分之三，而且你寡不敵眾，人類身體細胞與這些細菌數量的比例約是一比一百。

那問題就來了：哪些部分算是**你的身體**，哪些算是細菌？這個問題不像我們所希望的那麼簡單。微生物群中的細菌對我們的健康有極大影響力，是決定我們生病與否的重要因素，而當我們生病時，還能決定我們是否康復。

每個人的微生物群就和指紋一樣，是獨一無二的。微生物群從出生就開始逐漸形成，當你通過母親產道誕生在這個世界上時，這些微生物就紛紛在你身上扎根落腳。從那時起，你周遭的環境、攝取的食物、旅行行經之處、選擇的工作都會影響微生物群。你所接觸到的每一個新環境都使微生物群不斷變化，理想的情況是變得更為豐富多樣。不過有一種東西會大幅削弱微生物群，那就是抗生素。

抗生素的發明是醫學一大進展，這種介入手段拯救無數性命，不過仍有其副作用。其中之一就是，抗生素在消滅攻擊你的「壞」菌時，同時也會清掉協助免疫功能運作的「好」菌。事實上，約有**八成**的免疫細胞位於腸道內，而有愈來愈多證據指出，健康、豐富、多樣的微生物群能協助免疫系統有效抵禦內在（如變異細胞，若未發覺可能變成癌細胞）及外來威脅（病毒與感染）。

那微生物群中的「好」菌具體是如何打造出健康的免疫系統？生存於你體內的百兆個細菌擁

有自己的DNA，這些細菌共同的DNA就是它們的「基因體」。我們逐漸了解到，人類基因體預先寫入了對抗特定疾病的程式，此外，我們還可以透過感染病毒或注射疫苗來訓練自己應付另一些疾病，不過這些「程式」還不足以保護我們抵禦所有的疾病威脅，就好像我們的硬碟已經灌滿了，沒有空間了。我們須倚賴微生物群的基因體（也就是我們的腸道大腦）為我們儲存資訊、策略及對抗疾病的相關知識。假如服用太多抗生素，會把這些微生物通通消滅，就好像燒毀一座圖書館。

一次抗生素療程對腸道細菌的影響可能長達一年。當然，抗生素及化學治療等免疫抑制介入手段雖然會影響微生物群，但有時是必要的，甚至能挽救生命，關鍵在於知道使用的時機，並明智地使用。不過現在的問題是，我們並未好好照顧自己的生命與身體，沒有妥善降低生病的風險，使醫學界養成了草率使用這類晚期介入手段的習慣，而未能協助患者自行建造出本章一開始所提到的護欄與梯子。微生物群本質上就是我們免疫系統的延伸，不過，我們治療嚴重疾病的預設手段通常都會一併消滅這些微生物群。

我們如果知道微生物群對免疫功能有多重要，那怎麼還大多以這種焦土戰來治療疾病，將好菌與壞菌通通帶走？我們是怎麼走到這一地步？

疾病從何而來——微生物還是土壤？

不過一百五十年前，人類相信疾病是「自然發生」的，也就是說，疾病是從體內生成，憑空出現在人類細胞裡面。我們也以為疾病是道德懲罰，是貧窮或判斷不佳的副作用。假如你生病了，那大概是你做錯了什麼，這是上帝對你的審判。

在巴斯德決心反證自然發生之前，已有許多前輩做此嘗試，其中一位的成果尤其顯眼。十九世紀初期，許多女性在產後幾天會突然染上「產褥熱」（childbed fever），約有四分之一產婦會因此而死。當時對於這種疾病的成因及療法眾說紛紜。治療這些女性的醫師確信這種病不會傳染，不擔心自己會染上疾病。當時一般相信患病沒有原因，而是自然而然發生，所以大家都以為產褥熱是女性生產後在其器官中「自然發生」。

不過奧地利有位名叫伊格納茲．塞莫維斯（Ignaz Semmelweis）的醫師質疑這樣的觀點。他在一間醫院擔任主任，另經營兩間婦產診所。第一間診所的產婦死亡率與當時的平均差不多，在十九世紀，生小孩相當危險，分娩的風險極高。在第一間診所，子癇前症及生產相關的併發症帶走許多產婦的性命，不過產褥熱發生率極低。塞莫維斯醫師經營的第二間診所則是另一回事。由於太多在這裡生產的產婦死於產褥熱，這間診所的名聲極差，令其他待產女性害怕不已，跪下苦苦求饒不要送到那間診所。與其被送進去生產，有些甚至寧願直接在街上生小孩。由於頻繁有人在街上生小孩，這個現象稱作「**街產**」（street births）。塞莫維斯查看這些街產案例，預期看到不理想的結果，畢竟蹲在水溝邊生產怎麼比得上進到醫院裡，在受過訓練的醫師及優秀的醫學生照護下生孩子？不過結果令塞莫維斯醫師相當吃驚：街產婦女中死於產褥熱的比率極低，在死亡率表格中幾乎不見這項原因。

塞莫維斯開始進一步查看兩間診所之間的差異。產褥熱致死率較低的那間診所由助產士接生，另一間則是醫學院學生，塞莫維斯醫師心想，也許兩邊使用不同的策略？比方說，助產士會叫產婦側躺，而醫學生要她們仰躺。塞莫維斯醫師指示學生也讓產婦側躺，不過這個方法沒有效。他測試了各項可能的差異，東改西改，不過都沒有效。最後是一件個人悲劇終於使他見到一線曙光。

塞莫維斯醫師的同事兼好友在為一位死於產褥熱的女性進行屍檢時不小心以手術刀劃破自己的手指。幾天後，這位醫師也死於每年在塞莫維斯診所奪走幾千位產婦性命的疾病。朋友的死令塞莫維斯醫師極為悲傷，不過這正是他所需要的線索，產褥熱並非在女性器官中自然發生，而是由驗屍後沒有妥善清洗雙手的醫師將病菌傳到患者身上。醫師驗屍時，皮膚會沾染一種細菌，若他們直接用這雙沒有消毒過的手來為產婦接生，就會將這種細菌傳給她，使她走向相同的死亡結局。這就是兩間診所的差異：第一間診所的助產士不須驗屍，而第二間診所的醫學生要。他們把屍體上的微生物帶到產婦身上，令自己的患者死亡。

我們現在知道，產褥熱其實是一種敗血症，生命力旺盛的鏈球菌屬細菌侵入身體後會造成痛苦而致命的感染。解決方法就是妥善殺菌，以免將細菌傳給下一位受害者。塞莫維斯醫師在不明瞭原因的情況下碰巧找到的解決方法：他命令醫學生在驗屍後及接生前以次氯酸鈣水溶液清洗雙手。產褥熱的死亡率立刻從近百分之二十五陡降至百分之一或二。

這是一場戲劇性且不容否認的成功。不過當時的醫學界無法（或不願）接受這種疾病傳播理論。首先，醫界把醫師的手會傳遞感染物質的概念當作愚蠢的想法，一笑置之。有微小、不可見的生物布滿物體表面，並在空氣中飛散，他們認為這種想法極為荒唐。其次，患者的折磨與死亡原來竟是醫師所造成的，這個想法簡直令人不敢置信，背離醫師身為拯救者的形象。一位著名的費城醫師曾說：「醫師是紳士，而紳士的手都是乾淨的。」

塞莫維斯醫師受到嘲弄及威脅，最終徹底離開醫界。據傳他開始在街上攔下孕婦，提醒她們要「確保醫師有洗手」。他被判定為精神失常，送進精神病院，並在院中過世，致病禍首很可能就是奪走許多女性患者性命的鏈球菌。

在此同時，一位名叫巴斯德的法國化學家也懷疑「自然發生」的概念並不正確。他觀察到麵包上會長出黴菌，酒會發酵，而人如果喝下酸掉的牛奶可能還會罹患致命疾病。他推測一定是空氣中的某種物質導致這些變化。他有三個小孩都是死於傷寒，一個接一個過世。他相信是我們周遭的微生物汙染了食物、侵入人體，造成疾病，只差在提出證明。一八六二年，他的鵝頸瓶實驗成功證明微生物的存在。

他使用一種有著狹長S形開口的特殊瓶器，裝入營養豐富的肉湯並煮沸，殺死其中的微生物，然後靜置一段時間。什麼事也沒發生，肉湯沒有變質。不過當他傾斜瓶子，讓肉湯流經瓶子的鵝頸部分，沾染聚集在瓶口的灰塵、微粒及微生物後，肉湯開始變得混濁，增生細菌。

巴斯德藉由鵝頸瓶實驗成功擊破「自然發生」論，證實細菌理論，而這正是塞莫維斯醫師極力鼓吹的概念。就和「自癒現象」一樣，「自然發生」說曾是眾所接受的醫學「事實」，後來卻被發現是虛假的屏障，遮擋了許多可能拯救生命的知識。隨後幾年，一連串進展進一步鞏固細菌理論：更精細顯微鏡的發明使這些微小、肉眼不可見的生物出現在科學家眼前，驗證了曾經瘋狂而荒謬的理論，再也沒有人能否認細菌的存在。

伊格納茲．塞莫維斯的經歷、路易斯．巴斯德的故事，以及細菌理論的發展不僅顯示過去醫學界對於新資訊的出現有多麼被動、保守（現在經常仍是如此），也顯露出細菌理論對於公共衛生的深遠影響。微生物是可怕感染及傳染病的根源，不時侵擾人類，奪走數百萬人的性命，這是一項突破性發現。研究者明瞭細菌等微生物會散播疾病後，就開始研擬公共衛生標準，發明藥物，並制定消毒程序（例如巴氏滅菌法）來消滅細菌。斑疹傷寒、傷寒、霍亂、結核病的盛行率陡降，食物及水媒疾病開始消失。到了一九三〇年代第一批抗生素發明時，人類生活在幾十年間有了急遽的改變，女性可以活過生產、看著她們的孩子長大。

我們似乎已解開健康的祕訣：**殺死細菌**。

不過在此同時，有另一位科學家正在發展自己的細菌理論——和巴斯德完全相反。安托萬・貝尚（Antoine Béchamp）是巴斯德的同事，而他們的相處並不融洽。這兩人在職業生涯中多次意見分歧，互相指控對方剽竊、抄襲，試圖搶先對方提出新發現與理論。而隨著細菌理論廣獲認可，研究者開始研發用來消滅細菌的化學藥劑，阻擋感染疾病擴散，他們的競爭關係也愈趨激烈。

貝尚認為巴斯德「不計一切代價」消滅細菌的做法過於危險，他是第一位提出現在所謂微生物群觀點的人，他相信存在於人體內、表面及周遭的微生物多數是有益的，與人類共生。與其對微生物採取焦土、不擇手段的策略，貝尚呼籲醫師注重人體的「內在體質」（inner terrain）。他認為，如果人體組織健康沒有患病，且細胞擁有高效運作所需的營養，那麼細菌就無法落地生根。他用地上招惹蒼蠅的糞便來比喻，你會無止境地揮趕蒼蠅嗎？還是會清除糞便？他主張，建立健康與活力的基礎，排除毒素，培養強健、平衡的免疫系統，會比殺死病原體來得重要。

他的朋友兼同事克勞德・貝納（Claude Bernard）也贊同**體內環境**（milieu intérieur）才是關鍵。貝納向一群學生及醫師針對這個主題演講時說道：「體質就是一切，細菌不足掛齒。」然後拿起一杯水，裡面充滿可能致命的霍亂細菌，然後一飲而盡。

不過他沒有生病，證明他的「體質」如他所說一樣健康[11]。他證明了自己的觀點：細菌不會致病。細菌之所以可以使人生病，代表病人的體內環境原本就已經出了問題*。但這並未阻止與論倒向巴斯德的醫學手段，而他和貝尚的觀點受到冷落。畢竟他們的理論比較複雜難懂：微生物有好有壞，而健康有賴持續照顧身體的「土壤」，而不是可以立刻消滅疾病的「速效」方法。

簡單來說，兩方爭論土壤還是微生物哪一項比較重要，貝尚和貝納認為是土壤，巴斯德說是微生物，而後者贏了。至此，救護車得一分，護欄零分。

從「特效藥」到「抗藥細菌」

二十世紀的醫學仍專注於一項任務：消滅微生物。抗生素的出現消滅過去能奪走性命並逃之夭夭的細菌。胰島素發明後，突然之間，罹患第一型糖尿病的孩童能夠存活下去，整個人生在他們面前開展。那一代人見證「消滅微生物」的手段成功擊倒當代眾多恐怖的連環殺手，例如斑疹傷寒、傷寒、淋病、梅毒、結核病、白喉，一切彷彿奇蹟一般。難怪過去一世紀我們一直在找尋更多特效藥——能讓疾病一發斃命的藥物或介入手段。儘管我們多有進展，但仍無法治癒某些嚴重疾病，這些疾病持續抵抗眾多現行的療癒模式。

今日醫學界仍有許多致命的盲點，阻撓我們取得挽救生命的醫學進展。其中一項留存已久的盲點就是，我們一直遵從病理學模型：我們執著於不計一切代價消滅疾病，而不是建構強壯的健

*這樣的觀點將細菌當成疾病的輔助因素，而不是單一肇因，畢竟我們周遭及體內隨時都有上百萬個細菌，但除非免疫系統出現重大破口，否則細菌也不會入侵。

康與免疫力。從巴斯德的時代以來，我們發展出的醫學哲學主要是疾病科學，而不是研究健康與活力。我們被困在這個模式之中，消滅微生物變成我們的唯一工具，而我們也都知道那句諺語：「假如你只有一把槌子，那只好把所有問題都當成釘子。」

數十年來，我們以令人擔憂的速度開出過量的抗生素處方，儘管後來速度緩慢下來，但為時已晚，而且我們還是沒有幫助人們打造出健康的內在體質。此外，過度使用抗生素已經開始產生負面影響。比方說，我們現在知道，抗生素會提高女性罹患乳癌的風險。研究發現一再使用抗生素及乳癌之間存在強烈關聯，在十八歲以前接受過多次抗生素療程的女性罹患乳癌的機率幾乎提高為原來的**兩倍**。而且這是一種劑量—反應關係，也就是說，用量愈大，風險也愈高。研究人員不確定抗生素導致乳癌的確切機制，但他們猜想抗生素會削弱免疫系統，影響身體原本對抗變異癌細胞的功能。也有可能是因為抗生素消滅了微生物群，影響身體消化及攝取營養的能力，因此缺少能協助在癌症成形之前予以擊退的養分。不論如何，捨棄建立健康的免疫系統及微生物群，而是看到疾病的影子就拿出抗生素特效藥，顯然已經使我們付出極大的代價。我們曾經以為，「以防萬一」使用抗生素不會有副作用，顯然我們錯得離譜。

這只是一味追求特效藥的其中一個悲劇後果。有害的細菌也愈來愈能夠抵抗我們研發來消滅它們的抗生素，它們開始適應藥性、變得強悍。目前，美國疾病管制與預防中心（簡稱ＣＤＣ）估計每年約有兩萬三千人因感染有抗生素抗藥性的細菌而死，醫師開給他們的抗生素處方未能抵禦已在體內立足的細菌。另有約一萬五千人死於**困難梭狀芽孢桿菌**（*Clostridium difficile*，簡稱 *C. diff*）引發的特殊細菌感染，這種感染可能就是由過度使用抗生素所**導致**的。當抗生素消滅微生物群後，能協助保護身體免受致命細菌（如 *C. diff*）入侵的好菌也一併被殺死了，微生物群所組成的保護罩一旦消失，*C. diff* 就潛入體內，繁衍茁壯。

如果這還不夠糟，我們近來發現第一種能抵抗所有抗生素的抗藥細菌。二〇一七年初，一位內華達州的女性感染一種細菌，醫師開出一種又一種愈來愈強效的抗生素，但全都沒有效果。美國目前有二十六種抗生素可用，醫療團隊全都試過了，沒有一種能產生效果，後來這位女士就死於這場感染。我們已經走回原點：就像抗生素發明以前一樣，「無藥可治」的感染再度出現。而且隨著與我們共存的細菌抵禦特效藥的能力增強，我們會愈來愈常看到這種無藥可醫的感染。這一世紀以來，醫學及科技取得重大進展，我們原本擁有「特效藥」，但現在又出現全新的「抗藥細菌」。

在醫學大幅進展的過程中，我們忘了一件事：人類免疫系統擁有強大的潛能。病理學之父魯道夫．魏修（Rudolf Virchow）曾寫道：「假如我能回到過去，我要用一生的時間證明細菌會尋找它們最舒適的棲地，也就是生病的組織，但它們不是組織生病的緣由，就像蚊子會尋找死水，但不會令水停止流動。」

想想看，假如我們**兼顧**巴斯德和貝尚兩人的發現，讓他們的學說相輔相成，現今的醫學會是什麼樣子？假如我們以消滅疾病相等的心力來構築健康與免疫力，那會有什麼結果？

巴斯德的發現驅動了醫學的迅速進展，但我們很可能已經來到效用的終點，是時候改變方向了——轉而向貝尚指示的方向邁進。

我們希望免疫系統中的細胞獲得充分營養，能隨時迅速、聰明、準確地為我們戰鬥。我們希望免疫系統人手充沛，不要疲憊或遲緩，派出慵懶的部隊，打擊錯誤目標或發出無效的攻擊。我們希望免疫系統擁有二．〇的視力，能在病毒進入體內的當下就發現它們，準確揪出即將變異成癌細胞的異常細胞。不幸的事實是，很多人每天拖著長期疲憊的免疫系統過活。由於我們壓力管理不當且營養不足，免疫系統變得遲緩、筋疲力盡。細胞戰士軍隊未能防守關鍵位置，隊伍稀缺、零散。這使得我們不僅容易受日常感冒及流感的侵襲，我們之後將討論到，癌症、心臟病、糖尿病及各式各樣的嚴重自體免疫疾病的發生率也愈來愈高。

自癒現象一再提醒我們該如何強化免疫系統，預防疾病在體內扎根，就算已經發病，也能降低其傷害。隨著關於免疫系統的新研究不斷浮現，我注意到促進自然殺手細胞活動的事物正和戰勝不治之症的患者所做的改變相符。某些飲食改變，例如提高營養等級，有助於提高自然殺手細胞的活性；降低壓力（或是有效管理壓力）也有同樣的功效；研究甚至指出，**原諒**也和自然殺手細胞的數量提升有所關聯。

看到這些新發現，我們很容易以為單純改變飲食內容或學習打坐就能驅使自然殺手細胞開始活動，彷彿驅趕疾病像按下開關一樣容易。但我研究顯著康復者的過程發現，康復沒那麼簡單，自癒沒有特效藥或速成的方法。事實上，自癒現象絕對不是「自然而然」發生的事。許多案例都顯示，一切條件必須就緒，「奇蹟般的」緩解才可能發生。

要修復破損無用的免疫城牆，最好的方法就是從頭開始打造健康與活力。只要你不阻撓身體，其實它有優異的自我修正能力，身體**想要**康復。每個自癒案例都獨特且互不相同，在在提供我們線索，教導我們該怎麼給予身體所需的一切，放手讓身體進行修復，建構並維護茁壯、**明智**的免疫系統。

準備自癒的土壤

我們在導論中提到的克萊兒．海瑟走出醫師診察室，拒絕接受醫師建議的惠普式手術後，她知道自己該做什麼。她回到家裡，為死亡做準備。

對克萊兒來說，這意味著以下事情：面對自己對死亡的恐懼；接受自己的生命即將告終；尋求家人好友的協助，與樂於提供支持的人頻繁互動，深化關係。她花時間原諒生命中的人們，讓嫌隙消散，她不想要把僅剩的人生花在憎恨任何人。她不想要浪費時間承受壓力或焦慮，所以她努力以不同的方法來回應充滿壓力的情況。你無法改變世界或徹底消除壓力及擔憂，但你可以改變自己應付這些負面情緒的方式，而這正是她的目標。

一開始，那時她還不知道自己剩下多少時間，她在俄勒岡海邊租了一間海灘小屋，邀請她從小就認識的至親好友一同前往。他們寫卡片給她，寫下他們對克萊兒的想法，然後站成一圈，一一向她訴說。那是她生命中令她深深感動的一次經驗。

她說：「但也不全都那麼嚴肅，我們玩得很開心，裝飾杯子蛋糕之類的，我記得是情趣蛋糕。那三天，我們笑個不停。」

那個週末之後，克萊兒回到波特蘭的家，朋友們的愛與支持像是一艘撐起她的小船*。

她說：「那對我來說非常重要。」那給予她做出人生改變的力量——在臨死之前好好過活所

*這個故事和之前提到丹尼爾的經歷有幾分相似，丹尼爾在心理治療師的協助下感受到曾祖母對他無條件的愛，這份關愛長久存在他的心中。自癒案例中一再出現「愛」這個面向。

必要的改變；那保護她不讓她掉入自怨自艾的深淵，不會執著於為何這種事會發生在她身上；那幫助她「專注於美好的事物」。她每天都會深呼吸，藉此控制恐懼，讓自己保持平靜理性——**吸氣四秒、屏氣四秒、吐氣四秒**。

她也逐漸改變飲食，選擇讓自己更舒服的食物，遠離讓她感到疲憊、不適，或使腸躁症候群加劇的食物。她注意到自己的飲食變得清淡，以蔬果為主。她戒掉糖分，不過還是會吃喜愛的食物或飲料，像是披薩和咖啡，因為這讓她感到快樂。

她說：「我只是想要好好生活，並沒有要逃避死亡。」

幾個月來，她覺得身體愈來愈差，愈來愈疲憊、痛苦、虛弱，腹部常感不適，接著症狀似乎穩定下來。某一天，她突然發現最近身體似乎有起色，她以為是暫時的緩解，就好像颶風眼中短暫的平靜。她持續感覺身體愈來愈好、愈來愈強壯，但並不是說她回到生病前的樣子，因為疾病像一場大火，她走過火焰，熔解之後獲得重生，她覺得自己和以前徹底不一樣了。她對自己和生命的意義有了全新的認識。

她並沒有回去找醫師確認到底是怎麼回事。她心想，何必呢？難道她要回到那些無窗的等待室，要求醫師說明她怎麼還沒死嗎？她曾發誓絕對不要再在那裡待上一分鐘。

不論如何，她獲得額外一些時間，而且她身體感覺很好。她愈來愈健康，開始可以享受生活，於是她也照做了。五年後，她為了別的原因接受掃描，結果發現胰臟健康、沒有腫瘤，她和醫師一樣吃驚。

我第一次訪問克萊兒，詢問她關於胰臟癌神奇消失的事情時，我腦海中又浮現關於「土壤」重要性的古老爭論。克萊兒不知道這如此顯著的緩解是出於什麼原因，她只知道，在她走出醫師診察室與為別的事情回到醫院的期間，癌症消失了。克萊兒之所以做出重大的人生改變，並不是為了要治癒自己，她原本已經認定自己會死於胰臟癌。她之所以改變，是想要在剩餘的人生中過得更圓滿、忠於自我。這些改變的重點在於面對恐懼，這些障礙過去阻撓她從事自己真正想做的事情。也許是這些原因的加總——飲食與生活型態的改變、深層情緒與心靈方面的轉變——轉化了她的身體體質，就像在貧瘠的土壤中加入營養豐富的肥料。

在自癒案例中，某項條件改變了，使免疫系統再次開始工作。我親眼見證巴西數個治療中心的自癒率高於一般水準，這些治療中心有某些特別之處，能促使免疫系統產生深層、根本的改變，啟動治療機制。也許這是世界各地都有的現象，只不過被數據與平均吞噬而不容易發現，而治療中心只是把這些案例都聚集在一起。比方說，在阿巴迪亞尼亞，他們會吃富含營養的食物，運動、打坐，把日常壓力拋諸腦後，回歸內在、面對自己——恐懼、遺忘的夢想、對自己的信念，以及過去未曾質疑過的世界。他們改造自己，生命的基石也獲得重整。他們相信自己有可能治癒。

許多來到治療中心的訪客都體驗到身體、心理、心靈的轉化（全美各地其他曾戰勝不治之症者的來信中也描述過類似的經歷），在這過程中，可能藏有自癒的密碼：要打開治療之門必須**完整**輸入的精準數字組合。我猜想，自癒現象不能歸因於單一因素，而是所有正確的條件必須排列妥當，才能造就這罕見且「奇蹟般的」現象，就像日蝕一樣。

我們身體所攝取的一切都會影響體質，包括我們所吃的食物、吸收的毒素、服用的藥物、定居下來的細菌種類，就連想法、感覺及關於自己與世界的信念都會影響免疫系統的「土壤」。免疫系統中自然殺手細胞等對抗疾病的細胞小隊有多強壯，不只和我們所吃的食物、運動方式、生活型態有關，我們處理壓力、關係、過去創傷的方式，我們的信念、看待與理解自己的方法也都大有影響。

根據巴斯德女婿為他所寫的傳記，這位「細菌理論之父」在臨終之時揚棄自己過去的主張。巴斯德受中風後遺症所苦，他知道生命已經接近終點，回想一生及事業，他重新審視自己的立場。

他說：「貝納說得對，」他指的是克勞德·貝納，貝尚的同事，那位喝下一杯霍亂細菌的科學家。巴斯德承認：「病原體不值一提，體質才是關鍵。」

體質才是關鍵

治療中心的人大多自己相信治癒是神靈干預的結果——是上帝之手讓他們康復。我並沒有排除這些人對於神靈的深層信仰可能真是他們意外康復的一大原因；關於深層心理與靈性經驗對於身體的影響，我們目前只在研究的初期階段。身為精神科醫師，我知道有意識及潛意識的心靈都會影響身體的運作，作用直達細胞深處。不過如果確實發生某種特殊的情況，那會是出現在個人**體內**、生物系統及細胞深處的機制之中。如果真有這種特殊的情況，我們應該能發現。

旅程結束後，我仍持續聽聞某些人沒進行過這種朝聖之旅，沒拜訪過醫者或心靈中心，但依然經歷相同的自癒。在巴西痊癒的人和其他地方的人有什麼共通之處？我嘗試找尋共同點，但我很難去除這些故事中的繁雜末節並找出核心真相。阿巴迪亞尼亞的一群人、愛荷華州的單一人士、許多沒有充足醫療紀錄支持的案例、數百年前突然緩解的古老案例、二十年前醫學期刊中的某件案例——在這各式各樣的案例中出現一些相似點，但還有更多令人困惑的差異。

我找不到針對自癒現象的隨機、雙盲、受控研究——這種東西不存在。雙盲研究代表受試者與研究者都不知道哪些人接受治療，這類研究方法是醫學的黃金準則，這能公正評估不同治療方法的效果，但自癒現象無法在實驗室或受控的環境下進行，就像我們無法預測誰會是下一位史帝夫・賈伯斯、伊隆・馬斯克、小威廉絲或湯姆・布雷迪*。我們仍處於自癒研究的初期，一般還認為自癒現象是不可能或機率極低的情況，我們無法預測誰會是取得突破，贏得健康與活力的人。這不是我們能打造或控制的情形——至少現在還不行。

目前，自癒現象都是發生在沒有人關注的時候，時常連患者自己都沒有注意到。那經常發生在醫師束手無策、讓病人回家接受舒緩治療的時候；發生在患者不得不接受與疾病共處，同時盡力保持生活品質的時候，甚至是在他們準備後事的時候。那發生在人們決定自行掌控健康狀況，做點嘗試，因為其他方法似乎都沒有效果的時候，畢竟「這是**我的**人生，不是其他人的」；或是發生在人們展開朝聖之旅，前往另類治療中心的時候，那裡著重於心靈治療，但沒有醫師在場見證或記錄患者心理的變化。

理論上，我在巴西見識到的康復案例是不可能的，那裡的人們解釋自己為何康復時所提出的理由突破我理智的極限。我清楚意識到兩種文化之間的鴻溝。首先，巴西文化比西方更能接受心靈力量的存在，他們認為人類只是目前還無法理解。在西方文化中成長，我很難接納心靈的因素，可是將這個原因排拒在外又令我感到不安，這不是優秀科學家該做的事。

二〇〇四年，我決定再次拜訪巴西的幾間治療中心。這一次，我悄悄前去，沒有事先打電話

*編註：Tom Brady，知名職業美式足球運動員，運動生涯六次奪得超級盃冠軍。

通知。我第一次南下時，我既是被觀察的對象：我身負偵察任務，前去調查、挖掘醫療紀錄並旁觀手術過程；但我做這些事，扮演「醫師」角色的同時也被拍攝下來。當我扮演局外人、人類學家、一位哈佛醫師時（在別人眼中，我也正是這些角色），我很難真正領會拜訪治療中心的啟發。這一次，我只想當一個普通人，在短暫的時間內體驗身為這個社群一分子的感覺。也許這能讓我更加了解這個地方，也給我更多自行解讀的空間。

我做了幾次訪談，不過多數時間我試著融入人群及當地的節奏。在阿巴迪亞尼亞，我坐在「潮汐室」（current room）中，那裡有好幾間這類U形的房間，大家在此打坐冥想。我感覺到能量的脈動流經人群，彷彿心跳一般。身在此地、被相信奇蹟的人包圍著有某種特殊之處。人們來到這裡，沉浸在這樣的社群中，充滿希望與難以動搖的治癒信念，我想著這份力量有多麼強大。但我決意要從基礎開始看起：人們在這裡的生活方式為何？這和他們「平常」的生活有什麼不一樣？

多數來到阿巴迪亞尼亞的人住在「**小旅館**」（pousadas）中，這是當地居民以自己的住家經營的小型旅店，有點像較大型的民宿，提供住宿與餐點。他們供應的餐點幾乎是蔬食，充滿各種色彩鮮豔的蔬果，我每次坐下來用餐時總是驚喜得目不轉睛。也許是因為回想起在農場上的日子，我的食慾一直很好，很快就深深愛上這多樣又美味的蔬食料理與色彩繽紛的熱帶水果。這裡供應的食物營養豐富，精製碳水化合物與糖分的用量不多，通常不包含動物製品。這裡餐點的重點在於全天然的食物，鮮少經過加工。當地人不會相聚喝杯小酒，而是會約在露天果汁吧，點一杯芒果汁、木瓜汁、百香果汁或芭樂汁，喝著飲料、分享自己的經歷，這讓他們的體內充滿各種微量營養素。我特別喜歡這裡熱門的巴西莓果盅，據說這種食物含有大量抗氧化劑，因此成為許多人心目中的超級食物。一般認為這類食物是身體的天然良藥，來到這裡尋求奇蹟的人三餐都享用這種食物。即便平常飲食就相對健康的人，這大概也和他們原來的飲食習慣有很大的差異，我自己就深有體會。

很多人只是短暫來訪，和我一樣只待一、兩週，甚至只停留幾天。也有些人待得更久，數週、數月，甚至好幾年。更有不少人深受此地和社群啟發，搬到巴西長期定居，這裡的房子和租金都很便宜，匯率也很划算。

搬到這樣的社群是很大的變化，我思考過隨之而來的大大小小各種改變。他們不僅完全沉浸在緊密交織、以信仰為基礎的社群中，充滿希望並互相扶持，生活型態也有很大改變，例如運動（步行是這裡主要的交通方式）、每日的深層團體冥想，當然還有飲食。

我並不是要將人們在巴西等地的經歷簡單化約成飲食改變。這無法解釋只是短暫停留的人為何也能獲得大幅緩解，此外，我訪問過的有顯著緩解的人士大多表示，他們的康復經歷遠不只是改變飲食內容。

另外，阿巴迪亞尼亞和我所拜訪過的其他巴西治療中心不一樣，這裡會吸引來自國外的訪客。來到阿巴迪亞尼亞的人中，多數飲食習慣立即有了劇烈的改變，純粹是因為他們體驗到一種全新而非常不同的飲食文化，也許其他地方經歷自癒的人也能自行做出相似的大幅改變。我發現，有一位研究人員分析過兩百個自癒案例，指出將近百分之八十八的人在營養攝取方面做出劇烈改變，多數是改成蔬食[12]。我們不能忽視戰勝不治之症的人得到診斷後在生活型態方面所做的廣泛改變，而營養攝取就是一個很好的起點。

一般認為，營養等級的重大改變會和個人生化系統的變化有關，有助打造出不適疾病生存的身體環境。經過多年的訪談與研究，我開始相信，根據其營養價值，食物可以是補藥，也可以是毒藥，雖然治癒與否不僅涉及你所選擇的食物，但這仍是相當重要的議題。

改變體質效果最立即、影響最明顯的一種方式就是檢視我們吃了些什麼。今人尊稱為「醫學之父」的希波克拉底（Hippocrates）曾說：「所有疾病都來自腸道。」也許健康也是源於腸道，就像生命是由落入土壤中的一顆種子開始。

Chapter 3 食療

吃藥的人必須恢復兩次，
一次是擺脫疾病，另一次是擺脫藥物影響。

——約翰・霍普金斯醫院創辦人，威廉・奧斯勒

請暫時把身體想像成一座花園。園丁大多會告訴你，土壤必須仔細養護，要時常翻土、鬆土、施肥、澆灌適量水分。如果希望花園茂密繁盛，那還要注意土壤的酸鹼值、營養需求，甚至是有益的微生物，有時還得量測鉛等毒素的含量。而且每個花園可能差異極大，因此通常需要不同的照顧方法。每個花園的土壤組成都不一樣，有益於某個花園的照顧方式可能不適合隔壁的花園。有些花園可能需要較多氮素或磷，有些可能不太需要；有些需要堆肥，有些需要添加石灰來調整酸鹼值。

現在請想想我們前一章談過的微生物群。你腸道中的微生物群**其實就是**一座花園，這個活生生的微型世界決定了你如何消化食物、營養以及對這些食物的反應，微生物群對你的健康有極大影響。就像每座花園都不一樣，我們也都擁有獨特的微生物群。我們的祖先來自世界何處，自己

和雙親常吃什麼樣的食物，還有在壓力與情緒養分方面，我們是否妥善照顧自己，這種種因素都會影響微生物群的組成。我之前已經提過，微生物群的重要性長期受到忽視，但現已逐漸成為一個主要研究領域，其成果也許會徹底改變我們理解健康與醫學的方式。有些研究者相信，認識自己的微生物群並進行必要調整，這可能是扭轉許多疾病進程的關鍵。

我小時候會在農場上照顧穀物，我知道並不是隨便亂撒種子然後祈禱好事發生就能有好收成。可是我們很多人（許多年來我也是其中之一）不照顧、不尊重自己的身體，把身體當成垃圾場，不關心身體土壤的組成，也不施肥養護。我們用垃圾食物填滿身體，然後祈禱好事發生。有時候運氣好，沒出什麼問題。但通常不會那麼幸運，而當我們了解到這一點時，過去的錯需要花很多心力才能消解，而恢復健康的路上並沒有太多援手。

試想一下，假如我們以關愛和感激對待身體，盡可能讓身體保持健康，照顧好土壤、適時進行微調（尤其是微生物群），那情況一定好得多。不這麼做就像在自我摧殘；我們的身體就像汽車，是我們的運輸工具，值得受到尊重。

每天，我們一直接收到各式各樣相互衝突的資訊，指使我們吃這吃那。某項食物才剛獲研究「證實」對健康有益，馬上又被別的研究指責為有害健康。研究發表總在推動下一波飲食熱潮，然後很快又會被另一種食物取代。患者常常問我該吃什麼、不該吃什麼，他們說飲食書的內容似乎都互相牴觸。今年的健康食物明年變成有害健康，紅酒、咖啡、魚、紅肉都經歷過這樣的命運。食物金字塔是一回事，營養學家和醫師又有另一套說法，你剛買回家的新書則有完全不同的見解。個別營養素被發現對健康有益時（例如omega-3），醫療作家會對食用核桃的奇蹟效果大吹大擂；當名演員或運動員出版營養相關書籍，常會有醫師出面批評其營養方案的某些面向，可是沒有認識或了解整體規劃。沒錯，食用核桃**確實**對你有益，不過執著於特定食物或營養素的某項好處會使我們見樹不見林。療癒營養方案的重點不在於計算卡路里、安排某種比例的主要食物類型，或添加／捨去特定的營養素，重點是要掌握大方向，建立能長久維持的飲食原則，而不必追逐「熱門」食物或流行飲食法。

麥可．波倫（Michael Pollan）在二〇〇八年出版的傑出著作《食物無罪》（*In Defense of Food*）中，開頭第一句話便直陳全書宗旨：「吃真正的食物，不多吃，以素食為主」。「吃真正的食物」，意思是，吃你的祖母也認得的食物、單純的原型食物、不新鮮的時候會腐敗壞掉的天然食物，而不是一年（甚至十年後）看起來、吃起來都和現在一樣的加工食品。下一段，麥可．波倫就承認，以上其實就是他所要傳遞的整體原則，開玩笑地表示讀完書本的其他部分其實不必要。想要大幅改善身心健康的讀者其實就只需要知道開頭的那句話。接著，作者熱切地呼籲大家大幅改變原本的飲食習慣及對食物、健康的既定印象。

我記得當初讀這本書的時候，深受開頭那句簡潔又直指核心的話語震撼：「**吃真正的食物，不多吃，以素食為主**」，但我當時沒有做出任何實質改變。那時我還沒有如此大幅改變飲食習慣並堅持執行的動機或財力，繼續對所吃的食物無知無覺，跟從身邊大多數人的做法要輕鬆得多。在我忙碌的生活中，布朗尼、披薩、餅乾無所不在，護理站就隨手可得，可以當作會議空檔的方便餐點，也是一整天任何時段的點心。事實上，我們所吃的東西和多數日常習慣、癮頭都已銘刻在基因之中，且深受家庭、文化的影響；我們所居住的地方方便取得何種食物、我們的生活環境等也都是影響因素。通常會要發生某件重大事件（例如生重病），我們才會覺醒並決心改變。也許巴西治療中心的獨特之處就在於，你留宿當地時，改變飲食內容輕而易舉，那樣的飲食習慣深植於其社群與文化中。

當我從巴西返家，重回長工時的工作崗位，連從護理站吃片冷掉的披薩都沒時間，更不可能烹煮我在巴西吃到的那種營養豐富的療癒食物。而且因為我沒有「吃太多」，我以為這樣沒有太大壞處。在醫學院的時候，我們學到已開發國家沒有營養不良的問題，而是**營養過剩**，可是事實上，我們所吃的食物大部分都沒有什麼營養，其實我們確實營養不良[1]。要獨自改變很難，所以我還是不太花心思在食物上，這不是我的優先事項，我的病患才是當務之急，有好多人排隊等著看診。我把事業放在第一位。醫療從業者很容易陷入這種模式，忙著照顧其他人，而疏於照顧自己。一開始，我幾乎沒有注意到，但身體數值開始攀升——體重、膽固醇、血壓。我為自己辯解，答應自己會盡快做出改變，只要不那麼忙就會開始。

接連幾個月，我注意到一種模式，人們被診斷出重病後會改變飲食內容，不過變化的方式相差甚大。當我第一次聽到克萊兒的故事時，她說飲食內容是她做的第一項改變。她研讀資料時發現，鹽對於胰臟癌患者尤其有害。她寫道：你絕對不相信我戒掉鹽分有多果斷，恐懼是強大的動力！

但她也提到，雖然她剔除了多數加工與高鹽分食品，趨向選擇原型食物，但還是保留了一些自己真心喜歡的食物，即便嚴格的「抗癌飲食」通常不會允許這類食品。我注意到別的患者也有這種現象。一位佛羅里達的皮拉提斯教練被診斷出威脅生命的淋巴瘤，她大幅提高營養攝取品質，不過保留夜間的一杯紅酒。另外有喜愛起司的患者繼續享用美味的起司，但剔除了其他的精製碳水化合物和動物產品。一位男性胃癌患者幾乎完全只吃肉和營養補充品。十五年間，我看到許多人經歷了難以置信的康復過程，不過他們在飲食方面所做的改變相差甚大。我近距離觀察到，關於食物和營養，沒有「一體適用」的方案，但的確有幾個明確的大原則。

英國一位名叫帕羅・凱利（Pablo Kelly）的年輕男子突然寫信給我，告訴我他的多形性神經膠質母細胞瘤縮小了。我們之前提過，這種腦癌不曾有治癒病例，絕對致命。這種疾病的五年存活率（用來判斷任何疾病致死機率的良好指標）極低，約為百分之二至五，多數患者在六個月內過世。不過帕羅的腫瘤卻出現一般認為這種癌症不可能出現的情況——縮小，而非成長。帕羅的醫師一頭霧水，他的經歷也已經寫進數篇英國期刊中。帕羅告訴我，他認為自己康復的原因是生酮飲食（ketogenic diet），而他嚴格執行這項飲食原則，並沒有像克萊兒那樣「作弊」，沒有保留自己喜愛的食物。生酮飲食攝取少量碳水化合物及大量脂肪，促使身體進入酮症狀態，消耗自己的脂肪。

一般來說，身體會將我們攝取的碳水化合物轉換為葡萄糖，這是身體與腦部的能量來源。不過癌症也愛葡萄糖，葡萄糖是癌症的主要養分。事實上，醫師時常透過替患者注射放射性標記的葡萄糖，然後掃描患者身體，查看有無身體部位快速吸收葡萄糖，藉此尋找癌症的蹤跡。帕羅研讀了很多資料，決定要嘗試這個方法，「讓癌症餓死」。他猜想得沒錯，有一些研究者認為生酮飲食可以停止供給癌細胞生長所需的營養素。但我們還不確定高脂飲食的長遠後果，而且脂肪的品質好壞也有很大的差異。一般也認為已經患病的人實施如此嚴格的飲食有其風險，多數醫師不會推薦這樣的飲食內容。如果真要實施，也應在醫師監督下進行。而且由於規定嚴格，施行者必須非常有紀律，並透過膳食增補劑補充特定維生素和礦物質。帕羅一絲不苟地搜集資料，並以強烈的決心執行飲食計畫，同時也注意自己的正向心理健康及態度。最後他克服一切困難，活過了預測的死期，且持續恢復健康。

還有茱妮普．史坦（Juniper Stein），下一章將會進一步討論她的案例，這位女士罹患關節黏連性脊椎炎，這是一種進展快速且無藥可癒的關節炎，後來卻成功康復。我們坐在紐約市中央公園，四周樹葉窸窸窣窣，遠方依稀傳來車流的喧囂，這位動作靈活、充滿活力的女子告訴我，好幾年前，她獲得診斷後，她和先生的日常飲食有了大刀闊斧的改變。那之後，他們逐漸了解到，這些改變打造出更健康的微生物群。

米瑞．邦諾（Mirae Bunnell）罹患轉移性黑色素瘤，我在看過她的電腦斷層掃描後透過電話訪問她，我們談到飲食大掃除和她與食物的關係。她認為罹患絕症是身體發出的「警鐘」。「我的身體對我說：『這些年來，妳不好好珍惜我，妳灌下咖啡因和酒精，不好好睡覺，又暴飲暴食。』我的身體說：『我受夠了。』」

米瑞敘述她所做的改變時，她著重在進食的**過程**。

她說：「我發現，我必須仔細思考自己所吃下去的食物，我必須慢下來，審慎思考進入身體內的營養。」也有其他人談到學習以感恩之心用餐，有些人說出於恐懼而開始健康飲食是沒有用的，甚至可能有害。健康飲食的**方法**及**原因**，與飲食**內容**一樣重要。

一開始，我以為奇蹟般康復者改變飲食的方式大相逕庭。我看著所有訪談或通信過的患者，就好像走到了書店中的食譜區，天底下的所有飲食熱潮，這裡應有盡有。他們之間有任何共同點嗎？我希望除去飲食熱潮和健康益處的宣稱，深入探究，因此我向醫學及營養學界的同仁尋求協助，詢問他們是否知道任何主要或完全依靠飲食的自癒案例。有一個人回信給我：你一定要和湯姆．伍德（Tom Wood）談談。

改變一生的電子郵件

湯姆．伍德很注重細節。我第一次聯繫他時，他是以公司信箱回覆我（他在東岸經營一家顧問公司），附上數十年來他與糖尿病共處的大量數據紀錄，我可以從中看出數年間的血糖波動及整體趨勢。他的紀錄之詳盡，無懈可擊。

對談時，他也同樣縝密。他對於談論自己的健康狀況和身體相當自在，不會畏縮，就和我這幾年訪問過的多數人一樣。對於自己的健康、目前醫療體系中任何有益或不便的地方，他都能侃侃而談。談論這些話題時，他的聲音疲憊卻溫暖。一如其他案例，他的故事也很長，有好多話要說。我請他告訴我他的經歷時，他長嘆了一口氣，笑著問：「你有多少時間？」他問我該從哪裡講起，我說：「從一開始。」

每次我請他們「從頭」講起，他們都會從同一個地方開始：不是開始生病的時候，也不是獲得診斷的時候，甚至也不是更早期身體還健康的時候，不必我特別要求，他們就會從童年開始講起。他們心裡直覺知道，自己的經歷發根於童年。不論疾病如何進展變化，真正重要的是這段故事。

湯姆一直覺得自己很健康，這是他身分認同的一部分，從小就是如此。他在紐約州伊薩卡出生長大，擔任高中校內足球及網球隊的隊長。他父親是伊薩卡學院（Ithaca College）的體育主任，他們一家時常一起從事體育活動，例如健行或騎自行車等戶外活動。

成長過程中培養出對體育活動的熱愛一直延續到成人階段。他在康乃爾念完大學後，找到一份薪水不錯的辦公室工作，於是搬到紐約下州，然後結婚，不久後生子。後來開始經營自己的公司，提供招聘人員及顧問服務。他的人生看似快樂而成功。他每天設鬧鐘早起，在冷冽的清晨開車到健身房，那時的天空才剛染上淡粉色的陽光，趕在上班前打一場壁球。他也會舉重、跑跑步機。午餐時，他開車到辦公室附近的速食餐廳，點漢堡、薯條和可樂。

他說：「沒有人比我更常吃漢堡王。」語氣帶有些許懊悔。

時間像流水一般流逝——湯姆忙於工作，兒子一下就長大了。他的體重開始上升，間歇性的背痛來來去去。他嘗試過幾種飲食法，包括阿特金斯飲食法（Atkins diet），曾減過幾磅，信心稍微受到鼓舞，然後又胖回來。他並沒有嚴重過重，但確實比以前胖了不少。他感受到年齡的增長，常覺得疲憊。

某個週五下午，湯姆開完會後從市區坐火車返家，他開始覺得不太對勁。那一整天，他一直覺得疲憊不堪、不太舒服，但心想只是疲勞的關係。從火車站開車回家的路上，湯姆胸口開始作痛。彷彿有條束帶圈住肋骨，緊束起來，左臂開始覺得刺痛。湯姆認得這是心臟病發的症狀，原本要返家的他掉頭開往醫院。

他說：「他們馬上就收我入院，幫我套上漂亮的病人袍，黏上心電圖貼片，測了好幾個小時。」

到了當天晚上十一點，醫師以為找出問題的肇因：其中一項血液檢驗顯示心肌受損時有某種蛋白質釋放到血液之中，指數很高，是正常狀況的四至五倍。結果出爐了：這是一次心血管事件。醫師猜測湯姆有血管阻塞的情況。

醫院安排週一一早進行導管注射檢查。他們把導管放入通往心臟的股動脈。開始檢查流程時，湯姆意識清醒，只有局部麻醉。他可以從螢幕上看到導管抵達心臟，在血流中釋放染劑。染劑流經心臟動脈時，湯姆照了張 X 光片，這樣醫師就能看到有無血管狹窄或阻塞的地方。根據血液檢驗的結果，醫師預期會有嚴重阻塞，不過導管檢驗結果令人意外：湯姆的血管阻塞只有不到百分之五，以他的年紀來說很優秀。

他們把他推回病房，尋找病因又回到了原點。終於有一位護理師拿著重要資訊走進來，看著檢測讀數，顯然對於沒有人發現這一點有點惱火。

她說：「不好意思，你們知道他的血糖高達三百嗎？」

後續血液檢查揭露真正元凶：第二型糖尿病*。湯姆有胰島素抗性的現象。胰島素是一種荷爾蒙，能幫助細胞吸收血液中的葡萄糖，用來產生能量，而**胰島素抗性**代表胰島素無法發揮功效。這和第一型糖尿病不同，第一型是胰臟中的細胞無法製造身體所需的足夠胰島素。湯姆的胰島素無法發揮功效，因此血糖在身體中堆積，無處可去，使心臟的結構與功能受到損害。

第二型糖尿病若未接受治療，可能導致心臟衰竭、腎臟損傷、失明、中風、截肢等種種症狀。百分之九十五的糖尿病新病例屬於第二型，且是每年第七大死因。CDC的報告指出，光是糖尿病就消耗美國醫療照護開支的百分之二十，比例相當驚人。湯姆．伍德開車到急診室，以為自己心臟病發作，結果卻成為全世界四億兩千兩百萬糖尿病人口的其中之一[2]。據專家估計，美國八千萬名二十歲以上民眾處於糖尿病前期，且四分之一糖尿病患者不知道自己罹病。近幾十年來，罹病比率大幅提高，不只在美國與已開發國家，世界各地都有相似情況†[3]。

* 雖然第二型糖尿病嚴格來說並不算是「不治之症」，不過實務上一般不會把它當成可以治癒的疾病。伍德的醫生也沒有把第二型糖尿病當成可逆疾病，看到伍德康復也大感震驚。

† 一九八〇年代起，全世界糖尿病人口比率已幾乎成長至原來的兩倍，由百分之四點七成長至八點五，近年盛行率更是快速飆升，連兒童的患病率也大幅提高。盛行率提高不僅影響到個人及家庭的生活品質與財務狀況，對於國家經濟也有負面影響。一般認為肥胖比例提高與糖尿病盛行率有重要關聯。

實務層面上，第二型糖尿病被視為無法治癒的疾病，病程漸進、不可逆。假如早期發現，醫師可能會鼓勵患者改變飲食、運動、減重以減緩症狀，不過這都只能用來控制病情而無法根治。而且關於真正營養的誤解很多，不只患者不懂，醫師和營養師常常也是一知半解。我們應付糖尿病（還有來到候診室的各種慢性病）的主要策略就是「治療主要症狀，然後讓患者出院」，基本上就是做出正確診斷、開藥，然後就能讓病患回家了。

湯姆覺得，五十年來，治療糖尿病的方式似乎沒什麼改變。湯姆的母親在他小時候確診糖尿病，不過她還是繼續烹調一九五〇年代常見的高熱量、高澱粉餐點。有一天，青少年的湯姆站在廚房裡，看到母親掀起衣服，為自己注射胰島素，他這才知道媽媽已經施打胰島素好幾年了。他說：「當時的想法是，施打胰島素其實和體內自行製造胰島素沒什麼不一樣。到了我確診時，這種想法仍然沒有改變。」確實，一九二二年起，我們開始可以提供胰島素給糖尿病患者，這是醫學界的一大進展。那一年，一位名叫萊納．湯普森（Leonard Thompson）的十四歲男孩接受第一劑為治療人類而製造的人工胰島素。那時候的第一型糖尿病患者通常只能接受飢餓療法，確診之後一般只能存活數月，而湯普森多活了十三年。

胰島素的發明挽救數百萬條性命，也促使醫學界更努力搜尋更多能夠消滅疾病與苦難的「速效」療法。醫學進展至今，有了過去的成功經驗與局限，我們現在了解到，胰島素等藥物只能治療症狀，而不能去除病因。以第二型糖尿病來說，即便患者接受治療，仍會有胰島素抗性的現象。如果沒有正視病因，其實身體狀況不會改善，最多就只是原地踏步。糖尿病病程會繼續進展，因此患者通常還是免不了苦痛，包括多重器官損傷、身體疼痛、生活品質快速降低。假如湯姆母親的經歷和常見情況相似的話，她所說的「老化」其實就是糖尿病惡化的症狀，也許還有其他經常一併出現的疾病。

不出所料，湯姆的糖尿病同樣惡化了。他一開始先服用二甲雙胍類藥物（metformin），這種藥能使身體更有效運用胰島素，可是當這種藥逐漸失效，湯姆改用一般的胰島素，於三餐、點心及睡前注射。往後十年，湯姆平均每天注射四十五單位的胰島素。胰島素的一大副作用是使患者體重增加，加劇胰島素抗性的現象，進而使血糖上升，因此患者須提高胰島素用量。在惡性循環之下，湯姆的體重節節攀升，使他難以持續運動，背部開始長期疼痛。

他說：「我連在商場裡走一百英尺都有困難，我身體狀況很差。」

我們該知道的是：湯姆很聰明。他畢業於常春藤盟校，擔任公司總裁，從小重視運動，手邊資源豐富。他自豪給最優秀的內分泌專科醫師看診，而且還是專門治療糖尿病的內分泌學專家。他說，這十五多年間，他總共看過二十至二十五位醫師，其中至少包括八位專治糖尿病的專家。而且湯姆天生有紀律、重數字，他比多數人更勤於依照醫囑，監測、控制血糖。可是即便如此，他的血液葡萄糖讀數仍高得驚人——十五年來他打入身體的藥物效力逐漸降低了。湯姆一隻眼睛出現白內障，腳因為糖尿病神經病變而變得麻木。此外，他罹患常見合併症的風險愈來愈高，也就是經常隨著糖尿病一同出現的併發症，如心臟病、腎臟問題、眼睛損傷，甚至是癌症。

二〇一四年感恩節之後的週末，湯姆的收件匣出現一封電子郵件。他瞄一眼就知道是垃圾信件，一封承諾能扭轉人生的廣告信。信中說明，只要湯姆立即註冊，就會收到他們的祕密「特殊飲食法」，然後就能在一個月內減輕體重、擺脫糖尿病藥物，且生物標記都能回歸正常水準。湯姆把游標移到「刪除」按鈕上，不過無效退費的保證吸引了他的目光。他對於病懨懨感到厭煩了，他厭倦了每天持續注射胰島素、長期疼痛、額外的體重，每天都過得很辛苦。他再讀一次信件內容：「改變飲食，改變人生！只要三九．九五美金！」療程為期四週，信件還保證四週以後，如果湯姆還是糖尿病患，仍然需要用藥，那他就可以獲得退費。

他心想：管他的，我也沒什麼好損失了。

湯姆輸入信用卡卡號，下載飲食指示。飲食內容不包括肉類和乳製品，他們提供的食物清單主要是蔬菜、水果、豆類，看似選擇很多，但湯姆相當茫然、不知所措。很多都是他從未吃過或不知道該如何準備的食物。不過他已經花了四十美元，心想反正只是一個月，他願意做任何嘗試。

四週後，湯姆減了十磅；糖尿病藥物用量可以減少一半；他覺得更有活力，腳步變得輕盈。不過他還不能像療程宣稱的那樣完全停用胰島素。湯姆對於退費的保證心存懷疑，但他還是打給那家公司，然後他們就把錢退還給他。

湯姆大感驚奇。短短四週他就能把藥物用量減少一半，而且是數十年來第一次減輕體重，不過就是調整每一餐攝取的食物類型的比例。單靠相對緩和的飲食改變，而且幾乎沒有增加運動量，怎麼能對身體和血糖有這麼大的影響？

他開始深入研究飲食與糖尿病的關係，他發現喬爾．福爾曼（Joel Fuhrman）所著的《這樣吃！糖尿病消失了！》（*The End of Diabetes*）一書。湯姆和太太一起讀這本書。這是好幾年來第一次，湯姆強烈感受到活力與希望，第一次感覺自己有機會徹底反轉健康與人生。他在太太的支持下展開計畫，太太也和他一起烹調並改變飲食內容。一開始，他們有好多地方需要學習。不過某方面來說，這比許多醫師及美國糖尿病協會（American Diabetes Association）所建議的計算卡路里簡單許多。福爾曼醫師的重點單純是希望人們選擇維生素、礦物質、植物性化合物比例最高的食物，而不是計算卡路里或關注食物類型。清單上列出可以隨時「無限制」食用的食物，並根據營養密度把食物分成好幾個階層。

營養密度是什麼？根據福爾曼醫師（還有世界衛生組織）的說明，營養密度高的食物充滿維生素、礦物質、植物性化合物，但熱量低；糖分、精製碳水化合物、鹽分、澱粉和不健康脂肪的含量也很低。這類食物包括水果、蔬菜、魚、全穀物、堅果、豆類、種子，還有少量的無化學物質魚肉和瘦肉。福爾曼醫師發明了總計營養密度指標（Aggregate Nutritional Density Index，簡稱ANDI），協助患者建構營養密度高的飲食內容。網路上可輕易搜尋到這份清單，提供絕佳的視覺輔助，有助患者將營養密度的概念內化並據此建構飲食內容。剛開始時並不容易，因為你必須分析每一餐、思考每一個飲食決定，你可能會需要時常參照ANDI並發揮創意，發想新食譜、培養新習慣。不過，多用幾次就習慣成自然了。

隨著植物性化合物學科的發展，之後ANDI的內容大概還會有些許調整[4]，不過就目前來看，這份指標有助維持健康、促進身體恢復，絕對比我們小時候所學的食物金字塔還要好用。整體來看，用一句話總結這份營養方案的重點就是：以蔬菜為主食。湯姆沒有完全捨去義大利麵、麵包、肉類、乳製品等食物，不過大幅降低攝取這類食物的比例至**總卡路里的百分之五以下**。基本上，湯姆翻轉了他所攝取的食物組成，把新鮮水果和蔬菜當成個人食物金字塔的主食。

這樣的飲食計畫奏效了。在我寫這本書的時候，湯姆已經完全擺脫糖尿病，已經將近三年沒有用藥了。二〇一四年感恩節的優惠試用期結束後，湯姆仍繼續採行福爾曼醫師的抗糖尿病營養方案。他說他用福爾曼醫師所稱的「營養家餐點」來「填飽肚子」，以美味、高營養的食物建構每日餐點，主要食材包括豆類、綠色蔬菜、堅果、種子和莓果，就和我在巴西吃到的食物差不多。

湯姆說：「我不太覺得餓，我不會再像以前那樣什麼都吃。」

但他會不會偶爾作弊？偷吃一塊蛋糕？

他說：「很少，幾乎沒有。我不覺得有吃垃圾食物的**衝動**，第一個月之後，我對以前那些食物的**渴望**就消失了。」

我訪問過的好多人都說，他們改變飲食內容後，味蕾好像又活了過來。一旦開始實行充滿營養的飲食方式，就很容易持續下去，而且益處顯而易見，確實能改變人生，什麼原因都無法使他們重拾過去所吃的食物。水果和蔬菜有很多美妙的烹調方式，但大部分人剛開始時並不知道這一點，他們原本也不知道改為蔬食其實不用花太多時間金錢。在這個情況下，無知絕對不是福。只要你會分辨哪些是營養密度高的食物，外食也是沒問題的。

你注意到湯姆形容食慾的用字了嗎？「我不覺得有吃垃圾食物的衝動，我對以前那些食物的渴望……消失了。」這樣的用字很重要，康復者回想當初開始改變營養攝取時經常使用類似的字詞。他們說自己以前對白麵粉和精製糖分上癮，而這樣的飲食習慣使他們剛開始改為攝取營養價值更高的食物時感到艱辛。身體開始排出多年來累積的毒素時，常有人表示會出現頭痛等暫時的症狀。

湯姆比以往都還要健康。以前他走一百英尺就得彎腰喘氣，現在他可以每天走三英里而不覺疲累。湯姆現在七十幾歲了，身材瘦而不弱、柔軟度很好，一點也看不出糖尿病曾經摧殘他十五年。

湯姆的內分泌專科醫師對於湯姆身體狀況的改善感到震驚。幾年前，她請湯姆來做檢查，擔心他忽視自己的病情。醫師拿著湯姆的檔案走進診察室，看著剛出爐的檢驗報告，比對前一年湯姆一天還須注射四十五單位胰島素時的數據，醫師不敢置信地搖頭。

她說：「我數不清行醫以來看過多少病患，但過去二十年，我從沒看過任何人有這麼大幅的改善。」

湯姆的經歷迴盪在我腦海中。我和湯姆一樣，一直以為自己的飲食還算健康，只有偶爾忙於工作時會吃些垃圾食物。在飲食方面，我以為自己的選擇多半是健康的，沒注意到自己其實經常是身邊有什麼就吃什麼，其他人也跟我差不多。身為醫師，我會問患者吃什麼，也會看見他們醫院餐盤上的食物，幾乎所有人都覺得自己吃得很健康，即便事實並非如此。

我在農場上長大，兒時遵從阿米許的規範，總是吃自製餐點。我們從不外帶或吃包裝食品。幾乎每一樣食物都是母親從無到有製作出來的，她甚至會將農場中種的穀物自行磨成麵粉，用來烘焙麵包、鬆餅、馬芬。每天三餐，幾乎餐餐有肉，我們也吃下大量高碳水化合物的食物，像是麵包和馬鈴薯。成年之後，我大致維持這樣的飲食模式，上大學後更加上薯片、餅乾等現代生活的零食點心。我的日常飲食仍依循傳統的食物金字塔，由肉類、奶類等動物製品占據大面積，支撐金字塔的結構。這樣的金字塔圖形所傳達出的訊息是：這個階層不可或缺，如果少掉這一部分，金字塔就會垮掉。

諷刺的是，醫學院最是鼓勵差勁飲食習慣的地方。我們選擇能方便、快速填飽肚子的食物。我們沒有時間吃東西，速食、外帶、裝在袋子或盒子裡的食物就是最常見的選擇。我們在醫學院吸收大量資訊，時間表相當緊湊，而課堂上鮮少提到營養攝取。就算有提到，卻沒有強調把我們在教科書上畫的重點付諸實行有多重要。

我和同學坐在教室裡，背誦各種化學和神經化學式，記憶身體與腦部在關鍵時刻需要哪些特定維生素和礦物質才能完成重要的化學反應。然後教授輕快地說，西方國家的人民能獲得豐富的營養，接著我們就進行到下一個主題了。下課後，我們走出教室，晚餐、消夜，或是讀書讀累時就吃披薩和洋芋片。考試時，我們能回答血液中若存在或缺乏哪些特定營養素，會影響腦部製造血清素、多巴胺、或乙醯膽鹼等神經傳導介質的功能；不過當患者來到醫師診間，我們多半並不會問：「你都吃些什麼？」如果你加錯汽油，遲早車子會出問題，這很容易理解，那我們的心靈和身體難道就不是如此嗎？

從巴西回來後，再加上聽聞一則又一則治癒的故事，我開始意識到，假如我不想患上這些案例中的疾病，那我也必須做出重大改變。我知道，我必須為自己量身設計一套營養方案，就像湯姆、克萊兒、茱妮普等經歷過顯著康復的人一樣。克萊兒特別強調這份飲食計畫必須符合自己的需求。她在精采的部落格「與胰臟癌共存」（Living with Pancreatic Cancer）中記錄了自己康復的歷程，其中有一則關於她在成立部落格之初，分享飲食內容細節的故事。克萊兒成立部落格是希望和其他病患建立聯繫，部落格開張不久，有一位女子寫信給她，希望進一步了解她的飲食內容。我相信克萊兒慷慨地分享自己的飲食內容，她總是大方、坦率、樂於付出。那位女子回信給她，說她出門採買了克萊兒列出的所有食材，並將亦步亦趨地執行。不久之後，那位女子過世了。

從這件事之後，克萊兒下定決心不再分享自己獲得診斷後所施行的飲食內容細節。

她寫道：「顯然，對我有用的方案對她無效，我認為我們每一個人的身體可能因不同的食物有起色，因此需要不同的飲食計畫……我不認為有某種一體適用的特效方案，我們得找出適合自己的飲食方式[5]。」

她樂於分享的大方向是，她去除了白麵粉、精製糖分、加工食品和添加物（例如食物色素、防腐劑等）。不像其他人，她留下適量的有機肉類和乳製品。她用來作為準則的中心原則是：選擇新鮮、當季的食材。

在我搜集的緩解案例中，的確浮現出一些共通的準則，不過這都還很籠統，不是明確的規範。一再出現的基調是：選擇新鮮、植物、全食，摒棄精製糖分、白麵粉、加工或人工食品。這個方向和我讀到的研究相符：血液中的精製糖分是癌症細胞、細菌及真菌最愛的食物，這能提供他們迅速成長所需的養分；而加工食品中所含的化學物質及添加物是干擾物，有助癌症等疾病在體內站穩腳跟。

喬治亞州立大學（Georgia State University）對老鼠進行實驗[6]，發現常見的添加物乳化劑與癌症之間有令人擔憂的相關性。羧甲纖維素（carboxymethylcellulose）和聚山梨醇酯80（polysorbate-80）等乳化劑（僅列舉兩例）幾乎是美乃滋與冰淇淋等任何加工食品中一定會出現的兩種成分。食品雜貨中經常添加這些成分，以便延長保存期限並——套句食品科學業常說的話——「改善口感」。美國食品藥物管理局（Food and Drug Administration）限制產品中單一乳化劑的含量，不過許多公司藉著添加不同**種類**的乳化劑（每種都是不同的化學合成物）來規避這項規定。嚴格來說這是合法的，但這會在食品中加入更多可能是化學干擾物的物質，而我們從架上取下這些食品，放入購物籃裡。我們所吃的加工麵包和肉類、沙拉淋醬和醬料等食品都有乳化劑的身影，而當這種成分進入體內後，會在消化道中擴散，擾亂腸道中精妙、茂盛的微生物群。

喬治亞州立大學及其他研究指出，乳化劑會擾亂微生物群、引發慢性發炎，因此可能導致體重上升，引起發炎相關病症、自體免疫疾病，甚至是癌症。

很難相信食品中這麼微小的化學元素（其實就是其中一種蛋白質）居然會引發這麼多種疾病。可是一旦想到我們有多常食用這類產品，幾乎是每一餐（搭配沙拉、馬鈴薯、烤雞），那其實也不須大驚小怪，就像即便只是跑進鞋子裡的一塊小石頭也能把你的腳跟磨破皮。而這還只是眾多化學添加物的其中**一項**，你在當地雜貨店中隨意選購的常見食品中都可能出現。

以新鮮、綠色、全食為主的一般性準則可以作為範本，個人再據此規劃適合自己的飲食內容，不僅能吃飽，這些食物還是身體的每日補品。不過這樣的飲食方式和我們多數人學到的飲食習慣大相逕庭。有一份全面而詳盡的營養學研究正好可以提供證據。

抗癌國家給我們的啟發

湯姆．伍德自康乃爾大學畢業，即將開展事業時，渾然不知他的飲食將改變細胞功能；約在此同時，一位新教授加入同一所大學的營養科學系。在這之前十年，T．柯林．坎貝爾（T. Colin Campbell）在維吉尼亞理工學院（Virginia Tech）教授並研究營養學及生物化學，著重領域偏向飲食與疾病的關聯。當時還沒有什麼人在談論這個議題，但坎貝爾教授發現愈來愈多證據，在在顯示這個領域研究不足，且後果相當危險。他前不久到菲律賓研究兒童營養不良的問題，而在當地的發現改變了他的職涯方向。

在菲律賓時，坎貝爾碰巧發現攝取動物性蛋白質與罹癌之間的關聯。坎貝爾與菲律賓家庭合作，對抗大規模營養不良所帶來的後遺症，同時也發現菲律賓孩童死於肝癌的比率意外地高，令人擔憂。一般來說，肝癌是中晚年人才會罹患的疾病，不過許多菲律賓兒童在十歲前就發病了。一開始，坎貝爾和同事追查到該國供應的花生醬受到黃麴毒素汙染。特定環境下的花生容易長出某種真菌，進而產生這種高毒性的致癌物，他們以為這就是兒童罹癌率高的主因。坎貝爾指出，黃麴毒素是「已知最強大的肝癌致癌物[7]。」

這似乎就是問題的來源，不過有一件事令坎貝爾百思不解。雖然富裕及貧窮地區的兒童都經常食用受到汙染的花生產品，但絕大多數罹患肝癌的孩子都是來自富裕的社區，貧窮地帶似乎完全逃過罹癌的命運。

最終，坎貝爾歸納出一大生活型態差異：富裕兒童的飲食中有豐富的肉類及乳製品，和西方飲食習慣相近；而較貧窮的族群負擔不起這樣的飲食，因此少攝取這類食物。這個現象顯示動物性蛋白質的攝取（來自肉類與乳製品，這兩者長期是西方飲食的主食）與癌症之間存在某種關聯，一開始坎貝爾還不太相信。不過後來坎貝爾受科學界長久以來的觀念影響，一直認為蛋白質**缺乏**才是引發癌症等疾病的原因。不過後來坎貝爾偶然發現一份印度所做的新研究，發表在鮮為人知的醫學期刊上。該研究將實驗大鼠分為兩組，均給予黃麴毒素（就是菲律賓花生醬中發現的同一種毒素）以提高牠們罹患肝癌的機率。其中一組大鼠接受高酪蛋白（哺乳類乳品中天然的蛋白質）飲食，另一組的飲食中則少有這種成分。結果第一組所有大鼠都罹患癌症，或是出現將演變為癌症的癌前病灶；第二組則完全沒有此狀況。

這個沒沒無聞的實驗改變了坎貝爾未來的研究方向，他寫道：「這不是些微的差距，而是全有和全無的差別[8]。」

不過坎貝爾還沒完全信服。也許研究者搞錯了這兩個組別？回國後，坎貝爾謹慎地重複一次該研究中的實驗，然後獲得相同結果[9]。

自此之後，坎貝爾的研究重心就一直是飲食與疾病的關聯。一九八〇年，中國疾病預防控制中心資深研究員陳君石博士來到康乃爾大學拜訪坎貝爾教授，共商合作進行一項小型實驗，探討礦物質硒與癌症之間的關聯。不過這項小型研究很快就擴展為龐大的計畫。

中國當時的情況相當獨特，適合進行研究。首先，中國很大。一九八〇年代，中國人口總數達到十二億，占了全球總人口的三分之一。其次，當時人民的地理流動性很低，約有百分之九十七人口的現在居住地就是出生地。從研究角度來看，中國簡直是完美的實驗對象：龐大而同質的人口，且幾乎所有人都住在自己的出生地，這大幅減少變數及各種潛在影響因素。第三，食物生產與消費高度局限於當地。不像美國等西方國家，貨物能迅速運輸到全國，東岸及西岸的飲食也大致相同，中國各地的飲食則受到地理影響，彼此差異甚大。綜合上述因素，計畫總召集人巴努．帕皮亞（Banoo Parpia）稱一九八〇年代中期的中國是「大型人類實驗室」[10]。

還有另外一個條件使中國成為一大寶庫，蘊藏豐富的疾病來源資訊。約在研究開始的五年前，中國總理周恩來癌症末期之際發起一項全國性的大型調查，對象共約八億八千萬人，也就是總人口的百分之九十八，統計十二種癌症死亡率的數據。這項標誌性的調查被稱為有史以來最具野心的生醫研究計畫。研究者將結果繪製成地圖，以顏色標示特定癌症發生率較高或幾乎不存在的地區。結果顯示，特定癌症發生率最高與最低的省分之間，其發生率相差百倍有餘。美國不同地區癌症發生率的微小差異就能激起廣泛政治辯論與大量研究及公共利益，而這份研究顯示，中國部分地區的癌症發生率居然比其他地區高出一百倍（百分之一萬）。這麼大的差異無法以基因來解釋。

中國當時的族裔同質性相當高，研究對象中約有百分之八十七屬於同一民族，這表示基因並不是誘發癌症的因素——環境才是。疾病並不是宿命，而是可以操控的結果。

這是一九八三年，T・柯林・坎貝爾、陳君石等人組成的研究團隊所要調查的大環境。二十年後，他們搜集到約五十種疾病死亡率的寶貴資料，包括數種癌症、心臟病與傳染病。他們匯集了三百六十七項變因並相互比較。研究者為六千五百位成人進行血液、尿液檢驗，並調查他們在三天期間內與家人所吃的所有東西，更分析了全國各地市集中採買到的食物樣本。

計畫完成後，研究人員歸納出八千多項生活型態及飲食變因與疾病之間的關聯具有統計顯著性。這份研究的規模、品質、詳盡程度及獨特性都是舉世無雙，《紐約時報》盛讚這份研究是「流行病學大獎賽」。

這份研究無疑證明了西方的飲食方式容易致病，而隨著這種飲食習慣傳播到世界各個角落，也使許多地方成為致命疾病的溫床。請記得，這份研究調查的對象基因同質性高，且數代的日常生活及飲食方式也十分相近。研究人員比較不同省分飲食偏好與死亡率之間的關係，結果是，比起飲食以植物為主的省分居民，動物產品攝取量較大者，死於心臟病、糖尿病、各式癌症等典型西方疾病的比率高出許多。

不過這份研究也證明，個別營養素的重要性不大，整體的飲食內容才是關鍵。以研究對象中國人口來說，偶爾攝取一些乳製品或肉類並不會提高患病機率，不過這裡指的動物製品也真的只有非常少量，例如在湯中加入幾盎司的豬肉提味，或調製醬料的一大匙優格。另一方面，光是在飲食中加入一些「有益」營養素也沒有預防疾病的效果。換句話說，研究結果意味著，如果你的日常飲食如同多數人，是以精製碳水化合物、動物性蛋白質或加工食品為主，那麼補充魚油或維他命無法幫助你維持健康或預防疾病。不論是習慣或生活型態所不得不然，繁忙的現代生活使我們在飲食方面，傾向於打開包裝而不是準備各式各樣的當季時蔬。

到頭來，我們吃的不是營養素，而是**食物**。坎貝爾等研究者否定某些營養素能預防或治療特定疾病這類過於簡化卻相當受歡迎的看法，他們指出，食物中不同營養素間的複雜**互動關係**才是重點。能否維持健康、戰勝疾病的關鍵在於整體的營養**方向**，飲食照舊並補充維他命是沒有用的。整體比部分的加總更重要。也就是說，我們大部分人的飲食方式需要有一百八十度的轉變。

坎貝爾自己在研究結束之後改成全素飲食，維持至今，不過他不會以素食者自稱，因為他不喜歡這個標籤所附帶的意識形態包袱，而是希望大家著重蔬食所帶來的健康益處。現在他完全站在生涯起點的對立面。美國前總統比爾．柯林頓透露自己靠著坎貝爾的書而扭轉心臟病，不久之後，坎貝爾接受《紐約時報》訪問時這麼說道：「我是在牧場上長大的，我還會擠牛奶！我早期生涯的重心就是蛋白質、蛋白質、蛋白質。」不過在康乃爾—中國—牛津計畫（Cornell-China-Oxford Project）之後，坎貝爾的飲食習慣、健康理念與職業道路有了一百八十度的改變。

坎貝爾寫了一本書說明研究結果，二〇〇五年由德州一間沒什麼名氣的出版社出版，書名是《救命飲食》（*The China Study*）。沒有人預料到這本宣揚蔬食健康益處的著作會一炮而紅，但《救命飲食》的銷售量已突破一百萬冊，成為賣座黑馬，也是營養學類別的長紅暢銷書。不過，儘管這本書大獲成功，研究計畫本身也在科學界獲得讚賞，我們吸收知識或實際應用於醫療照護體系中的速度卻慢得驚人。我認識的醫師或醫療照護從業人員中飲食健康者少之又少，會傳授健康飲食原則的更是寥寥無幾。更令人震驚的是，多數醫師和護理師似乎不知道這份有史以來規模最大的健康與營養研究，更別說是應用到日常實踐中。

為什麼我們深受有害健康的食物吸引？為什麼我們的胃口總誘惑我們攝取中國研究顯示有害的各種食物？我們整個飲食文化都圍繞著沒有療癒效果，反而會助長疾病的食物，在最好的情況下，可能降低生活品質與樂趣，最糟的情況還可能使我們提早結束性命。我對於自癒的認識愈深，對於身體與生俱來的智慧與內在的治癒力量就愈感佩服。但如果我們的身體和免疫系統那麼聰明，為什麼我們不受健康食物吸引，反而著迷於垃圾食物？

我們的身體怎麼不放聰明點？

簡單的答案是：身體的確很聰明。不過要了解身體在營養與渴望方面的智慧，我們得話說從頭，從遠古開始說起。

身為人類，我們本能受渴望驅使。由於大腦愉快中樞的誘導，我們渴望特定食物——高脂、高糖或高鹽的食物，而這些物質在我們剛演化為人類時極其少見。當我們追求渴望，吃到心心念念的食物時，比方說大咬一口巧克力或酥脆的培根，大腦的酬賞中樞會陷入狂喜，大量釋放多巴胺進入血液中，彷彿中獎的吃角子老虎機，不斷掉出硬幣。多巴胺的通道一般稱為**愉快路徑**，可以很**快**抵達血液，你能立即感受到多巴胺的威力。

糖是最難戒除的食物之一，而自癒的科學給我們的啟示是，糖也正是最應戒除的食物。糖分和其他興奮劑（如性行為和較不健康的娛樂性用藥）一樣，都會打通愉快路徑。我們天生喜歡會把多巴胺釋放到大腦和身體的東西，不論這是否有益健康。我們受本能驅使，想要一再重複這種經驗，一再尋求這類興奮劑。

如果能打開愉快開關的東西多半有害健康，為什麼本能仍不斷驅使我們追求這些東西？對我們的祖先來說，下一餐有無著落、內容為何攸關生死。從演化的觀點來看，過去高卡路里的食物（也就是高脂、高糖的食物）並不是隨處可見，而是量少、稀有，得來不易。肉類等高蛋白質的食物能幫助我們的祖先長出重要的肌肉質量；而糖分除了是快速的能量來源（也消耗得很快），其實還有一個次要功能，對我們好鬥的祖先尤其重要，那就是以脂肪的形式儲存起來。在資源稀缺的世界中，你會需要燃燒自己的身體脂肪作為燃料。不論是葡萄糖或果糖形式的糖分，都能啟動身體中的脂肪儲存機制，以備未來之需。也就是說，攝取糖分能提高生存的機率。一份研究測試孩童偏好甜食或鹹食，數年後追蹤發現偏好甜食的孩童長大成人後身材較高。遠古人類中費力尋找、爭奪糖分者大概較具優勢，較有能力把這種基因傳遞下去……變成現在的我們。

由於高糖、高脂的食物和生存息息相關，我們取得這些食物，身體就會提供獎勵，釋放出多巴胺來強調這些食物有多**美妙**。這類食物對我們的身體、心理和情緒都有影響。他們令人感到平靜，即便只是少量糖分也能提供大量能量，研究發現，只要稍嚐一口含糖物質就能提升記憶與敏銳度測驗的表現。孩童同樣本能喜愛糖分，研究發現糖是天然的止痛劑，以前醫院會在進行包皮環割術前讓嬰兒吃糖。

這類渴望是天生的，對於物種的延續大有助益。不過由於過去稀缺的物質現在隨處可見，如果大腦太常開啟愉快路徑，多巴胺帶來的快感成為習慣，一再重複刺激—酬賞的迴路，那麼渴望可能快速發展成癮頭。綜觀人類歷史，精製糖變得如現在這般常見，是不久前才發生的事[11]。科技得進展使食物總是隨手可得，這是我們祖先求之不得的情況。科技進步了，但我們的生物編程並未隨之更新。奇點大學（Singularity University）共同創辦人彼得．戴曼迪斯（Peter Diamandis）博士喜歡這樣比喻：「人類的軟體二十萬年來沒有更新過。」

我們的身體和心理不適應現代生活。我們所說的**飢餓感**時常只是**成癮現象**，類似渴望或戒斷症狀。研究人員發現，糖比尼古丁，甚至是古柯鹼更容易令人上癮。糖會使人興奮，其實和娛樂性用藥差異並沒有那麼大[12]。有人對我說過，改為攝取全食、天然食物後所體驗到的飢餓感和以前並不一樣，並不是因渴望而引起，而根據個人經驗，我認同這樣的觀察。假如身體獲得所需營養，較不會有不健康的渴望。

我們無法回到舊石器時代展開食療，我們的需求不一樣了。我們必須能在這個時空找到自己真正需要的食物，即便圍繞在我們身邊的通常不是身體的補品。

為自己開「食物處方」

以本章開頭所提到的帕羅．凱利來說，一切始於某次他在鄉間小路上散步時，突然無法行走，

＊兩百年前，十九世紀初時，糖是富裕人家才能享用的食材，當時美國人平均每年攝取兩磅糖分，不到總熱量攝取的百分之一。不過過去兩世紀以來，這個數字穩定上升，至今每人每年平均攝取約一百五十二磅糖（含玉米糖漿）。其他國家採取西式飲食後也呈現這個趨勢，西式飲食較普遍的大城市中更為明顯。由於糖量攝取普遍過高，我們所稱的「正常情況」本身就已經存有偏差，因此關於「飲食均衡」的討論通常沒有任何意義。

他以為是中風。這次事件之後，他為自己開出處方：徹底改變飲食。

帕羅是一位纖瘦、深髮的二十五歲青年，過去一直很健康。那只是普通的一天，他剛完成花園裡的工作，放下園藝用品，拍拍膝蓋上的泥土。他出發去找女朋友，他們當天有約會。走路時，他突然感到一陣奇異的感覺，左腿突然不聽使喚，拖在身後。他試圖彎腰摸腿，但左臂也沒有反應。他整個左側身體都失去知覺。

起初，這只是暫時的。醫師檢查之後表示這只是嚴重的偏頭痛——只是一次偶然。可是後來某次工作時又再度發生；他正為姊姊的婚禮著裝、打領帶時又發生一次，那次他的下巴垂下來，手麻痺沒有知覺。

磁振造影發現他的顳葉有一顆高爾夫球大小的腫瘤，顳葉是大腦中處理視聽，掌管語言、談話與個性的重要部位。顳葉也是記憶皮質，基本上就像是一臺錄音機，將所有知覺變成具體的記憶，一一記錄下來。活體組織切片結果顯示帕羅罹患第四期多形性神經膠質母細胞瘤。腫瘤位置無法開刀，醫師提議進行化療或放射治療。當然，目標不是治癒，只是要延長生命。醫師說，接受治療也許能存活一年。他罹患的這種多形性神經膠質母細胞瘤可能是**未分化性星狀細胞瘤**（anaplastic astrocytoma），存活時間可能只剩幾個月。

在放射治療室中，醫護用剪刀修剪他的鬍子，讓他躺下來，在臉上蓋一張溫暖、輕盈的網布。網布慢慢冷卻下來，硬化變成面罩，帕羅的治療團隊正為他的第一次放射治療做準備。進行放射治療時，放射治療師會畫出腫瘤的位置，以放射線照射，藉此殺死癌細胞。和所有治療方式一樣，放射治療也有副作用，患者在選擇可能的療法時，必須權衡各自的利弊。

帕羅躺在堅硬的輪床上，等待放射治療機就緒，他思緒翻湧，想著這幾週以來所有關於這種療法的想法與疑問。他猶豫是否要接受化療或放射治療。如果這有機會拯救性命，他絕對願意，不過醫師並不是這麼想，醫師只說治療能延長生命。當然，帕羅想要活久一點，他還有好多事想要做，包括生兒育女。他和女朋友聊過生小孩的事，這是他們近期未來的計畫之一。不過現在看來，帕羅往後的人生路已經崩潰瓦解，徒留深淵，未來遙不可及，沒有路了。

對話和思緒在他腦海中如乒乓球般來來回回。他讀過化療和放射治療的副作用，因此更加擔心。他問過治療團隊中的每一個人：這會對我有什麼影響？這會讓我身體好轉還是更加惡化？似乎沒有人有明確答案。他也研究過飲食對不同癌症病程的可能影響。他讀到派翠西亞．戴莉（Patricia Daly）的相關資料，她靠著生酮飲食治癒一種眼癌，帕羅好奇這對他是否有效。也許值得一試？研究似乎顯示生酮飲食可以讓癌細胞餓死，減緩腫瘤周圍的發炎與腫脹現象。不過帕羅諮詢醫師時，他們似乎都不屑一談，甚至勸阻他嘗試這種飲食，他們說：「這沒有營養價值，無助化療或放射治療的效果。」但也許他不想要化療或放射治療的輔助，因為這最多也只能為他短暫的人生延長不如死的幾個月。

帕羅臉上的網布逐漸變硬，輕輕罩在他的皮膚上，他突然領悟：我不想要多活幾個月，我要的是生活**品質**。他希望剩餘的時光能好好過生活，而不是一週六天躺在病床上接受放射治療，剩下的那天接受化療。

他突然坐直身子，走下床，治療師放下手邊工作，驚訝地看著他。

帕羅邊說邊摘下面罩：「我不要治療了，這個還你們。」

於是他展開生酮飲食。多數人認為生酮飲食很難維持，規定具體而龐雜。不過帕羅意志堅定。他覺得這就和戒菸一樣，他抽菸抽了十年，前幾年戒掉了。戒菸的過程很痛苦、很困難，幾乎要把他逼瘋，不過他成功了。他知道自己這次也能辦到。

最初幾天，他先斷食，這是能快速進入酮症狀態的方法，處於這種代謝狀態時，身體由於缺乏葡萄糖（之前提過，這是癌細胞的養分來源），會開始分解自己的脂肪。最初五天，帕羅執行禁食，只偶爾吃堅果或葉菜類的小點心。進入酮症狀態後，他轉換成標準的生酮飲食，可以攝取的食物包括肉類、綠色蔬菜、奶油等高脂乳製品、堅果和種子。他這樣維持了三天。以下是那段期間所發生的事：

他撐過了六到九個月的存活期，治療團隊估計他如果不接受化療或放射治療，剩餘時間就是這麼長，但他沒有死掉，他覺得身體變好，而不是惡化。他每三個月回醫院掃描，一般流程是去到醫院，接受掃描，幾天後再回來看報告，不過一次次的掃描結果顯示腫瘤已完全停止成長，以多形性神經膠質母細胞瘤來說，這是相當罕見的情況。後來，他開始在預定看報告之前先打電話去醫院，問他們能否看一下掃描結果，告訴他是否需要專程跑一趟。每次的結果都一樣：護理師說：「很穩定，沒有變化。」大家都很疑惑，高爾夫球般大的腫瘤仍維持同樣大小。

兩年過去了，帕羅的醫師有新消息：他想要嘗試進行手術。一般來說，多形性神經膠質母細胞瘤動手術的效益大概只有暫時緩解症狀。這種腫瘤邊緣有長長的捲鬚，延伸至周圍腦，若要切除腫瘤，唯一的方法就是移除一大部分或整個腦部，這顯然是不可能的。不過帕羅的腫瘤史無前例地維持穩定兩年，這給了他更多治療選項。

二〇一七年春天，醫師為帕羅進行清醒開顱術。帕羅側躺在手術臺上，麻醉醫師讓他暫時昏睡。腦部沒有痛覺神經，所以進行腦部手術時，理想情況是讓患者保持清醒，當醫師戳刺或動刀時，可以即時觀察患者的反應。不久後，帕羅清醒過來，此時醫師已經移除一塊一吋見方的頭蓋骨，置於一旁。驚慌失措的帕羅哭了出來。他的神經心理科醫師就坐在他面前，戴著口罩，身穿手術服，抓住他的手。

他說：「握拳頭，捏我的手。」

他開始詢問帕羅一連串問題；舉起圖片，請他說出圖中物品；定時檢查他的手，確保手還能出力。在此同時，醫師劃開硬腦膜，也就是包裹腦部的保護膜。醫師用小剪刀在劃開的一刀中間橫剪一刀，形成一個T字的開口。他用剪刀尖端拉開透明、如橡膠一般的硬腦膜，露出底下的大腦。帕羅的大腦呈現健康的淺粉紅色，布滿鮮紅色的血管與微血管，表面光亮、充滿生機。接著，醫師輕輕地撥開帕羅細緻脆弱的腦葉，露出裡面的腫瘤。腫瘤堅硬而泛白，形狀不規則，有著章魚觸手般的捲鬚，延伸至腦部深處。腫瘤周圍的腦部組織變成瘀青的淺紫色，腫瘤顯然不應出現在這裡。

在這歷時數小時、仔細費勁的手術中，醫師沿著腫瘤邊緣的膜一刀一刀慢慢切開，分離腫瘤與腦部組織，同時護理師不斷為患處滴上生理食鹽水，最後終於切除了百分之九十的腫瘤，醫師建議以化療及放射治療消滅剩下的百分之十，或者，他們說，帕羅也可以「繼續他現在在做的事」。帕羅說，似乎沒有人願意承認，他之所以能使腫瘤成長穩定下來，進而有機會接受手術，就是因為他嚴格執行生酮飲食，不過醫師也承認，這的確是不尋常的情況。他們只是一直把原因模糊地稱為「你現在在做的事」。

後來，帕羅又持續了幾個月，下一次掃描時，剩餘的腫瘤已經消失不見。

從那次起，每三個月一次的掃描結果一直維持沒有腫瘤的狀態。帕羅繼續執行生酮飲食，而且打算無限期延續下去。我問他是否考慮過回歸以前的飲食方式，他的態度很堅決：不會。

他說：「這已經是我現在的生活樣貌了，多形性神經膠質母細胞瘤可能捲土重來。我的身體需要這樣的飲食，我不會因為掃描結果正常就停止這麼做。」

帕羅的康復令大家嘖嘖稱奇，他的針灸師一開始確信帕羅根本是在自殺，他說：「我覺得你瘋了，一直想著你哪天要開始惡化，不過到了某一刻，我開始想『天哪，搞不好他還真的找到療法了。』」

帕羅的女朋友懷孕了，幾個月後他們將迎來第一個小孩。他不會將這一切視為理所當然。他知道，雖然經歷了史無前例的緩解，但疾病仍可能再次襲來。他現在很開心，過著曾經只能想像的生活。

他說：「我不把死視為問題，我所追求的一切都逐漸實現了。」

湯姆、克萊兒、帕羅的劇烈飲食改變有什麼共通點？雖然看似不一樣，但其中的相似點就是關鍵：他們都極重視營養密度高的非澱粉植物類食物，捨棄加工食品、化學物質、糖分和精製碳水化合物。在其他方面，他們的做法大相逕庭，每位患者都必須根據自己的情況與直覺，「為自己開處方」。就像克萊兒在研擬診斷後的飲食內容所說的，沒有特效方法。就我所知，她說得沒錯，我觀察眾多自癒的案例，並沒有單一一組營養素或毒素是所有人添加或去除之後就能保證治癒。如果有書籍或研究如此宣稱，那就是誤導的說法。我們太常看到兩份不同的研究居然指稱某一種單一營養素具有相反的效果，然後這樣的資訊被斷章取義，呈現在大眾面前，缺乏實質的關聯、脈絡或洞見。

一九一七年，一位名叫西德尼．哈斯（Sidney Haas）的小兒科醫師發現乳糜瀉的奇蹟解藥，當時紐約市有大量兒童為這種疾病所苦。好幾年來，他苦尋不著治療方法，對於年幼患者的痛苦症狀無能為力，這些症狀包括腸胃疼痛、營養不良、成長遲緩，甚至是死亡。而他所找到的奇蹟解藥就是——**香蕉**。

哈斯醫師發現，只要讓患者大量食用香蕉，他們的症狀就能快速平緩，體重回復，開始成長茁壯。他建立理論，說明香蕉是具有療效的超級食物，並撰寫一篇醫學報告頌揚香蕉療法對於患者的奇效，附上治療前後的照片，證明孩童的成長與驚人的變化。

我相信其中的變化**確實**很驚人，這些孩童的健康狀況突然好轉，原因就是他們大量吃香蕉，再也吃不下麵包。麩質是麵粉中含有的簡單蛋白質，這種成分對乳糜瀉病患來說有毒，會破壞胃裡的纖毛，使其無法吸收養分。哈斯醫師確實治癒了病患，但他誤解了成因。他們並不是因為吃了香蕉而康復，而是因為他們**沒有**攝取麩質。

中國研究也曾經差點掉入誤解研究結果的陷阱：一開始，研究團隊發現心臟病與中國某地區的麵粉兼具有相關性，於是作結指出，麵粉有害健康。不過進一步調查後，他們發現心臟病發生率之所以升高，並不是因為當地居民**攝取某種食物**，而是因為他們**缺乏某種養分**。在中國北方，蔬菜很稀少，所以多數人民主要以穀物和澱粉果腹。食用麵粉並不會**導致**心臟病，較正確的說法是——多吃蔬菜可以**預防**心臟病。

當我們退後一步，綜觀飲食、健康、疾病與自癒的可能性，我們發現，多數人的飲食哲學必須要有劇烈的改變，才能踏上健康的道路。我們不必研究現在的食物金字塔樣貌，也不用計算卡路里或多吃、少吃某一種食物。重點在於**營養密度**並了解其中意義。

還記得ＡＮＤＩ指標嗎？這是一個很好的起點。你要了解並養成習慣的原則是，多攝取富含維生素、礦物質、植物性化合物的食物，少攝取空熱量或是高卡路里但低營養的食物，這些食物缺乏身體處於最佳狀態所真正需要的養分。而植物性化合物究竟是什麼？植物性化合物是水果、蔬菜、全穀物中的天然化合物，賦予這些食物獨特的色澤、滋味與香氣。雖然對於多數植物性化合物，我們還須多加辨識、了解，我們現在知道的是，部分植物性化合物是強大的抗氧化劑，可以保護植物免於疾病、蟲害與汙染，而且對我們也有同樣功效。此外，也能保護細胞免於自由基的損害，藉此維持細胞健康、降低患病機率。

本書付梓前，共三十七位傑出專業人士，費時三年，搜集並研讀世界各地關於營養學與環境的資料，在《刺胳針》（*The Lancet*）中刊登他們的研究結果與建議，題為「地球健康飲食指南」（planetary health diet）[13]。幾十年來，食品企業左右並限制我們對於營養學的了解，而此研究團隊由哈佛公衛學院的華特．威利特（Walter Willett）帶領，較不受企業團體影響，他們作出的結論和我在顯著康復者身上所觀察到的現象一致：多吃蔬菜水果、全穀物、豆類，少吃肉、乳製品、白麵粉和精製糖分。他們呼籲已開發國家將肉類攝取大砍百分之八十，以美國人來說，就是平均每週只吃一個起司漢堡。

對於世界各地所面臨的營養、飢餓、肥胖問題，這是首次有人登高一呼，並預告著我們踏入充滿健康與活力新機會的現代世界時將面臨的問題，不僅關乎富裕族群，而是涉及全人類。

營養是內容龐雜且重要的議題，但並不是本書唯一的重點，對多數戰勝不治之症的人來說，飲食也不是他們所做的唯一改變。此處我整理四項簡短的重點：首先，我們要知道，多數加工食品都隱藏著大量糖分和鹽分，並不健康，糖更會以玉米糖漿或其他名稱偽裝起來。其次，廠商宣稱某食物「有益健康」或包含健康成分，並不代表事實就是如此。比方說，「全麥麵包」的原料幾乎完全是營養添加麵粉（enriched flour），而這並不是由全麥製成。第三，飲食是分享愛與凝聚感的方式，飲食習慣與傳統息息相關，康復的目標是要**改善**生活品質，而不是降低生活水準。生活、情感、食物之間的關係很複雜，所以保持實際很重要。第四，執行飲食改變時，請務必把重點放在你給予身體的營養並保持感恩，而不要一直想著被剝奪的食物。這樣的心態轉換很重要，這樣你才能戰勝心理弱點，建立激勵自己的思維方式，而不是阻撓你的目標。搜集、研讀資料並制定新飲食方式的細節需要花一些心思，不過事關你把什麼東西吃進身體，所以確實的認知、透徹的了解是不可或缺的。

當我重看十五多年前初次去到巴西時的影片，影片中的人和我現在完全不一樣。我認不出當時自己的身形，認不出自己的心理狀態，那時我對於自癒是否值得深入研究，心裡充滿衝突與疑惑。而現在我的身體狀態完全不同了。我幾乎不會再生病，不論暴露於感染源的頻率或時間。

我聽聞、見識好多自癒故事，我無法再忽視這帶給我的啟發，因此我也開始逐漸改變。變化最大的部分就是，我戒掉了糖，在此之前我都不知道，我對糖有多上癮，一開始相當難熬。我也戒掉了加工食品，這一開始也很難。就這樣，我沒有改變日常生活其他面相就瘦了將近二十公斤。光是這兩項簡單的改變就有劇烈且立即的成效。

現在我吃東西的時候，我想的是營養密度，我吃進身體的東西充滿養分嗎？

在飲食方面，保持實際是很重要的。我們都需要吃東西，而且多數人生活忙碌，每個人的情感關係、責任、經濟狀況都複雜而獨特，日常可得的食物種類及身處文化也不一樣。你必須選擇適合自己的方式，你的健康狀態不該因為周遭環境不方便而受打折。

以下是我的方法，這不一定適用於每個人，因為假如你住在鄉下之類的地方，你家附近應該不會有全食超市（Whole Foods）。我通常很忙，所以我知道哪些有賣健康食物的沙拉和熱食部可以外帶。我大多吃蔬菜、豆類、魚肉和堅果，類似地中海飲食，隨著經驗累積，我發現烹調知識豐富的人會知道如何做出美味的健康食物。家庭晚餐通常會有一道美味的蔬菜料理，通常配地瓜，偶爾配魚，我也知道哪些餐廳會以健康的方式烹調這些食物。市面上有愈來愈多書，收錄上百則美味又健康的食譜，教你如何以健康的方式享用你所喜愛的食物。比方說，我喜愛披薩和冰淇淋，因此很高興知道可以用花椰菜米來替換披薩餅皮麵粉，連現成的花椰菜餅皮也愈來愈容易買到，而撫慰人心的酪梨冰淇淋也易於製作和保存。

不變的模式是：戰勝不治之症的人通常以這些營養豐富、具有療癒效果的食物為主食，二○○二年阿巴迪亞尼還有一九八三年中國鄉村的居民吃的正是這些食物；湯姆．伍德和太太清掉家中食品櫃裡的東西後在自家廚房動手準備的也正是這類料理。湯姆七十歲出頭，他說感覺自己比十五年前還年輕。而他的身體數據也支持他的說法，從許多方面來看，他**確實**是變年輕了。

湯姆說：「我只有一個遺憾，我怎麼沒有早點嘗試？如果有任何醫師跟我說，飲食改變可能可以治癒糖尿病，我一定在十五年前就開始實行了。」

難題

我深入研究飲食，發現營養攝取的顯著改變可以阻退疾病，我深受啟發。顯然對很多人來說，如果能決心扭轉飲食方式，把食物變成良藥，那麼飲食改變可以是通往徹底療癒的大門。不過問題來了，還是有不少案例顯示，單單改變飲食似乎美中不足。有些患者沒有實質的飲食改變，卻依然經歷自癒；另有一些人做了一切正確的飲食改變，卻仍然不敵病魔。我知道飲食通常是很重要的一部分，我也希望自己能提出營養豐富的完美食譜，把通往治癒的鑰匙發到每個人手中。不過顯然自癒現象沒那麼簡單。

我讀過一個很有趣的案例，也許能提供看問題的另一個角度。研究對象是賓夕法尼亞州羅塞托（Roseto）的居民。一九六〇年代，衛生部門的調查員來到這個叫做羅塞托的小鎮，想要了解究竟為什麼，這裡的心臟病發生率比起周遭村鎮低得多。他們主要的猜想是，這個關係緊密的義大利社區飲食相當健康，而調查人員可以加以學習。不過他們發現，結果正好相反：羅塞托居民抽雪茄、喝紅酒、用豬油和奶油來煎肉，他們的膽固醇指數超高。他們沒有健康飲食，而是相聚用餐，維持非常緊密的家庭關係。在共享、體驗美食之時，他們獲得歡樂與凝聚感*。

我不是要大家用豬油煎炒食物，整天抽雪茄，然後以為自己單靠著和伴侶、孩子共享美食就能自重病中康復。對多數病情緩解的人來說，**遠離**充滿毒素、沒有營養的食物是很重要的一步。但我也不能忽視例外情況：飲食並不是全部的解答。

戰勝胰臟癌的克萊兒．海瑟說：「有好多絕望的人聯絡我，他們都問我：『你吃什麼？我該吃什麼？』我們太強調飲食了，大家都想選擇簡單的方法，換別的東西吃、買別的營養補充品要

＊關於食物與社群的力量，我也有類似的體會。在朋友的邀約之下，我去到希臘諸島。數百年來的傍晚時分，那裡的居民都坐在戶外享受彼此的陪伴與閒聊，享用營養豐富的餐點，食材包含蔬菜、魚肉和美酒（地中海飲食）。可惜的是，在雅典等大型城市中，速食餐廳被當作來自西方、美式的「酷炫」產物，人們經常在此用餐，因此公共衛生災難逐漸浮現。心臟病、糖尿病、癌症、肥胖等疾病的患病率不僅提高，可說是飆升。我們可以做得更好，也應該這麼做，不僅在美國，而是要在全世界擔當領導地位，領袖的威信來自我們帶來的實質助益而不是傷害。

比改變自己簡單得多，飲食是速成的方法，是我們渴望的特效藥。而我一直告訴他們：『康復沒有特效藥。』」

長期改變飲食，讓體內環境重獲新生，為顯著的康復做好準備需要人生的全面翻修，需要改變的不只有你所吃的食物，還有你對自己、對全世界的想法與體驗方式。改變的重點在於愛護並尊重身體，還有了解你所在的社群。你的飲食是習慣、是儀式，甚至是你認同的一部分；也是你和共同生活、相愛的人共享的經驗，如果你的需求和身旁的人不同，要找出融入的方法可能極為困難。大幅執行飲食改變時，我們也該同時提升生活品質，增加生命中的愛，出發點是希望而非害怕。

在之後的章節〈破釜沉舟〉中，我將進一步討論戰勝病魔的人是如何找到內心的儲備力量，面對極具挑戰性的飲食改變，並將這種變化擴及身邊的人。讀到後來的章節，我們會逐漸了解到，對許多戰勝不治之症的人來說，飲食改變可說是「入門藥」，帶領他們進行其他更深遠的變化，最終邁向健康。這引發一個問題：如果飲食只是徹底轉變的第一小步，那麼下一步該是什麼？

我知道當飲食內容改為以營養豐富的食物為主後，身體中的其中一項重要變化就是全身性發炎的現象減緩。比方說，糖會在全身上下引發有害的發炎反應。西式飲食尤其容易引發發炎，而這正是多數已開發國家人民的飲食方法。發炎對免疫系統的影響很明確，發炎本身就是一種免疫反應，因此除了急性的「修復」情況，發炎其實是因為免疫系統過度運作，反而傷害到它應該保護的身體。大幅改變飲食內容並戰勝不治之症的人確實藉此為免疫系統消炎，那他們還做了什麼，也許因此收到相輔相成之效呢？

Chapter 4

阻斷致病之路

治療某人之前，
問他是否願意放棄害他生病的事物。

——醫學之父，希波克拉底

某個週間傍晚，我上了車，駛離麥克林恩醫院東南院區（McLean Southeast）修剪整齊的草坪，這裡是收治住院和門診精神病患的院區，我在這擔任醫務主任，人們會送親愛的家人來這裡接受最優質的精神病照護。這是我白天的工作。傍晚，我開車北上到麻薩諸塞州布洛克頓（Brockton）輪夜班，在一間繁忙的市區醫院值勤，這是該區唯一一家第三級創傷中心，急診室常有緊急事件。我在仁慈撒瑪利亞醫學中心（Good Samaritan Medical Center）外停好車時，夕陽通常已經落到建築之後，那是一棟工業風的龐大長方體建築，矗立在紫紅色的天空中。

我一進到醫院，就立刻被大型急診機構的繁忙與喧囂淹沒。候診室總是人滿為患，只限員工進入的門後，職員匆忙穿梭其中，抱著病歷夾或推著推車。我走到電腦站查看當晚任務的途中，機器發出的嗶嗶聲迴盪在走廊間。我登入帳戶，排定看診的患者名單跳出來，這也就是我今天的工作表。

我今晚登入之後看到排在名單最前面的是一位女性病患，名叫愛琳，六十四歲。簡短的註記寫著：「因胸痛入院，心臟功能檢查目前無問題，可能是恐慌發作。」

急診室很常見到胸痛的患者擔心自己心臟病發作。如果**真的**出現嚴重的心臟問題，部分心臟可能因為動脈阻塞而無法接收到足夠的氧氣，如果不立即加以處理，會有嚴重的後果。隨著分秒流逝，患者的存活機率會急遽下降。因此，醫師有一長串流程規章必須跑過一遍，快速確認有無心血管事件的標記。

假如他們找不到明顯的問題所在，也就是檢驗顯示血液與氧氣能正常流經心臟，心律也健康無礙，他們就會懷疑症狀是由焦慮所引發，例如恐慌發作。恐慌發作時的症狀很劇烈，患者會感覺末日逼近，相信自己即將死去；胸口感覺緊繃，這可能很嚇人。愛琳入院的第二天，醫師仍未發現任何心血管事件的跡象，於是就把她轉診給我。

我進到她的病房時，愛琳坐在床上，坐得很挺。她紅棕色的捲髮中參雜些許灰白的髮絲。她看起來顯然很緊繃，我走進病房時她的目光立刻轉移到門口，盯著我看。

我用在這看診時和病人說話的一貫口吻對她說：「看來妳最近壓力不小喔。」一邊說著一邊坐到她的床邊。她的目光立刻軟化，肩膀因鬆了一口氣而垂下來，她開始說話。

在醫療業，我們通常不會詢問患者的經歷，我們一再告訴自己，沒有這個時間，還有一長串病人等著看診，我們總覺得該匆匆看完這位病患，趕去看下一位。不過告訴你一個祕密：讓患者說出原委並不會花太多時間。只要他們感覺到你願意傾聽，就會全數傾吐出來，和描述生理症狀一樣快。

愛琳彷彿在等待許可，一經批准，話語就傾洩而出。她試圖維持冷靜，但每字每句都透露著恐慌，然後開始流淚哭泣。她承認，最近**的確**壓力很大。她說丈夫突然宣布要離婚，和別的女人搬到佛羅里達州。他打包了好幾個行李箱，裝著她為他清洗、熨燙的熟悉衣物，離開這間他們住了將近五十年的房子。這些年來當然壓力不小，但她從沒想到丈夫會離開。

她從十五歲就和他在一起了。她深愛丈夫，沒辦法想像他不在身邊的日子。她甚至不知道那個第三者是誰。更實際的問題是，她沒辦法想像獨自一人生活，她從沒有這樣的經驗。一想到這件事就令她無法接受，驚恐不已。

我問她：「這是什麼時候發生的事？」

她說：「他兩天前離開的。」

我擔心地看著她，這場創傷不過是兩天前的事！丈夫離開她的隔天早上，愛琳就因為胸痛來到醫院。她自己開車，顫抖不已，前一天晚上是她第一次獨自入睡。

我告訴她，這件剛發生的創傷事件可能就是胸痛的原因，但她不太相信。她無法或不願承認情緒狀態可能和身體症狀有關。身為傳統的天主教徒，愛琳成長過程中從沒關心過自己的感覺，也不知道該如何處理。一定是身體出了什麼毛病，心臟有問題。她確信一定是如此。

後來她的檢驗一切正常，愛琳出院了。我勸她要接受心理治療，我深切相信，假如她沒有處理好這次劇烈的情緒創傷，這樣的情況還會再次出現。她點點頭，但我看得出來她不會照辦。

一個月後，她又回到急診室，症狀和上次一樣：胸痛、呼吸急促。不過這一次還出現新的症狀——心房震顫。

心房震顫英文簡稱AFib，是一種危險的心律不整症狀，患者心房產生不規律的跳動。心肌纖維動作出錯，產生不協調的抽動，無法隨著正常心跳運作，不能有效地將血液輸送到身體各處。發生心房震顫時，血液可能在心房中停留太久，提高患者產生血栓的風險，可能會阻塞動脈並導致中風。心房震顫的常見危險因子包括甲狀腺功能亢進或心臟的電流傳導問題，於是愛琳接受一連串檢查，接著服用抗凝血劑（可邁丁錠）以及一種穩定心律的藥物（氟卡尼），這兩種藥物都能降低中風、心臟病發與心臟衰竭的風險。

雖然比起不予治療，愛琳服藥後會安全得多，但這兩種藥物本身也都有其風險及各種副作用，也可能與其他藥物交互作用。可邁丁錠會提高出血的風險，可能威脅生命，且需要定期抽血監測凝血功能。針對易摔倒老年人服用可邁丁錠時顱內出血比率的第一項大型研究呈現令人擔憂的結果：近三分之一患者曾出現過一次以上的創傷性顱內出血，許多患者服藥期間仍然中風（中風正是可邁丁錠應預防的症狀）[1]。另外是氟卡尼，其副作用較輕微，包括暈眩、心臟傳導問題與藥物交互作用。

愛琳餘生必須服用這些藥物（或類似功能的藥品），且必須學習與藥物引發的副作用共處。但從醫療照護的角度來看，我們的任務完成了，醫療體系的功能並不包括檢查或考慮她這些症狀背後是否藏有更深層的因素。

我在前一章提到，醫療業的主要策略就是「治療主要症狀，然後讓患者出院」。換句話說，如果你胸痛，我們就檢查你的胸痛，查看是不是心臟問題，不用多久，你就可以出院回家了。如果診斷結果是心臟病發，那我們會評估受損程度，也許為你開一、兩種，甚至三種藥，但我們通常不會過問你的生活是不是出了問題，我們不會要你或協助你（或我們自己）釐清生活型態、飲食、壓力程度等因素是否影響到身體運作。

短期來看，治療症狀沒有錯，甚至是最好的方法，立即見效又能表現出同理心，而且通常不用花太多時間。這能先止住症狀，讓你思索身體所提供的新資訊。我經常開藥減緩使患者當下感到不適的症狀。單純治療生理症狀並假裝就只有這樣令人感到安心，但我們無法永遠止住症狀，總有一天我們必須看穿表面症狀，直探疾病的**根源**。今日的頭號殺手如心肺疾病、糖尿病、各類癌症，還有其他嚴重疾病如憂鬱症、關節炎、自體免疫疾病都有同樣的病因：慢性發炎。

愛琳失去丈夫與婚姻的破碎是否導致她的心臟問題？她是否因為「心碎」而生病？答案很可能是肯定的。我猜測發炎現象已經靜悄悄地持續好幾年，提高愛琳罹患某些疾病的機率，後來當急性壓力或催化劑出現時，她和多數人一樣，罹患改變一生的疾病。

畫出殺手路徑

醫師通常專精某一部位，而對整體並沒有深入的了解。在醫學院時，我們會選擇特定身體部位當作專業領域，之後發展成為心臟科醫師、腸胃科醫師、神經科醫師、精神科醫師等。多數研究基金與倡導組織也是一樣的模式，例如美國心臟協會（American Heart Association）、美國癌症協會（American Cancer Society）、美國精神醫學學會（American Psychiatric Association）等等，也都是以特定疾病或身體部位為中心，而不是時時刻刻以整體形式存在的活生生人類。正因如此，世界上各種常見又致命疾病背後的根源——慢性發炎才能潛藏這麼久。但你退後一步就會發現，慢性發炎是一條直接通往致命疾病的高速公路。可是醫師是否曾協助你減緩體內的發炎現象，或甚至提起這件事？

所謂的生活型態疾病（例如癌症、心臟病、中風、肺臟疾病、糖尿病）是美國的頭號死亡及失能原因，醫療照護開支的百分之七十五是消耗在這些項目上。美國約三分之二的死亡人數來自上述五項疾病，而這樣的數據在已開發國家皆大同小異。從全世界來看，二〇一五年有百分之二十七的死亡肇因於心臟病與中風；與二〇〇〇年相比，死於糖尿病的人數大約提升了百分之六十；因失智而死的人數於二〇〇〇年至二〇一五年間翻倍[2]，此外，世界衛生組織（World Health Organization，簡稱ＷＨＯ）於二〇一七年宣布憂鬱症成為世界各國不健康與失能的頭號原因。根據ＷＨＯ的估計，全世界約有超過三百萬人罹患憂鬱症，憂鬱症患者人數於二〇〇五年至二〇一五年間提升百分之十八。憂鬱症患者的免疫系統較差，更易受各種疾病侵襲，康復能力也較差[3]。

綜觀全球，生活型態疾病與憂鬱症正摧毀健康與活力。這些疾病令人痛苦，相關醫療照護成本高昂，且發生率不斷上升。顯然，我們必須採取不同的做法。除了少數人經歷自癒，這些疾病的多數患者最後並沒有康復，有時，我們學會與疾病共處，控制病情，成功以藥物治療，但多數情況下，我們會喪失部分身體機能，生活品質下降，而且生命經常因此縮短。

這樣的數據相當驚人。如果這種高死亡率的疾病可以用「特效藥」治好，那我們早就向疾病宣戰並徹底消滅他們，就像天花、小兒麻痺症和肺結核一樣。不過生活型態疾病相當棘手，他們之所以能長久存在而且愈來愈盛行，每年帶走更多生命，就是因為這些疾病根植於我們文化及社會日常的基本運作方式之中，和我們的飲食內容、居住地、飲食與**生活方式**、思想、感覺息息相關。這些疾病來自我們的價值觀，來自我們對成功與快樂的定義。這不是光靠藥物就能治癒的疾病。

針對發炎所導致的生活型態疾病，我們在手術、藥物、科技方面已取得大幅進展，當症狀爆發，令患者痛苦，甚至可能立即威脅生命時，醫學可以減緩不適或予以治療。當血管無法讓足量血液通過時，我們可以安裝心臟支架；當患者因糖尿病酮酸中毒，即將陷入昏迷時，我們可以降低他的血糖。我們技藝高超，可以應付各式各樣的危機。可是說到真正預防並治癒疾病——在懸崖頂架設護欄而不是派救護車在懸崖底部列隊等待，我們必須做出更多改變。慢性發炎根植於我們的思考、感覺、生活方式。

發炎本身並不是壞事。事實上，**急性**發炎是身體重要的功能，可以挽救性命。這種劇烈而精準的過程會使傷口或感染處發紅、腫脹，各種高度專業化的細胞被派往現場，開始高效清理、凝血、修復，因此產生紅腫的現象。假如沒有急性發炎，有害的細菌及入侵者就橫行無阻，病人無法痊癒，因此死亡。

急性發炎通常會在數小時內告一段落，最長不超過三天[4]。當發炎反應超出正常生理功能的範圍並造成組織破壞，就會產生問題[5]，也就是身體啟動發炎反應後一直沒有解除這項機制。一旦轉為慢性發炎，這就變成一種恆常的狀態，持續侵蝕、損耗免疫系統，削弱身體的系統與細胞。持續不斷的磨損使體內環境有利疾病入侵，生根茁壯。

我舉一個例子。在之前關於飲食的章節中，我們談過糖容易上癮的特性以及糖和癌症及感染的潛在關聯。此外，糖也會導致慢性發炎。想像一下糖進入血液中的情況：從微觀層次來看，糖是透明的結晶體，擁有尖銳的邊角。假如你不斷攝取糖分，糖滲入血液之中後，血管中會湧入這些幾何形狀的分子，不斷反彈、撞擊血管壁，對血管及微血管的內皮帶來細微的傷痕。內皮是所有血管內部的表層，只有一層細胞那麼薄，內皮細胞受損是動脈粥樣硬化（atherosclerosis，物質沉積在血管壁所造成的疾病）與心血管疾病最初可辨識的前兆*[6]。

＊有一個常見的迷思是，高血脂會使膽固醇附著於血管壁上，進而導致動脈粥樣硬化，不過現在已證明這只是誤解，只要內皮細胞沒有受損，就不會產生斑塊。

我們知道，免疫系統會派遣修復細胞趕往現場，修復傷口。目前一切正常，這正是免疫系統該有的功能，不是嗎？沒錯。但假如血管不斷歷經受損、修復的過程，血管會逐漸變硬、血管壁增厚、彈性降低，就和身體外部的疤痕組織一樣。修復的地方容易堆積斑塊，使血管變窄，因此血液及其中的養分難以輸送到全身。如果飲食包含大量糖分和精製碳水化合物（西式飲食經常含有這些成分），目前的葡萄糖量可能還不高，但仍會造成傷害。對大多數人來說，葡萄糖就像緩慢漏水的水龍頭，可以持續數十年，持續造成傷害與疤痕。而且會造成傷害的還不只糖分和精製碳水化合物，食品中的部分化學添加物也會導致同樣類型的發炎與相似的損傷—修復循環。

不過，影響發炎的因素不只有飲食，就像愛琳的例子，處理壓力的方式也可能引發慢性發炎。皮質醇和正腎上腺素是大腦接收到壓力後釋放到血液中的荷爾蒙混合物，長期下來也會導致慢性發炎[7]。不論原因是飲食中的糖或其他毒素，還是來自身體的壓力反應，發炎就像沒有人注意到的山火，低矮的火苗蔓延，燃燒植被與草叢，沒有燃起熊熊大火，只是沿著地面悶燒，對土地造成傷害。你的身體出現慢性發炎時就是這個模樣，只需一道火花，就能將悶燒點燃成旺盛的疾病火焰。

點燃慢性發炎有千百種方式，而一旦體內的疾病火焰被點燃，要找出撲滅火勢的方法將會相當困難。不過自癒案例告訴我們，有些顯著康復的個人找到了熄滅的按鈕，用力按下去，徹底撲滅火勢。這就和除庭院的雜草一樣，不能只是用除草機修短，你必須連根拔起。

取消無期徒刑

照片中的茱妮普．史坦非常健康。她三十多歲，可是看起來可能只有二十幾歲。她坐在加州聖塔菲牧場（Rancho Santa Fe）家中後院的鞦韆上，小兒子坐在她腿上，她手臂環繞著這位微笑的小男孩，丈夫及女兒站在她左右。背景的夕陽照耀著他們，茱妮普散發出幸福與活力的光輝。照片中的她笑得開懷，笑容燦爛而真誠，但這張一九八九年拍攝的照片原本不可能存在。至少不會是這個樣子，影中人不會是一位強壯、健康、充滿活力，擁有兩個小孩的媽媽。不過這張照片就在我面前，用迴紋針夾在牛皮紙文件夾中，和茱妮普的病歷放在一起。我拿起照片細看，再次對於這幅景象有多麼難能可貴感到驚奇。

拍攝照片的七年前，茱妮普被診斷出破壞力強、進展快速且無藥可癒的自體免疫疾病，疾病本將奪走她的一切：健康、行走自如的能力、曾夢想擁有的家庭。在這之前，她的人生就像一本書，井井有條、四平八穩：成長、求學、上大學、結婚、工作，一切一帆風順。不過翻到下一頁，赫然發現下一章的標題居然是「罹病」。後來茱妮普撕掉這一章，重新寫上人生故事。

茱妮普成長於一九五〇至六〇年代的布魯克林和長島，是戰後嬰兒潮的那一代，當時美國人紛紛組建家庭。她的家庭關係穩定而充滿關愛，父母健全，還有兩個兄弟。每天傍晚，他們一起吃晚餐，桌上擺的是當時典型的美國菜餚：肉類、澱粉、罐頭裝的蔬菜。茱妮普很會讀書，學業成績優秀。

她描述童年：「沒有創傷、沒有戲劇化的事件，很正常、傳統的童年。」

沒有人特別關心健康，這不是他們平常會討論的事；也沒想過要刻意追求，沒有人注意到這個方面。如果生病了，就去看醫師，拿一張字跡潦草的處方箋去領抗生素或含有可待因的咳嗽糖漿。茱妮普不擅長運動，她是愛讀書的那一型。她平常不運動，也不太注意自己的身體，除非哪裡出了問題，否則平常完全不會關心身體狀況，而且大部分時候一切都好好的。身體只是載她到各個地方的工具，心靈的居所，內在才是她真正的自我。她真的沒想太多。

後來她北上就讀雪城大學（Syracuse University），這所都市大學坐落在綠樹成蔭的市中心，鄰近還有混濁的奧農達加湖（Onondaga Lake）。很多學生每週末會去運動或參加比賽，可是茱妮普較常待在室內讀書。她主修會計，成績優異。後來遇到另一位會計系學生，一位叫做李的深髮男孩，有著親切的笑容，和她一樣很有抱負。他們很快就畢業、結婚、搬到費城。李馬上進入法學院，茱妮普則展開註冊會計師的職業生涯。從事這份工作，茱妮普整天坐在辦公桌前，研讀財務報表、整理報稅文件、將數字輸入試算表。偶爾她會去散步，沿著住家附近的林蔭街道散步。

開始工作後不久，她的背開始不舒服。她如同往常坐在桌前，下背部到臀部開始感到緊繃、疼痛。她會往前坐一些，或是起身倒杯茶，希望走走路就好了。有時會有尖銳的刺痛感，令她倒抽一口氣，彷彿有東西打到神經，從下背部延伸到骨盆處。疼痛來得快也去得快。

一開始還沒有那麼嚴重，不適感時有時無，倒沒有使她身體虛弱，只是稍覺惱人，好長一段時間，茱妮普都沒有多加理會。她才二十四歲，這比較像是老年人的問題。她去看醫師，也不確定是不是庸人自擾，覺得有一點不好意思。但醫師也不知道到底是出了什麼狀況，對於查明病因也不太感興趣。有一位醫師堅持是身心症，另一位醫師說她的雙腿長度不同，最後，茱妮普放棄看醫師了，決定忍耐就好。她還年輕，會沒事的，這大概只是來來去去的症狀之一。

況且，她也沒太多時間理會。茱妮普和李的事業才剛起步，李自法學院畢業，而茱妮普在國際控股公司找到一份新的會計工作，公司的投資遍及全球。當她有機會在一間加州子公司升上新職位，承擔更多責任時，茱妮普馬上答應了。二十四歲的茱妮普當上稅務主任，須處理公司五億美元收入的稅務。她很擅長這份工作，公司也知道。對於這麼年輕的員工來說，這是很沉重的責任，但茱妮普覺得自己準備好了。

她和李大老遠搬到舊金山，一個生機蓬勃、真實不造作的美麗城市，海灣周圍時常瀰漫大霧。大多數時候，他們埋首工作。李的目標是開創自己的事業，他先到洛杉磯的一家公司上班，為娛樂產業的客戶提供業務管理服務，他通勤往返洛杉磯和舊金山。茱妮普投入超長工時，想要證明自己能夠勝任新工作。那段日子過得很快，刺激又累人。

茱妮普的事業蒸蒸日上，但她的病情也隨之加劇。

她背部的疼痛和骨盆處尖銳的刺痛感在費城只是偶爾出現，現在復發了，而且這次疼痛感並沒有消退，反而持續惡化。

早上起床時，茱妮普感覺身體僵硬，難以行動。她開始提早起床，在上班前泡個熱水澡。她慢慢爬進浴缸，待好一段時間，讓關節慢慢舒緩開來，等待疼痛消退，然後才能開始著裝、吃早餐、開車上班。但坐在車上也愈來愈難受，只要碰到路面顛簸，一道如電流般的痛楚就會竄過她的全身。疼痛感來自骨盆內部，尾椎下方，如一道熱流流經全身，令她眼前發黑。晚上時，假如她在睡夢中翻身，就會因疼痛而驚醒，突如其來的打噴嚏也會使她因痛顫抖。

上班時，她從早上九點到傍晚六點都坐在辦公桌前，有時還要加班。多數時候，她對同事還藏得住快速惡化的病情，不過這也變得愈來愈困難。

她說：「我要起身的時候，得先協調好身體，要記得怎麼移動，讓身體反應過來，最初幾步總是笨拙而僵硬，可是起步後就好多了。」

她扶著牆走路，也學著在辦公椅中謹慎調整姿勢，要挪到正確的位置才能避免那令人喘不過氣的痛楚。就連要從椅子上起身也會帶來極大痛苦。一開始只是惱人的小毛病，現在已經嚴重影響她的生活，醒著的時候就是不斷想著該如何避免這種占據心神的疼痛，如何撐過去，如何學習與之共處。她看了好多醫師、專科醫師。她對自己說：好，還有哪一科我沒看過？然後她就去看那一科，再從清單上劃掉。

後來，她沒辦法再繼續了，疼痛令人難以招架。醫師開始擔心她是不是得了骨癌，於是安排骨骼掃描。掃描那天，茱妮普穿上病人袍，護理師將微量放射性物質注射到她的血液中。她爬上檢查臺，躺平不動，護理師將掃描儀器移到她的身體上方，茱妮普希望這臺高科技攝影機終於可以給她一個答案。

接受骨骼掃描前所注射的放射性物質會隨著血管散布到全身，假如身體有某部位因某種損傷正積極進行自我修復，那放射性物質會聚集到該部位。健康人士的造影結果可能會有幾處放射性小點，但這是正常的，不代表有任何問題。可是以骨癌來說，腫瘤細胞成長、增生過程中所造成的損傷會明顯得多，身體的修復活動也會增強，因此放射性物質會聚集到修復處，顯示出腫瘤的位置，該部位會像聖誕燈一樣發亮。

茱妮普沒有腫瘤，她的骨骼大多呈現深色，相當健康，沒有修復的跡象。除了一個地方——薦骼部位。茱妮普的骨盆、尾骨和脊椎下半部在掃描的掃視之下閃閃發亮。茱妮普沒有得癌症，可是她的身體出於某種原因正發狂似地進行修復。可是為什麼呢？她的醫師將她轉介給風溼專科醫師，一位自體免疫疾病專家，也許他能查明出了什麼問題。有地方出了錯——出了大錯。

羅尼．布魯斯通（Rodney Bluestone）醫師的診所位於洛杉磯，是美國數一數二的風溼科醫師。茱妮普和李一起從舊金山搭機南下看診。布魯斯通醫師還不用請茱妮普躺上檢查臺，彎曲、拉直她的關節，或是安排磁振造影檢查（會顯示受損部位的成像檢查），就已經大概猜到她得了什麼病。對醫師來說，診斷確定無疑，他已經看過很多相同病例了。關節黏連性脊椎炎是一種破壞力強大的關節炎，隨著病程進展，茱妮普骨盆的骨骼和關節會逐漸黏連起來，再往上蔓延到脊椎。

布魯斯通醫師告訴茱妮普，她的脊椎會愈來愈僵硬，逐漸喪失活動能力；脊椎會鈣化、往前彎曲；薦髂關節會變成一大塊鈣化骨頭，無法活動。這種疾病綽號「竹子腰」，因為當病程進展到最後，患者的脊柱就會變成像竹子一樣。正常的脊椎由許多塊骨頭精密串連而成，能隨著身體彎曲、活動，但患者的脊椎會變成單一一根骨頭，脊椎骨之間的空隙彷彿被水泥密實地填充起來。透過X光，患者的脊椎就像一根粗壯、光滑的竹莖。

茱妮普和李坐在醫師的大桌子對面，聽聞這個消息大受打擊，正努力理解這到底意味著什麼。布魯斯通醫師建議服用一些藥物，也許能延緩病情，但他也提出警告：這種病無藥可癒，病情只會繼續惡化。

他說：「如果你們有打算生小孩，最好快點行動。」

當免疫系統成為頭號大敵

和我們之前提到的糖分例子一樣，某種東西啟動了茱妮普身體修復損傷的機制。只不過在這個例子中，沒有糖分子刮傷血管內壁這樣的明確成因，我們不知道茱妮普的身體到底為什麼開始攻擊自己。令人挫折的是，在百餘種已知的自體免疫疾病中，絕大多數的明確病因依然成謎。醫師猜測可能引發自體免疫疾病的因素包括：患者天生帶有的遺傳碼、環境毒素、壁蝨咬傷、懷孕、食物過敏、另一種同時存在的疾病等，但醫師鮮少能明確指認出特定的病因。

不論原因是什麼，茱妮普的免疫系統認定體內出現敵軍，因此派遣修復細胞大隊前往薦骼部位，蜂擁包圍骨頭，試圖修復根本不需要修理的部位。在這過程中，修復細胞開始打造生成新生骨骼的環境。整個部位都發炎了，充滿全力「防禦、修復」的細胞。

到了診斷之時，茱妮普的身體已經處於發炎的惡性循環中好幾年，免疫系統拚命要修復根本沒有受損的地方。她的骨盆受到不可逆的傷害，免疫細胞在此製造新生骨骼，產生如疤痕組織一般的粗密條紋。茱妮普患有兩側關節黏連性脊椎炎，也就是患部包括骨盆兩側。等到骨盆被新生骨質填滿，錯亂的免疫細胞會沿著薦骼關節繼續往上影響脊椎。多數關節黏連性脊椎炎患者的脊椎彎度最後會變得僵直、固定，而且隨著肋骨僵化，呼吸也會有困難。目前有一些藥物可以減緩茱妮普骨盆部位的發炎情況，可是無法完全壓制，也不能大幅延緩病情。關節黏連性脊椎炎沒有治癒之道，只能稍微爭取一些時間。

這種疾病最令人挫折的一點是，醫師能告訴茱妮普免疫系統細胞正在做**什麼**——他們的出發點是修復，不過反而造成傷害，可是醫師也不知道**為什麼**會這樣。什麼原因出動免疫系統大軍，開始攻擊原應保護的對象？那麼重要而聰明的身體系統怎麼會出這種大錯？

發炎和自體免疫疾病息息相關。根據美國自體免疫相關疾病協會（American Autoimmune-Related Diseases Association）的估計，已知的自體免疫疾病多達百餘種[8]，全都歸類為「發炎性」

疾病，會在身體或腦部引發周而復始的發炎反應。慢性發炎常是自體免疫疾病的前奏，使體內病情加劇。發炎就像悶燒中的煤炭，而自體免疫疾病為之注入熱氣，使火苗蔓延到全身，健康沒有機會扎根萌芽。

不只有自體免疫疾病是這樣，茱妮普的情況在診間天天上演，你能想到的每一種疾病幾乎都是如此。所有主要致命疾病發病**之前**，患者身體及腦部都會出現廣泛的發炎現象。許多研究指出，在發病之前，血流中的發炎指標會增加。舉例來說，C反應蛋白（C-reactive protein，簡稱CRP）就是一種敏感的發炎生物指標。身體發炎時，肝臟會生成CRP，研究人員也發現，多種疾病發病前，患者體內的CRP濃度通常會升高，高血壓[9]、心臟病[10]、糖尿病（包括第一型與第二型）、自體免疫疾病及多種癌症[11]都是如此。在這些情況中，其他疾病指標出現前（例如血糖或血壓上升），CRP都會先提高。有些研究也顯示，就算CRP沒有反應，還有其他發炎指標會在疾病發病前顯現。換句話說，發炎似乎是多種疾病的共同根源。

C反應蛋白的檢驗結果就算顯示你體內有高濃度的CRP，不幸的是，檢測無法告訴你是什麼導致發炎反應——我們只知道結果，不曉得原因。不過C反應蛋白仍是極為有用的指標，是具體的危險徵兆，宣告著體內環境正適合疾病發展。

我們從前幾章愛琳的案例可以看出，如果我們希望自癒，那就不能忽視長期壓力與發炎之間的關聯。每一天，醫院診所中一再出現愛琳這類案例。基層醫療醫師的門診有八成與壓力相關[12]，不過多數醫師所接受的訓練只著重在治療症狀與藥物管理。事實上，有眾多研究指出，約半數門診病例根本沒有可辨識的生理病徵。長期壓力會大幅提高罹患冠狀動脈心臟病（Coronary Heart Disease）及其他各種疾病的風險，也有豐富的證據顯示，單一情緒事件就能誘發冠狀動脈心臟病發作[13]。雖然醫界仍在釐清其中確切的生理機制[14]，不過已經有豐富文獻探討過壓力、發炎與疾病之間的關係。自「不治之症」康復的人似乎就是找到了出口，離開通往疾病的高速公路，掉頭並朝健康的方向前進。

我們開始意識到，長期未受管控的壓力會逐漸削弱我們的免疫系統，就像恆常拍往岸邊的波浪終將侵蝕岩壁。焦慮的想法與感受持續在血液中注入壓力荷爾蒙，這種體內發炎可能誘發疾病，危險程度和過敏食物或環境毒素不相上下。眾多研究都指出，和茱妮普一樣罹患自體免疫疾病的患者中，多數（百分之八十）都表示自己在初始症狀出現前曾經歷「異常的情緒壓力」[15]。

壓力荷爾蒙和發炎一樣，本身不一定有害。事實上，壓力荷爾蒙是健康與生存不可或缺的物質。身體感應到壓力時，會分泌一連串荷爾蒙、神經傳導介質、神經肽，共同參與複雜的化學反應，而皮質醇就是主要的壓力荷爾蒙。皮質醇在人類「戰或逃」（fight or flight）反應中扮演重要角色，能快速調校眾多身體功能，如血流、供氧、消化，幫助你擊敗或逃離威脅。就和急性發炎一樣，血液中皮質醇濃度激增應該是短暫、偶發的現象，我們的身體不該隨時處於戰或逃狀態中，身體天生無法長期承受這樣的化學環境，但這卻是許多現代人的現實生活情況。

健康劑量的皮質醇其實對我們很有幫助，皮質醇有助調節血糖，甚至能**減緩**體內的發炎現象。但如果每天每刻，皮質醇持續存在於血液中，而不是有需要時才分泌，就會出現問題。身體組織會習慣長期高濃度的皮質醇，使其調節發炎反應的能力消退。免疫系統細胞會對皮質醇的調節指令變遲鈍[16]，就好像按下靜音鈕，免疫細胞已經聽不到指示了，它們感到困惑、亂無章法、過動，而在茱妮普的情況中，它們開始攻擊身體中的健康組織。

有一份令人震驚的研究發現，慢性壓力甚至會改變免疫細胞的基因，而基因正是決定細胞功能與行為的原始編碼。慢性壓力會中斷原本的編碼並加以覆寫，就像惡意軟體病毒抹除硬碟的內容並置入破壞性程式。研究人員比較壓力對於老鼠與人類免疫系統細胞的作用，發現對兩者有相同影響：長時間處於壓力下的壓力組與控制組相比，前者血液循環中的免疫系統細胞高出四倍。而在壓力組的大量免疫系統細胞中，極高比例屬於「促炎細胞」，長期壓力改變了這些細胞的基因表現，變成會導致發炎[17]。也就是說，這些細胞的基因被重新編碼成促進發炎。要是無法清除惡意軟體並重新開機，這些細胞就會持續疾馳周身上下，在體內各處促進發炎反應。

對抗疾病時，免疫系統是強大的利器，不過任何威力強大的工具都必須正常運作才能發揮作用、進行修復，而不是製造更多傷害。不論你正對付什麼疾病，開啟更多治癒渠道的關鍵是抑制發炎，好讓免疫系統能發揮作用。不過要找出方法，撲滅個人或親人生活中慢性發炎的火勢，剛開始可能頗具挑戰性。彷彿所有事物都可能助長火苗，每件事都像是拋入火焰中的一捆木柴：飲食、接觸到的毒素或汙染物、所思所想與感受。那我們該如何停止助長火勢？哪裡找來可以將火苗一舉澆熄的冷水？

首先，我們必須開啟與身體的溝通渠道。戰勝不治之症的人通常要嘗試許多不同方法，才能找到某種能夠改善病情的生活型態變化。我們在之前關於飲食的章節看過這種現象，雖然有些人（如湯姆．伍德）能立刻展開新的飲食方法並持之以恆，多數人（如克萊兒．海瑟）會經歷一段試誤期，然後才會找到真正有效的飲食模式，改善身體狀況，讓自己感到更有活力、更開心。雖然沒有一體適用的「消炎」處方，倒是有一些共通策略值得一試，很多人都成功藉此擊退發炎，奪回免疫功能。

我建議從基本面下手：提升飲食的營養密度（一般來說，高營養密度的飲食消炎效果也較好），戒除加工食品和糖，這些都是會啟動發炎反應的物質。接著檢視自己的壓力因子，有時候壓力可能來自意料之外的地方。你可以自問，什麼時候你會開始感到壓力大或焦慮？一天當中有哪些事情常讓你感到力不從心、消磨殆盡、疲憊不堪？有時候，只要你意識到這些壓力因子，解決方法其實很明顯，比方說調整慣例、請伴侶在某部分提供更多協助，甚至是放下你人生這個階段無法負荷的責任。也有的時候，你的人生可能需要更大幅的翻修才能消除不必要的壓力源，把健康放在優先位置。茱妮普等眾多克服不治之症的人都徹底改變自己的生活方式，也許這就是他們重啟免疫系統、調整到消炎模式的方法。

重新聚焦免疫系統

茱妮普和李聽取布魯斯通醫師的建議，他們害怕失去組建家庭的機會，因此馬上開始嘗試懷孕。從茱妮普因為背痛開始看醫師到獲得確定診斷，已經過了兩年多。在這期間，她的病情快速惡化，害她只能在公司走廊中扶著牆壁一瘸一拐地行走，緩慢、小心翼翼地移動，試圖躲開所有會引發疼痛的地雷。有一次她必須在機場快速長距離移動，那是唯一一次她允許自己坐輪椅。她不願買一輛輪椅作為日常使用，她心裡知道，一旦坐了進去，她就起不來了，她會開始把自己當成「病人」。

這並不是因為她還處於否認階段，她知道自己確實病了，但她不願接受自己將會終身患病、必須終身面對這些限制與痛苦。

她說：「我接受診斷，但我不接受預後。」她獲得診斷後的第一件事是去領藥。

布魯斯通醫師開那普洛仙（Naproxen）給她，這是一種非類固醇消炎藥，可以控制症狀。她不想要長期服藥，她知道藥物的副作用，也擔心以藥物來治療症狀只是麻痺疼痛感，放任疾病繼續傷害脊椎。但她也認同那普洛仙這類藥物能立即緩解她的疼痛，替她爭取一些時間來思索下一步。剛服藥沒幾天，疼痛感就開始消退，她發現原本的疼痛就像一股大浪，徹底淹沒了她。

她說：「藥物讓我能喘一口氣，令人感到平靜，讓我知道還有這個選項。」

布魯斯通醫師也印出一份可能有助舒緩疼痛的運動建議，她看了看這些動作，心想：這是給八十歲老太太的運動吧，於是決定採取不同的做法。

茱妮普從來不重視自己的身材，也不擅運動，但服用藥物使她的感覺變麻木，她覺得與自己的身體很有隔閡，因此有史以來第一次，她去上瑜伽課。她知道瑜伽有關伸展與柔軟度，假如她能讓身體做出那些姿勢，也許就能減緩病情。她推想，假如她持續運動、伸展這些骨頭，那疾病是不是就比較難黏起脊椎中的一塊塊小骨頭呢？

上完第一堂瑜伽課後，茱妮普從來沒有那麼痛過，站著痛、坐著也痛，一舉一動都很痛，疼痛感像火苗一樣燃燒著背部，令她感到暈眩、噁心。但她決定隔天再去上課。瑜伽不在醫師建議她做的運動清單中，但她直覺這是正確的選擇。儘管她的動作笨拙、搖搖欲墜，她想像得到這些瑜伽姿勢打開骨頭鈣化的部分，讓脊椎鬆脫疾病的牢牢掌握。隔天她在課堂上緩慢、痛苦地做出這些新動作，她想像自己希望發生的情況：厚實的鈣化組織像石灰般剝落，留下活動順暢的關節，讓骨頭能正常地彎曲、移動。

茱妮普知道她服用的那普洛仙沒辦法治好她，只是不了解為什麼——那普洛仙是消炎藥，而關節黏連性脊椎炎是一種發炎性疾病，為什麼這種藥無法平息體內劇烈的發炎呢？

原因是，目前沒有消炎藥能有效抑制體內及腦部慢性、系統性的發炎現象。那普洛仙能阻斷一條發炎途徑，但其實體內之所以會發炎還有好多其他原因，就好像擺出一個道路封閉的標示，但還有其他五條路能通往同樣的地點。

大約一個月後，茱妮普覺得藥物切斷了她和身體之間的溝通橋梁，所以她停止服藥。不過藥物**確實**幫助她挺過難關，在疼痛的迷霧中拉了她一把，讓她想起身體還健康的時候生活是什麼樣子。

從這時起，茱妮普全心投入每天的瑜伽練習。課程不容易，她每一次都要重新適應那種疼痛感，就好像爬山的西西弗斯，每天都要從山腳重新開始。不過緩慢地、逐漸地，茱妮普開始感覺到差異，有一天她發現變得比較容易了，彷彿是從半山腰開始爬起，隔天好像又比前一天往前幾步。進步很緩慢，但這確實是進步。

她感覺自己的活動範圍變大了，她的姿勢可以做得更到位，課堂外日常的走路、活動也變得更輕鬆，早上起床不再令她痛到喊出聲，骨盆傳來如電流般的疼痛感開始緩和、消退。她在家裡行走可以不必再扶著牆。

然後茱妮普有了好消息：她懷孕了。

幾個月後，她覺得身體更好了。孕期大部分時候都沒有發炎或疼痛，病情因為懷孕而暫時大幅減輕。原因是懷孕時期的荷爾蒙對於部分自體免疫疾病有正面效應，可以緩解症狀，甚至減緩病程[18]。

二十八週的時候，茱妮普出現早產陣痛，所以醫師命令她臥床休息，於是之後一個月茱妮普大多在床上度過。她請假，暫時告別那繁忙、耗費精力的工作。她沒有收拾辦公桌，電腦周圍擺著相框，椅背還披著開襟毛衣，可是她後來再也沒有回來上班。懷孕足月後，醫師解除臥床的限制，她開始到舊金山的丘陵地健行，希望寶寶快點出來。健行兩週後，一九八二年二月，女兒瑟琳娜出生了，是個健康的小寶寶。

產後幾週，隨著孕期荷爾蒙消退，疼痛感回來了。茱妮普坐在女兒房間的搖椅上，餵小嬰兒喝母乳，她又開始感覺骨盆深處竄出電流般的疼痛感。她意識到自己無法兼顧一切：全職工作、照顧幼兒，還要投注時間進行治療所需的瑜伽課程。於是她辭掉工作，放手一搏，和先生一起搬到洛杉磯，創立「史坦夫婦」（Stein & Stein）商業管理公司。創業的工作量和壓力很大，但至少她能掌控時間安排，把瑜伽練習放在優先位置，她確信這是治療關節黏連性脊椎炎的關鍵。

身體狀況的進展激勵茱妮普尋找加速治療的方法，希望能擴大瑜伽的成效。像許多其他克服不治之症的人一樣，她最先改變的是飲食方式。她沒有遵從特定的飲食內容或營養方案，單純是稍加注意哪些食物能讓她在瑜伽課堂上感覺更舒適、強壯、輕盈、有活力，而哪些食物使她變得沉重遲緩。她發現自己的飲食很快就變成以蔬食為主。

她接受魯爾夫治療法（Rolfing），這種療法類似按摩，不過更深入，目標是重塑、重整身體的結締組織，也就是連接關節的筋膜和韌帶。茱妮普接觸過幾位魯爾夫治療師，不過找不到彼此的默契，這幾次體驗療程似乎沒有太大助益。他們的技巧很好，可是似乎對於身體沒有直覺的洞察力，無法覺察個別客戶獨一無二的需求。後來她遇到馬克，這位治療師經驗豐富，直接師承療法的創始人艾達．魯爾夫（Ida Rolf）。馬克和其他治療師不一樣，茱妮普覺得和他心有靈犀，因此信任他，他擁有茱妮普看重的洞察力。他告訴茱妮普，他的手法是在腦海裡具象化他要對結締組織執行的任務，並用手掌、指關節、手肘來化解骨頭黏著之處，開通阻塞、凝滯的部位。茱妮普相信馬克的心理及身體力量能夠清理她身體中所謂「卡住的點」，讓治療可以在多個層次同時進行。

開始接受馬克的魯爾夫療程後，茱妮普的瑜伽動作可以更到位，延長維持姿勢的時間，伸展的範圍也變大了。一開始她是做熱瑜伽（hot yoga），茱妮普心想，熱氣可以暖化關節和韌帶，擴大身體的伸展範圍。過去熱水澡可以幫助她放鬆僵硬、疼痛的骨骼，熱瑜伽應該也有同樣的功效。不過她所練習的熱瑜伽只有二十六種動作，不斷重複，茱妮普精熟全部動作後，她希望能更進一步。她覺得要抑制侵襲性的自體免疫疾病，運動練習就得不斷進步，不能停留在原地。

之後幾年，茱妮普一一練過各種形式的瑜伽，因應身體不斷改變的需求來調整練習內容，持續進行治療。她發現，魯爾夫療程愈深入，瑜伽的效果就愈好，她也愈不覺得疼痛，不只瑜伽課程，日常生活也變得輕鬆，不管是抱小孩、坐在辦公桌前、出門散步都不太覺得痛苦。魯爾夫治療的過程中相當疼痛，不過茱妮普發現微量使用大麻能降低疼痛感，這讓馬克能更深入按摩軟組織與韌帶。茱妮普學著運用微量大麻的止痛效果、魯爾夫治療法及瑜伽來轉化自己的身體及免疫系統，讓身體不適合發炎性自體免疫疾病生存。不過要完全擺脫疾病，還有很多事要做。

茱妮普的前一份工作是掌管全世界最大貨運公司的稅務部門，比起那份工作，和李一起經營史坦夫婦公司給了茱妮普更多工時方面的彈性。經營自己的公司當然是肩上的重擔，但她喜歡掌握控制權與能動性，當自己的老闆、安排自己的時間，但這份工作還是帶來負面影響。他們為許多好萊塢客戶管理財務，而這些人期望他們二十四小時待命。他們的公司成立不久，茱妮普說：「我們初來乍到，剛加入賽場。」要和那個地區經營已久的公司競爭，他們必須加倍努力、加倍通融客戶的要求。

茱妮普說：「會有人半夜兩點打電話來吵醒我們，電話那頭是某位搖滾樂明星，對方說：『我被我太太氣得要死，就隨手砸了一個彩繪玻璃檯燈，那個有保險嗎？』」

後來，茱妮普了解到，如果她想要真正痊癒，就得重新安排生活。茱妮普和李賣掉公司，搬到聖地牙哥，把生活重心放在身體和小孩上。李當上聖地牙哥濱海地帶一家不動產開發公司的總裁，而茱妮普在照顧三個小孩的同時仍然把治療放在第一位。把自己放在小孩之前，她和眾多媽媽一樣會有罪惡感，不過每一天她仍設法撥出時間做瑜伽。她告訴孩子們：「我得去上瑜伽課，才能好好當你們的媽媽。」

現在回想起來，她不確定疼痛感是什麼時候完全消失的。逐漸地，她舒服的日子比痛苦的日子多，然後疼痛的日子愈來愈少、頻率愈來愈低。有一天，她突然發現自己感到舒適自在，沒有疼痛感，而且她好久沒有感到疼痛了。

她不需要布魯斯通醫師給出診斷也知道身體狀況大幅好轉，她自己能感覺得到，但她還是希望醫師能確認。當初茱妮普就是在這個房間得到相當於無期徒刑的診斷，她再次躺上檢查臺，而布魯斯通醫師抬起她一條腿，測試柔軟度。醫師輕輕地把腿往身體方向壓，每往後幾吋就查看茱妮普的表情，以為她會痛得皺眉。醫師一面繼續把腿往下壓，一面問：「妳還好嗎？」茱妮普點點頭。「那現在呢？還好嗎？」茱妮普的腿可以順暢活動，貼近軀幹，而布魯斯通醫師的表情又震驚又訝異。

為身體找尋合適療法的過程就是一長串不斷的試誤，茱妮普說：「現在回想過去，談起這件事的時候，彷彿那是一條直線，不過其實我拐錯彎很多次。」她嘗試過某些策略，後來才發現是死路一條，不過當她摸索到能改善身體狀況的方法時，她就勇往直前。她不斷傾聽身體的訊息並據此調整方向，她改變飲食內容、運動習慣、工作型態與日常行程。她徹底改變生活方式，進而改善身體與健康狀況。

沒有人叫她這麼做，瑜伽、魯爾夫治療法、微量大麻、大幅改變飲食內容、調整生活型態以解除壓力、把健康置於優先位置，這些都是她透過試誤、直覺、與身體建立深層聯繫、傾聽身體的聲音摸索而出的方法。

茱妮普結合多種治療策略，三十多年後的今天回頭去看會發現，這些方法大多獲得最新科學研究的支持。比方說，大麻不僅廣獲認可是有效又安全的止痛劑，同時也有消炎的效果。有些研究者猜測微生物群失衡可能正是類風溼性關節炎等自體免疫疾病的病因[19]，因此重建腸道及體內興旺、平衡的微生物群有助阻退發炎性疾病。微生物群的健康狀態甚至可能與癌症有關，這個議題稍後將有更深入的探討。像茱妮普一樣投注大量心力練習瑜伽的人，在典型的雙盲研究中會被稀釋，成為被平均的數據之一，不過即便如此，瑜伽和類似的活動如靜坐、正念療法（mindfulness）現在都獲得認可，是對抗慢性疾病的利器，其益處無可否認。

對茱妮普來說，瑜伽就像北極星，為她指引治療的方向，但這不代表所有人都應該做瑜伽。瑜伽不僅讓茱妮普的韌帶保持柔軟、彈性，或許更重要的意義是，瑜伽幫她達到內在平衡，促使她轉換為消炎的生活型態，關閉壓力荷爾蒙的持續分泌，阻止皮質醇傷害身體調節發炎的能力。

追根究柢，你要改變與自己身體的關係，才能獲得消炎的生活型態。這意味著格外注意讓什麼東西進入體內、如何使用身體。也就是說，你應該每天盡量活動身體，根據你目前的健康狀況，你可以選擇散步一段時間或稍微伸展身體。研究發現，即便只是二十分鐘的適度運動也有助於平息體內發炎[20]。而如果你像茱妮普一樣，找到了讓身體和健康狀況好轉的事物，那麼請**全力以赴**，調整日常作息，為這件事撥出時間精力，把身體與健康置於優先地位，以此為目標來安排行程。

要改變與身體的關係，很重要的一部分在於檢視壓力源。下一章，我們將進一步了解人類的壓力反應、壓力對疾病的潛在影響，以及該如何遠離慢性壓力與發炎狀態，啟動療癒模式。

茱妮普留著一封布魯斯通醫師的信，夾在她的病歷裡，這封信標誌著她顯著的康復歷程。醫師確認他最初的診斷無誤，同時也承認茱妮普的關節黏連性脊椎炎確實緩解了，持續時間多久未定。他觀察到茱妮普不僅擋下病程的進展，同時也沒讓疾病留下太多不可復原的傷害。比起診斷時，茱妮普關節的柔軟度提升了，白血球計數（自體免疫疾病的指標）也回歸正常。為了向茱妮普解釋到底發生了什麼事，布魯斯通醫師終於總結道，她獲得「一種獨特的緩解」。

三十年後，茱妮普想起這件事笑了出來。她說：「我猜我現在仍然處於『獨特的緩解』狀態吧。」

茱妮普今年六十四歲，已經康復三十年了，她的身體中沒有關節黏連性脊椎炎的跡象，不過骨盆處的骨頭仍留有疾病的傷痕。在掃描下能看見過去的疤痕刻劃在骨頭上，提醒她曾患有不治之症，而現在痊癒了。

Chapter 5

啟動療癒模式

我們要麼降低生命的複雜度，但這不太可能，反而很可能增加，要麼就是找出更有效處理的方式。

——麻省總醫院身心醫學研究所創辦人，赫伯・班森

一八九七年，一位年輕的生理學家華特・坎農（Walter Cannon）剛到哈佛大學任職，他注意到實驗室中幾項不同研究所使用的老鼠出現奇怪的現象。大多數情況下，一切都按照計畫進行：跑實驗、記錄結果，老鼠的反應要麼符合研究人員的猜測，要麼不符合。不過這些研究一般都對實驗動物造成極大壓力，坎農開始注意到一種固定模式：老鼠害怕、感到壓力大或心神不寧的時候，牠們胃裡的蠕動波（促進消化的肌肉運動）會突然完全停止[1]。坎農對此現象大感興趣，因此進一步觀察，他發現當大腦釋放腎上腺素這種荷爾蒙時，消化作用會立刻受到影響，而且可能還波及其他生理過程。

受到這些緊張老鼠的啟發，坎農決定深入研究情緒生理學。他是這類研究的開拓者，之前沒有人涉足過這個領域，而他的研究過程也不是非常順利。他跑了一次又一次實驗，注意到恐懼或

壓力會使實驗動物產生各種生理變化，影響血流、凝血、心律、呼吸等現象，但他不知道該怎麼理解這些現象。後來，回想當初苦思該如何理解他所觀察到的現象時，坎農寫道：

「這些變化，包括脈搏加快、呼吸凝重、血糖上升、腎上腺分泌，種種現象看似紛雜而毫不相關。不過在一個失眠的夜晚，我思考這眾多類似變化，我腦海中突然閃現一個想法：只要把這些現象看作身體為戰或逃所做的準備，那這些變化就都能美妙地整合在一起[2]。」

那一刻，坎農首次使用「**戰或逃**」這個讀者大概已經很熟悉的新詞彙，而這將改變未來的醫學進程。

當然，坎農並沒有發明「戰或逃」這種現象，這是動物與生俱來的行為。但他的確觀察到這種現象並為之命名，也因此打開一扇大門，通往心靈、身體與慢性壓力之間關係的全新知識領域。

半世紀後，在哈佛大學同一間實驗室，一位年輕的心臟病學家赫伯．班森（Herbert Benson）接下坎農的棒子，繼續前進。多虧坎農的研究，班森已經明瞭身體面臨壓力會出現什麼行為及背後原因。這兩位身心醫學巨擘在哈佛的同一間實驗室工作，前後相隔六十年，我很喜歡這個巧合。這兩位學者在職涯剛起步時，連外貌都十分相像：旁分的深色頭髮，戴著眼鏡，穿著厚重的實驗袍。

班森是一位心臟病學家，他的職責是為常見的心臟問題尋找創新的治療方法。其中一種毛病就是高血壓，這是嚴重心臟疾病的前兆。他做愈多研究、觀察愈多病患，就愈對壓力與情緒所扮演的角色感到興趣。他的同事不太認同這個研究主題，因為當時已普遍認定腎臟問題就是高血壓的直接肇因，大家對於班森浪費時間尋找高血壓與情緒之間的關聯感到懷疑且不快。一般認為情緒太過「抽象籠統」，不是真正的科學。

不過班森認為壓力正是多數心臟病背後無聲無息的罪魁禍首，他堅持繼續研究。他設計實驗來調查高血壓的根源，並研究與壓力的可能關聯。他訓練三隻松鼠猴不停按按鈕，直到燈號亮起，如果牠們按按鈕的速度不夠快，就會被電擊。顯然這種情況會帶來很大的壓力，而這些松鼠猴的身體也有所反應：牠們按按鈕試圖避免電擊時，血壓會升高。接著班森稍微改變實驗設計，他移除按鈕，唯一能關閉電擊的條件就是當猴子的血壓升高到一定程度，就和之前一樣。結果猴子的血壓的確升高了，就算沒有按鈕，牠們的身體受到制約，因此血壓飆高[3]。換句話說，猴子只要能改變血壓就能「獲得獎賞」（避免電擊）。這項研究顯示腎臟疾病等生理現象並不是導致高血壓的唯一原因，真正的病因是壓力，另外一個重點是，行為變化可以改變血壓高低。這份研究開啟看待事物的全新角度。

研究發表後，心臟學領域大為震驚。那時西方醫學還無法接受心理或情緒活動可能導致生理問題，也不相信壓力可能對身體帶來生理毛病。醫師和研究者被迫重新思考自身對於壓力與心臟疾病的立場。假如靈長類動物可以因訓練而提高自己的血壓，導致高血壓疾病（冠狀動脈心臟病與中風的主要風險因子），那應該也能訓練牠們降低血壓，遠離這種極為致命且醫藥費高昂的疾病。

班森為人類設計另一新版本的血壓實驗，邀請自願受試者進到實驗室，利用刺激物及閃燈的關聯系統訓練他們自行降低血壓。班森想知道人類是否和其他靈長類動物一樣能利用意志力來調節血壓。結果是肯定的，七位受試者中有六位受到制約，會對特定刺激物產生反應，成功調節血壓，**無須藥物**或其他醫療手段介入。這是一項大發現，但仍需要長時間的訓練，加上個人**以外**的刺激物才能獲得成果。

此時，一群超覺靜坐老師（transcendental meditator）來到班森的辦公室門前，自願參與試驗。

他們說：研究我們吧。他們宣稱猴子做得到的，他們也都辦得到，而且成效更好。

超覺靜坐是一種特殊的靜坐形式，練習者須專心誦唸「特音」（mantra，或稱「真言」）。這群靜坐者相信自己能透過靜坐練習來調整生理現象，包括提高或降低血壓，但他們還沒有證據，而哈佛醫師所進行的研究可以印證他們長久以來的信念。

這一切彷彿機緣注定，一群人類白老鼠自願送上門來。不過班森拒絕了，當時醫學界認為靜坐不過是效果存疑的非主流嗜好，甚至有人認為那完全是無稽之談、自欺欺人的危險例子。班森擔心要是讓研究結果為靜坐的效果背書，他可能危及自己過去所有的努力，抹去目前得來不易的成果。多年之後，我也體會到班森當時的處境，這是一個令人備感折磨的交叉路口：心知若要取得進展，這正是最需要研究的問題，但同時也可能傷害自己的信譽與職涯，這是典型的兩難處境。

不過這群靜坐者不容易打發，他們相當固執，最後班森終於點頭同意。不過他採取了一些防範措施，他把實驗時程安排在晚上，實驗室空無一人的時候；他請靜坐者從後門進來，以免被看見[4]。

這一次，班森沒有用閃燈、制約或刺激—酬賞系統，他為受試者接上血壓計，並監測他們進入冥想狀態時的血壓。他觀察到，一如他們原先的預期，靜坐者的血壓下降了。不過，不僅如此，他們的心率也下降，呼吸變得緩慢、深層，新陳代謝趨緩、穩定。總而言之，他們能夠控制神經系統中讓身體休息、放鬆的部分。在此狀態下，身體進入一個理想的情境，不僅有利我們的祖先在大草原上生存、興旺，能啟動關鍵生物功能（例如消化和繁殖），對現代人也有同樣的功效：關閉壓力荷爾蒙的分泌、進入恆定狀態、讓身體進行調校與治療。

因為血壓的降幅很小，在靜坐狀態中，血壓最多只下降個位數值，因此針對該研究的批評總是死咬這項實驗數據。不過班森指出，這些人每天都靜坐、練習、「鍛鍊」他們的靜坐能力，就像我們會透過運動來鍛鍊肌肉一樣。這些受試者受過高度訓練，久經練習，技巧高超，他們休息狀態的血壓原本就已經相當低，比一般人還低得多。事實上，他們異乎尋常的低血壓正是每日勤奮練習放鬆反應所帶來的直接成果。而且研究證據顯示，靜坐的正面生理效應遠不只有調節血壓，這讓班森明瞭，要研究的還有很多。這些人單憑靜坐就能為身體帶來一系列正面的生理變化，這對他們的長期健康狀態有何影響？這樣的手法能不能也為其他人開創健康之道？

我的腦海中突然閃過一段記憶，像幻燈投影片一樣清晰，我想到我在巴西最初訪問的幾位患者。這位患者深深銘刻在我的記憶中，就是她使我的心態從懷疑轉為開明。

我在倉庫找到那箱錄影帶，我記得珍是我第一位錄影訪談的對象。順利找到正確的錄影帶後，我拍掉上面的灰塵，放進播放機中。我看到我自己坐進椅子裡，手拿著筆記本和筆，然後珍走進畫面，她苗條、膚色健康、滿臉笑意，看起來健康又容光煥發。她和我握手，然後坐下，用手梳梳淺褐色的頭髮。從影片中看不太到我的臉，但我記得自己看到珍時非常吃驚。在那次會面之前，我對珍的了解只有妮基告訴我的事。妮基是一位護理師，就是她最先建議我要去巴西一趟，我出發之前問她，有沒有誰是我應該探查究竟的？我跟她說，我想要和擁有確鑿證據的人談一談——獲得準確無疑的診斷加上明確的緩解證據。我想找的是有憑有據的人——這些人確實曾經患病，而根據醫學數據他們應該奄奄一息，但卻確實痊癒。妮基是腫瘤科護理師，她有數十年的經驗，我知道她會認識這樣的人。

她不假思索地回答：珍．蕭（Jan Shaw）。她把知道的一切告訴我：珍去到巴西的時候一息尚存，面臨多重器官衰竭，她的腎臟即將停擺，心臟嚴重受損。珍已是狼瘡末期，病情嚴重，症狀擴散到各個器官，包括腦部。

我對狼瘡的了解夠多，我知道這種疾病一旦侵犯到重要器官，就不可能康復了。我相信病情嚴重的患者假如謹慎控制，也許可以延長生命，但要完全康復？不可能。

所以那個陽光明媚的早晨，珍．蕭在巴西愉快健康地和我握手並自我介紹時，我說不出話來。我記得當時心想：哇，真有這種事！

「你必須放手」

打從一開始，珍給人的印象就是精神煥發、充滿活力、真心熱忱。她剛從潮汐室靜坐回來，散發出平和、滿足的光芒，我很難相信她曾經病重。我這麼說的時候，她從包包裡拿出皮夾，抽出一張照片遞給我。

她說：「這是我，兩年前拍的照片，那是我第一次來巴西前不久。」

照片中的女子體重過重，明顯生病了，看起來完全不像我面前的這個人。我心想，如果這兩個人並肩站在一起，我也不會相信她們是同一人。

妮基在她來到巴西的第一天認識珍，她們住在同一間小旅館的隔壁房間

珍說：「妮基來的時候，我的狀況才**剛開始**好轉，那時我剛能重新走路不久。」

她的話隱約透露出她的經歷以及她走過的漫漫康復之路。

珍的病始於青少年時期。一開始，她只是很累——非常累。她會寫作業寫到睡著，撐不到晚上出去約會。即使是白天，她也沒什麼活力。彷彿她身邊的人都有用不完的能量，而她的電池電量總是即將用罄。

二十幾歲時，情況開始變得更奇怪、更嚇人。二十五歲，珍的椎間盤破裂，因此必須動手術。二十七歲，背部的肌肉分離，又要動手術。二十八歲，醫師診斷她神經根乾化，造成劇烈疼痛，於是再次動了背部手術試圖修復，不過手術害她之後五年離不開輪椅，小痛大病接連而來。

一開始，這些問題看似毫不相干——極度疲勞、一次次背部病變、不尋常的感染，後來這些症狀逐漸交織成一張網，沒有明確診斷，只知道根源是虛弱不堪的免疫系統。有地方出了大錯，但沒有人知道到底是什麼。

在此同時，珍努力生活。她結婚生子，又另外領養了兩個孩子。她斷斷續續工作，努力當個好太太、好媽媽。她心想，人生就是這樣。其他人在人生的河流上乘坐小筏前進，而她只能在河裡掙扎，努力讓口鼻浮出水面。對她來說，光要求生就耗掉她大半力氣，每吸一口氣都艱難無比，但同時她還得努力做到其他人做到的一切，這就是她的「日常」。不過隨著時間過去，生活沒有變輕鬆，母職愈來愈困難；她和丈夫的關係開始分崩離析。

後來，案情有了突破。珍接受墊下巴手術，這原本應該只是一般的常規手術，不過當她自麻醉中甦醒時，醫師看起來很緊張。醫師告訴她，她的出血量比一般情況來得多。手術之後，珍患上危及生命的腦部感染——她的身體排斥植體，顯示免疫系統出了毛病。那是第一位下這個診斷的醫師：全身性狼瘡。

珍說起這種差點要了她的命的疾病：「那很容易忽略掉，你全身上下好多不同地方出狀況，所以你去看背部的醫師、關節醫師、下巴醫師等等，沒有人看到全貌。」

由於誤診長達數十年，狼瘡肆無忌憚地肆虐她的身體，對心肌造成不可回復的傷害，並擴散到其他器官。對某些人來說，狼瘡可能只是輕症，主要症狀是鼻子和兩頰會出現「蝴蝶狀」的紅斑，可以透過調整飲食、生活型態及服用藥物控制病情，因此還能過著相對正常且健康的生活。但珍不是如此，等到醫師搞清楚到底是怎麼一回事時，她的病情已經非常嚴重。狼瘡侵犯到她的心臟、肺臟、膀胱、腎臟。

之後是多年的治療，不過無一奏效。她服用強體松（prednisone），每天服用高達一百毫克（這已經是極高的劑量），但也只是稍稍緩和症狀。而且服用強體松來減緩發炎、抑制免疫系統的代價不小，其副作用可能延續終身，令人疲憊虛弱。強體松可能損害關節，尤其是髖臼，造成髖部骨折。

當時是一九九〇年代初期，目前用於治療狼瘡的更有效藥物當時還沒發明出來。不過即便到了今天，狼瘡還是沒有治癒的方法。有些患者的症狀比較輕微，可以靠著藥物和生活管理控制病情，也有人的病程和珍一樣不斷惡化。不論如何，狼瘡仍是無藥可治的疾病。

珍持續服用強體松多年。有時藥物可以抑制她體內猛烈的疾病，不過到頭來，藥物終究無法徹底壓抑病情，她的骨頭和關節受到永久的損傷。一九九二年，她的心臟一度腫脹到平常的兩倍大。醫療團隊對心肌進行切片，檢查腫脹是不是狼瘡所造成（答案是肯定的），並施給細胞毒素（cytotoxin），藉此保護心臟組織。珍被排上心臟移植的等待名單，不過因為狼瘡診斷使她不符資格，所以未獲移植。

後來狼瘡症狀暫時緩解，不過一九九八年時，珍剛開始令人痛苦的離婚流程，症狀又復發了。她的心臟再度遭受侵襲，健康狀況懸於一線，醫療團隊又做了一次心臟切片手術，這一次在她的心臟留下一個永久的洞。

珍持續進出醫院，後來，她在醫院裡的時間比在外面多。疾病等問題的重擔使她的婚姻破碎，婚姻也成了一大壓力來源。她的孩子進入青春期，出現行為及藥物問題，他們藥物成癮、戒癮、復發的循環令她心碎，也使親子關係產生裂痕，而且孩子把父母婚姻破裂歸咎到珍的身上。那時他們不願和她說話，珍描述那種感覺就好像心跑到身體之外，迷失在世界之中，在痛苦中瑟縮，但你卻找不回來。當時珍因為病情日漸嚴重而入院治療，她回想那段日子感到相當孤寂。

她說：「沒有人來探望，沒有人買花送我，沒有人打電話慰問。」

後來狼瘡侵襲到腦部。

全身性狼瘡侵犯到中樞神經系統，會帶來一連串可怕、耗弱身體的症狀，包括記憶喪失、癲癇和危險的脊椎感染。很多人會出現偏頭痛的症狀，一般稱為「狼瘡頭痛」，而即便沒有感到劇烈疼痛，很多人自述會有一種強烈的意識渾沌情況，使他們無法有意識地處理資訊。對珍來說，這是一個殘酷的轉折，原本疾病就已經侵襲全身，現在還要攻擊她思考、表達自我、**定義自己**的能力。

二〇〇二年初夏，珍的上背部右側開始疼痛，醫師很快就找到可能原因：她的膽囊由於多次的感染而傷痕累累，醫師動手術移除膽囊時，珍染上敗血症，這是一種危及性命的全身性感染。後來，狼瘡又擴散到腎臟，使她面臨腎衰竭的風險。

腎衰竭是全身性狼瘡患者的首要死亡原因。由於免疫系統攻擊重要器官，負責將毒素濾出體外的腎臟也會發炎。這會導致**狼瘡性腎炎**（lupus nephritis），腎臟不再能移除毒素或調節體內的液體量。隨著腎臟停擺，體內的毒素不斷累積。那天在診間，珍得知不只有她的腎，所有主要器官無一倖免，她已面臨多重器官衰竭。

然後，有一位朋友突然打電話給她，問她有沒有聽過心靈治療，她提到自己去過的一間巴西治療中心。

珍說：「我當時嗤之以鼻，那聽起來像是怪力亂神。」

可是當第三、第四位朋友提起時，她決定一探究竟。她讀了相關療程的正反面評論，權衡之後決定出發。不過當時她非常虛弱，她有腦水腫（腦部腫脹），洗澡和進食都需要別人協助，她連要在椅子上坐起身都會摔跤，珍的醫師不認為她能撐過這趟巴西之旅。由於珍的腎臟析出水分的速度不夠快，因此液體開始在體內堆積，她隨時有可能陷入敗血性休克。所有醫師看法一致：「不要上飛機，妳會死掉的。」

珍的回答是：「不上飛機我也會死。」

公車顛顛簸簸地開在漫漫長路上，往治療中心駛去，途經青綠的牧場，偶有幾隻黑牛休憩其間，零星有幾棵桉樹防風林。此時珍服用十五種藥物來維續生命。她面臨廣泛的器官停擺，體內堆積大量液體，隨時可能陷入敗血性休克。但她活了下來。

一開始，她感覺自己就在鬼門關前徘徊，生命懸於一條細細的線，隨時可能因為輕微的壓力而斷裂。不過巴西的生活節奏深具修復力，她很快就融入當地小鎮和治療中心的步調：在潮汐室長時間靜坐，享用健康餐點與果汁，和擁有同樣經歷的人往來聯繫。這是數十年來第一次，她覺得自己在對抗病魔的路途上並不是孤單前進。

每天珍會帶著一大袋藥物去潮汐室靜坐，袋子裡裝著她控制狼瘡病情的所有藥物，包括強體松、心臟用藥與化療用藥（化療也是常見的狼瘡療法）。有一天，當地的醫者靠近她，直直看著她的雙眼告訴她：「這不屬於妳。」

珍以為他指的是她的藥袋，於是護住身旁的編織包說：「這是我的，上面有寫名字。」

醫者說：「不，妳的孩子，不屬於妳。他們是上帝的孩子。」

珍走出潮汐室，開始啜泣。她停不下來，哭了好幾天。

珍內心深處原本就知道這一點，她必須放下孩子，但一直不肯承認。聽到這些話，她彷彿終於獲准放下這一段有毒的親子關係，放下自己照顧者的角色，不須再為家人所受的一切創傷承擔責任。她了解到，就算沒有時刻殷切掛念、擔心他們，使自己的心靈與身體持續處於恐慌焦慮之中，他們也會沒事的。他們踏上自己的人生旅途，必須自行找到出路。這一刻，她在心裡放手了，讓三艘小船順著水流漂走。她感到無比悲傷，以及隨之而來深刻、無限的自由。

她把化療藥物沖下馬桶，開始戒除強體松，她自行減藥的速度非常快。當我聽到她每日減少十毫克的用量時，我張口結舌，這種速度太快，其實非常危險。多數人若長期服用高劑量的強體松，必須循序漸進地慢慢減藥，身體才能負荷。腎上腺需要時間來調整、反應，才能重新開始正常運轉，接手原本由強體松擔綱的任務。

我告訴她：「妳很幸運才沒有因為減藥過快死掉，那可能害妳腎上腺崩潰。」

她聳聳肩說：「但我覺得好多了。」

她身體恢復的速度愈來愈快，十天後她就完全停掉了服用數十年的藥物，而且她覺得身體狀況很好，大約一週後，她就開始可以自行走路。等到妮基來到巴西時，珍不僅可以行走，還能外出健行。身心健康、快樂、不需服藥。

她是怎麼辦到的？

放鬆以外

赫伯・班森透過靜坐研究證明放鬆反應能帶來立即的生理效果，也就是關閉戰或逃狀態，讓身體有時間進行修復。藉由處理現下的壓力，我們可以暫時將壓力排出體外，維持恆定狀態一小段時間，開啟身體的療癒模式。但如果長久累積的壓力和過去的創傷仍然存在，潛伏在表層之下，那我們真的能夠進入療癒模式並維持夠長的時間嗎？

靜坐研究獲得成果後，赫伯・班森撰寫並出版《哈佛權威教你放鬆自療》（*The Relaxation Response*）一書，甫上市便登上暢銷排行榜。基本上，書中內容就是將超覺靜坐重新拆解為大家都可以仿效的運動，快速而簡單，以西方讀者較容易了解的文字來說明靜坐要領。他的理論是，每天抽出一小段時間靜坐，一般人就能感受到顯著的健康效益，而且方式簡單得令人難以置信。

以下就是班森放鬆反應的基本要領：安靜坐下，調整到舒服的姿勢。閉上眼睛，放鬆所有肌肉。透過鼻子呼吸，氣息緩慢而平靜，吸氣、吐氣。此時心裡專心想著一個字詞或聲音，也就是可以將煩擾的思緒阻擋在外的特音，收束不安定的心神，拋開一再出現的念頭與恐懼。至於特音，大家可以選擇對自己有安定效果或別具意義的字詞，也可以和個人的靈性或宗教信仰相關。班森在相關主題的演講中一再強調，就算煩擾的思緒出現也不代表靜坐失敗，重點在於重新凝聚心神，繼續下去，他建議靜坐持續十至二十分鐘。就這麼簡單。

這看起來非常容易，卻能獲得可以量測得到的健康效益。每天撥出幾分鐘坐在椅子上，遵從班森這幾個簡短步驟，不僅能降低血壓，還對慢性頭痛、心律不整、經前症候群，甚至是焦慮和憂鬱症有顯著的正面效益。如果這麼基本的放鬆策略就能獲得如此改善，那麼更深層而全面的靜坐練習又會獲得什麼樣的「奇蹟」成效？

以下是我對珍等人在巴西所從事活動的觀察：大家每天參加深層的引導式靜坐，一連數個小時。那種凝聚感很強烈，很多人確實在短短幾天內體會到一股真誠而深度的聯繫，似乎比他們在家鄉所感受到的更深更廣。靜坐室中有一股能量在人們之間流動，那股能量令人激動，即便是我這個旁觀且缺乏靜坐經驗的人也能感受得到。

我們現在知道，靜坐確實能改變大腦的形狀。莎拉・拉薩（Sara Lazar）與她在哈佛大學的同事進行一場為期八週的正念減壓（mindfulness-based stress reduction）計畫，發現海馬迴（大腦中掌管記憶與感覺並調節情緒的部位）的皮質厚度顯著增加[5]。此外，大腦中負責分泌恐懼荷爾蒙並啟動戰或逃反應的杏仁體體積**縮小**。治療中心的整體生活模式都將慢性壓力與焦慮排拒在外，而來到這裡的訪客原本多半與這些負面情緒朝夕共處。

珍在巴西待了十三個月，這並不容易，她手邊沒有很多錢，一開始她已經病到無法工作，而且與家人的關係一言難盡。但後來她獲得幫助：一位家長協助她償還家裡的房貸，而她的生命中出現一位關愛的伴侶，願意支持她待在巴西為康復努力的決定。到了年底，她與生命中新的摯愛一同返家，後來對方成為她的終身伴侶，他們共創充滿交流、互助與同理心的新生活。珍整個人煥然一新，而且表現在身體、情緒與心靈各方面。

到了訪談尾聲，我記得自己當下瞄到我的筆記本、看到還擺在我腿上的那張照片時，我再次感到震驚，我面前的這位女士和照片中的人簡直天差地別。這位女士從小病痛不斷，後來停用了十五種藥物，從鬼門關前走回來，人生煥然一新。現在的她歡欣、充滿活力與生氣，其間的差異極為驚人。我往前把照片遞還給她，告訴她我的想法。

她笑著點點頭說：「在美國的時候，有時在街上遇到小時候就認識的人，他們根本認不出我。」

對於珍所造訪的這類「心靈」治療中心，人們對於來到這裡的經歷有很多不同的解釋。身為醫師，我抱持懷疑論調，但同時我也虛心了解到，這世上有些事情是我們還不明白的。我研究自癒現象的過程中，有一件事變得無比清晰，那就是**傾聽**的重要性。我們一般沒有受過傾聽的訓練，不論是在醫學院或是擔任住院醫師期間。即便是在理應重視傾聽的精神科，我們通常也只是專注於疾病或診斷，而不是試圖了解患者的各個面向以及可能致病的所有因素。我現在知道，對於何謂聆聽病患，我必須有更深、更廣的了解。要解開自癒現象紛雜線頭的第一步是**看清**有多少線，釐清他們是如何交織，我得觀察患者經歷的整幅繡毯。

我看了珍的經歷所織成的繡毯後發現，顯然透過徹底改變自己的生活，她同時也扭轉了健康狀況。我知道壓力是其中的重要因素，但我們意識所能控制的壓力反應也有其極限。要更深入了解珍和其他戰勝不治之症者的身體到底發生什麼變化，我必須進一步檢視自律神經系統（autonomic nervous system）及其運作方式。

神經系統：身體的變速器

神經系統是連接身體各部位與大腦的電線。**體神經**（somatic nervous system）連接中樞神經系統，負責來回傳送感覺和動作資訊。人有將近八百六十億個神經元，彼此串聯在一起，將全身包括手指和腳趾末端接收到的訊息傳送至大腦的指揮中心，再由大腦決定是否要趕緊抽走手指，遠離高溫的物體，還是繼續撫摸柔軟的貓咪。訊息在體內的傳遞如閃電般快速，因此大腦可以在你觸摸的當下就知道是什麼東西。我們的意識可以控制部分體神經系統。你決定站起來，於是四十三對神經產生一連串精妙的電流及化學反應，由大腦啟動一次超快速的連鎖反應，從中樞神經系統沿著脊椎傳遞至周邊神經系統，在大約八十億個神經末梢運作的情況下，你從椅子上站起來。

但在自癒現象方面，我們要關注的主要是**自律神經系統**，也就是連接大腦與重要器官的神經，由數十億個神經元和神經纖維組成。這一部分的神經系統運作無聲無息，不在我們意識的管控之中。這和我們決定要舉起手，於是手舉起來不一樣，由自律神經系統控制的器官、血管、腺體等是由潛意識掌控。

你可以把自律神經系統想像成汽車引擎。就像汽車一樣，自律神經系統可以根據情況需要切換到不同的「檔位」。有開過手排車的人就知道，不同的行車速度要搭配不同的檔位。多數人現在大概已經不開手排車了，但我還記得當時學開車的時候（而且還是開拖拉機），慢速、走走停停時要選某個檔位，開公路要選另一檔，各種情況都有相對應的檔位。如果你超車時用L檔，或是在自家車道上用高檔位，那就會遇上麻煩——引擎會冒煙、發出哀號聲或是熄火，甚至燒掉離合器。

現在市場上以自排車為主，也就是汽車引擎中的電腦會自動為駕駛換檔。這樣比較簡單，但有時候我還是會想念古早的手排車，感受引擎的內部運作對我來說具有某種魔力，我深受吸引；開手排車讓我對汽車的運轉有多一些概念，也比較了解汽車的運作方式和原理。我現在開的是自排車，我也已經習慣不要想太多，讓汽車自動換檔。一般情況下一切順利，可是如果某個地方故障了，我就茫然地不知道該如何修理。

我想很多人對於自己的身體也是一樣一知半解，身體理應自行切換到高檔位或低檔位，可是卻失靈了。身體的電腦故障了，但我們通常沒有發覺。

自律神經系統有兩個基本模式：交感神經和副交感神經。身體面臨危險或壓力時會切換到交感神經系統，啟動**戰或逃**模式。而副交感神經系統有時稱做**休息和消化**模式，沒有面臨威脅或問題時身體不需要緊繃或警戒，因此其餘時間**應該**要回到這個狀態。

交感神經當然是不可或缺的，這是身體天生的警覺系統，能在你感知到威脅時立刻進入戒備狀態。在那種情況下，模式的切換是立即的，就像轉動車鑰匙時，引擎要能立刻發動，開始運轉。遇到老虎？你的杏仁體（大腦中的兩個杏仁狀結構，為情緒控制中樞）會啟動體內的連鎖反應，釋放出各種壓力荷爾蒙和神經化學物質至血液中。同時血管會快速收縮，讓血液留在四肢，以便你揮拳攻擊、逃跑或做出其他必要反應。此時消化運動會暫停，心率提高，呼吸變得淺而急促；聽力甚至可能變得遲鈍，視線變窄，身體藉此阻擋可能分心的事物，讓你集中注意力以面對威脅。

戰或逃反應（有時也稱為**戰逃僵**，因為面對威脅時生物也有可能會僵住）其實會關閉大腦的某些部位，也就是比較注重細微處，負責批判思考及決策的部分。身體不希望你在戰或逃情境中細細琢磨各種選項，現在不是思考全局的時候，你不必考慮老虎的感受或權衡打、逃、僵各種選擇的優劣利弊。在思考**老虎**這個詞之前，你早該朝反方向逃離。

許久以前，身為原始人的我們能夠在威脅消失後**關閉**戰或逃模式，讓交感神經系統慢慢鬆懈，使副交感神經開始運轉，接手掌管身體。在副交感神經模式下，大腦會釋放乙醯膽鹼，這種有機化合物能透過血液循環迅速發揮效果。全身上下的血管、微血管、動脈會立刻開始放鬆、舒張，讓血液流回軀幹，此時心跳趨緩，消化系統重新開始運作，以更高的效率消化免疫系統賴以維生的能量與營養。治療堪稱是身體最重要的功能，而在副交感神經模式下，血液、氧氣與免疫資源皆用以支援這項功能。

以上是副交感神經系統的作用，理論上，我們大多數時間應該處於這種模式，不過大多數人卻反過來，卡在交感神經模式中。

如果兩種模式的平衡對於健康與生存來說那麼重要，我們不禁疑惑，為什麼取得交感與副交感神經系統的平衡會這麼困難？這應該要是本能啊。如果身體原本可以在兩種不同模式之間切換，那我們怎麼會陷在戰或逃狀態中？

變速器卡住了

問題在於，在現代，人們日常生活中幾乎不會遇到老虎，大多數人很少會真的需要戰或逃反應，可是我們身體的程式相當古老，必須自行因應現代生活的需求有意識地進行更新。戰或逃反應精妙、複雜、奇快，身體可以在轉瞬間進入戒備狀態，而日常的各種壓力，不論是真實世界中還是個人腦袋裡千奇百怪的可怕老虎都能啟動這種模式。眾多壓力源接連而來，你找不到機會關閉交感神經。新聞報導中壞消息的數量是好消息的十倍之多，「**見血就能上頭條**」是新聞界的指導原則。尖峰時刻你塞在車陣之中，孩子得流感，而工作的期限近在眼前。不論是在個人或集體的文化層次上，人們總是比較容易注意到負面事物、危機、需要補救之處。這是我們的本性，社會科學家稱這種現象為「**負面偏誤**」（negativity bias），也就是說，我們容易注意到周遭環境中潛在的負面面向而忽略正面的地方。這種特質幫助人類適應危機四伏的非洲大草原，但現在情況不一樣了。

不幸的是，許多人大部分時間都處於低度的戰或逃狀態中，啟動副交感神經模式的頻率太低、時間太短。在今日世界中，我們的交感神經系統時常卡在「啟動」模式中。引擎整日、整夜、整週、整年高速運轉，消耗燃料、磨損變速器，讓車子得不斷進車廠維修，車子的毛病接二連三出現，但其實根本的問題就是你開車的方式不對。

在大自然的理想情況下，我們應該要能在兩種系統之間來回切換，從生存模式轉換為療癒模式，維持身體的恆定狀態（健康的荷爾蒙平衡狀態）。不過現在情況是，演化生物學和現代世界互相矛盾，人類生理功能追不上文明與科技的腳步。

古早人類演化成能適應某種特定的環境，但對現今地球上的多數人來說，那已不是日常生活的樣貌。人類的生物演進處處與我們一手打造出來的世界相衝突，現在精通科技的千禧世代面前總擺著薄如紙張的筆記型電腦，手拿著iPhone，其中電子郵件圖示上表示新信件的紅色數字不斷累積，但這些現代人體內其實存在著古老的基因，受杏仁體制約，永遠以為自己在大草原或叢林裡為生存奮戰[6]，彷彿我們生物上注定會找到緊張、恐懼、焦慮的理由。多數時候我們周遭盡是壓力源，身旁和整個文化中也都是和我們心態相仿的人，因此很容易就對負面事物信以為真。遠古時候，這使我們保持警覺，得以生存，但現在，這害我們賠上健康。

慢性壓力有害身體健康並不是多新穎、革命性的想法，赫伯．班森早在一九七〇年代就在倡導這個概念。雖然這個觀念對醫療業的影響仍**遠不及**實際所需，但有愈來愈多書籍和媒體也正提升大眾對這方面的認識。這方面的研究數以千計，而且結果顯示慢性壓力的影響比我們原先的想像還糟，不只會衝擊當下的健康，更會波及近期未來、甚至後半輩子的身體狀況。不過研究也告訴我們，我們有能力扭轉劣勢。

班森的放鬆反應能促進健康、阻擋疾病，原因是當你在椅子上靜坐呼吸時，你不僅從戰或逃切換到休息和消化模式，同時也在保養、治療**細胞**因慢性壓力而受到的損傷。細胞是身體的基本構成要素，負責執行每一項維持生命的細節生物功能。要開始治療，你必須能意識到自己正轉換成戰或逃模式，此時得想盡辦法穩住變速器，調回恆定狀態。

我們該怎麼做？一個起步的好方法是練習放鬆反應，並注意此時身體的感覺。你的肌肉、呼吸、心跳有何變化？留意身體的哪些部位蓄積著壓力，細細體會當你釋放壓力時身體有何感受。然後問問自己：生活中**還有哪些**事物能讓你有同樣的感覺？對有些人來說，走進大自然或有某些人的陪伴能讓他們感到放鬆；也有些人享受烹飪、畫畫，甚至是開車時拉下車窗、大聲播放音樂。有時候，當事情一忙起來，最能讓我們放鬆的事情反而第一個被擠出一日行程之外，這些事看起來可有可無，但也許其實是我們一天當中最重要的一件事。你不可能整天坐在椅子裡，練習放鬆反應。但你**可以**找出生命中哪些事情讓你有一樣的放鬆效果，讓你擺脫戰或逃狀態，那你就該好好把握，為這件事排出空檔，就像你該按時服藥一樣，因為這的確是治病良方。老實說，這麼做的效果可能超乎我們的想像。

池塘浮游生物給我們的永生啟發

創新時常來自意想不到的地方。醫學發現經常始於錯誤及失算，後來才了解到，這個失誤反而是長久謎團的驚喜答案。這個有名的故事你大概在高中科學課堂上聽過，有一位細菌學家，平常在實驗室中不太注重整潔，累積了一堆用來培養**金黃色葡萄球菌**的培養皿，這是一種常見的致病細菌。某天他總算要去清洗之前做完實驗後就隨手丟在洗手槽中的培養皿。清洗之前，他先打開培養皿的蓋子一一消毒。不過其中一個培養樣本讓他遲疑了一下，所以沒有馬上丟進清潔液中。他拿近細看，培養樣本被某種黴菌汙染。這沒什麼稀奇的，在他忙碌而雜亂的實驗室中，發霉時有所聞。奇怪的是，這種黴菌似乎殺死了周圍的細菌。

亞歷山大・弗萊明（Alexander Fleming）沒有把這個培養品丟進清潔液裡，繼續一天的工作。他走到實驗室另一頭，把培養皿放到顯微鏡下，然後發現了**青黴菌**，這正是第一種抗生素盤尼西林的菌種。亞歷山大・弗萊明的姓名也因此永遠銘刻在醫學史中。這次發現完全是一場意外。許久之後，弗萊明回想這重要的一刻，假如一個不注意，他就可能錯過這個重大發現。他說：「我在一九二八年九月二十八日清晨起床後，完全沒有預料到我會發現世界上第一種抗生素、殺菌劑，引發醫學界的變革。但我猜這就是後來發生的事[7]。」

我們無法準確算出盤尼西林製成藥物以後救了多少性命，不過研究者估計人數大約落在兩億左右，而且持續增加中。我不禁好奇，假如弗萊明把培養皿丟到洗手槽之前沒有遲疑一下，那我們還要多久才能找出其他治療致命感染的方法，而在這期間，有多少生命會逝去？珍・蕭自狼瘡末期康復的故事以及每一個自癒案例就像那個培養皿一樣。道理是一樣的：我們必須**進一步細看**，不該把這些生物學的「意外」隨手拋棄。

對榮獲諾貝爾獎的分子生物學家伊莉莎白・布雷克本（Elizabeth Blackburn）來說，驚喜發現的一刻來自意料之外的地方：池塘浮游生物。

布雷克本想要研究**端粒**（telomeres），這是染色體末端的保護性帽狀結構。就像鞋帶末端的塑膠管可以防止鞋帶磨損，端粒保護染色體的作用一模一樣。她選擇研究**四膜蟲**（tetrahymena，一種單細胞的**池塘浮游原生動物**）單純是因為牠有很多端粒。不像弗萊明，布雷克本拿起培養皿的時候希望能有一**些發現**。只不過後來發現的東西和她原先的預期不一樣：一種過去完全未知的生物化合物，其中可能藏有健康與老化的關鍵。

你高中可能學過，染色體其實就是ＤＮＡ的檔案櫃，儲存細胞運作所需的一切必要資訊。染色體中存有每一種細胞的「操作說明」，教導心臟細胞如何擔任心臟細胞，向Ｔ細胞說明他有哪些應盡職責……所以可說相當重要！除了幾個少數例外，一般細胞的壽命比你短很多，所以細胞必須再生，也就是複製出一個新的自己，繼續執行原本的工作。你有聽過那則常見的小知識，說人體細胞每七年會全部換新一次嗎？這其實相當接近事實，難怪流傳那麼廣。按照這則留言，每七年你的細胞就會全面更新，然後你就重獲新生了！

呃，其實不是這樣的。根據細胞的職責，不同細胞的壽命長短也不同。有的細胞生命週期只有幾天，像是皮膚細胞、結腸細胞、精細胞，有些可以長達數年。有些細胞很少再生（例如肌肉和神經細胞），另有些少數細胞會終其一生伴隨著你（像是腦細胞）。這則小知識說對的部分是，身體一直在製造新細胞。人體有上兆個細胞，最近的研究估計，大約是三十七兆兩千億個細胞，而你活著的每一刻，細胞都在複製自己，讓你能繼續呼吸、心臟繼續跳動、神經末梢持續受電脈衝刺激而有所反應。細胞每次再生，操作說明（染色體）也必須完整精確地複製下來，而端粒的職責正是維護染色體的完整，直到端粒筋疲力盡、最終停擺。

就和鞋帶末端的塑膠管一樣，端粒終究會耗損。細胞每一次分裂、複製ＤＮＡ，端粒的一小部分不會複製到新的細胞上，於是端粒會愈來愈短。到最後，當端粒消耗殆盡，使染色體暴露在外，那細胞可能變成促炎細胞，使身體出問題；或者細胞會死去，這一次就沒有新細胞接替原本的細胞了。

端粒耗損的速度愈快，我們也老化得愈快。而我們老化的速度愈快，身體就愈容易罹患老化相關疾病。細胞凋亡帶來的影響明顯可見：皮膚細胞死去後會在臉上留下細紋、皺紋；頭髮細胞死去會讓你的秀髮變灰、斑白；免疫細胞的死亡會使身體容易發炎或染病，不僅容易染上感冒、流感等傳染病，還包括更嚴重的心血管疾病、阿茲海默症、糖尿病與部分癌症。

端粒逐漸縮短，細胞最終死亡是我們無法逃避的命運吧？可以這麼說。布雷克本注意到，有些人的端粒似乎消耗得比較快，而有些人的端粒似乎較能耐受人體細胞再生的複製—更新循環。也就是說，有些人老化得比較快。為什麼會這樣？

線索就在四膜蟲之中。布雷克本與研究搭檔卡蘿・格萊德（Carol Greider）選擇研究四膜蟲是因為這種生物擁有大量染色體，而且相當特別的是，牠們的端粒不會隨著複製、更新而縮短，某些情況下甚至還會延長。

布雷克本和格萊德發現，四膜蟲體內某種酵素的含量異常地高，過去從來沒有人注意到這點。這種默默無名、神祕的蛋白質似乎能讓四膜蟲的染色體保持「不朽」。布雷克本和格萊德將之命名為**端粒酶**（telomerase），而且發現人體內也有這種酵素，只是含量沒有四膜蟲那麼多。

那顯然永生的祕訣就是大量灌注端粒酶吧？可惜事情沒那麼簡單，端粒酶在人類和單細胞生物體內的作用方式不一樣。在人體內，高濃度的端粒酶與嚴重癌症高度相關。就像「好東西再多也會膩」，端粒酶乍看之下彷彿是老化與死亡的奇蹟解藥，但如果體內濃度太高卻會致命，關鍵在於維持平衡——不過多，也不過少。這則故事的寓意是，假如我們刻意提高端粒酶的含量，同時也提升了罹患危險疾病的風險，可是同時我們必須盡力保護身體**自製的**天然端粒酶。此外，布雷克本和格萊德還發現，除了基因外，另一項容易使端粒出毛病、提早縮短的單一重要因素就是壓力。

少量的壓力荷爾蒙皮質醇有益健康，不過和端粒酶一樣，如果體內濃度長期維持在高點，則對健康大大有害。持續的皮質醇分泌會溶解端粒酶，因此隨著細胞分裂、複製，端粒耗損縮短的速度會加快。年齡一樣的兩個人，由於身體系統內端粒酶或皮質醇濃度不同，生理年齡可能相差好幾歲。每個人老化的速度、開始罹患老化疾病的年齡會和壓力大小息息相關。這項研究結果證實班森等先驅多年來大力倡導的觀點：慢性壓力是老化和患病的前兆，能否切換至副交感神經模式攸關生死。

亞歷山大·弗萊明說：「我沒有發明盤尼西林，那是大自然的產物，我只是意外發現它的存在。」布雷克本實驗室的經歷和盤尼西林的發現不太一樣，不完全是一場意外，但布雷克本的確也有意料之外的發現：端粒酶，一種過去未知的酵素，其中可能掌握從細胞層次阻擋疾病的關鍵。這是自然絕妙的發明，但我們卻都在無意之間把這種蘊含健康的靈藥排出體外，沒有好好呵護。如果我們能將布雷克本的發現應用於今日的醫療實踐中，那我們能挽救的性命也許不比盤尼西林少。

我們的目標不是長生不朽，也不是大幅延長壽命，而是套句布雷克本的話，延長「健康的年限」。她將生命分為兩個時期：健康和疾病，前者是人生中欣欣向榮、充滿活力的時期，後者是生病、疲弱、垂死的階段。布雷克本指出，透過降低慢性壓力與皮質醇的分泌量，維持人體系統中端粒酶的健康平衡，我們可以大幅延長健康的年限，在生理上保持年輕，提高對疾病的抵禦能力。

讀到這裡，你可能會擔心自己的健康年限已經遭受不可逆的傷害——經過多年交感神經模式的生活，長期處於戰或逃狀態中，體內的端粒已經縮短、磨損，使染色體暴露在外，受到損傷。不過事實上，只要在日常作息與生活型態中做出相對簡單的改變，就能止住傷害，開始修復。布雷克本與心理學家伊麗莎．艾波（Elissa Epel）博士合作，研究成果共同獲得諾貝爾獎肯定，她們發現只要定期實行正念與靜坐，每次持續時間不用太久，幾乎就能**立刻**中斷慢性的戰或逃循環，減緩細胞老化，讓端粒酶開始再生。細胞變健康，**你**也變健康了。

許多年以前，班森吸收超覺靜坐的概念，提出放鬆反應時，他知道減輕壓力對於健康有重大的正面影響，現在我們終於知道確切原因了。布雷克本和艾波研究端粒發現，執行小改變只要**數週**的時間，比方說練習放鬆反應，從事規律運動或其他能降低壓力的休閒活動，端粒酶的耗損狀況就會有所改善[8]，而且這還只是小幅改變的情況。觀察自癒的案例，我們看到的或許是全力以赴，決心大幅改變的成果。

我一直看到同樣的模式，經歷自癒的患者在獲得診斷後執行重大的生活改變，同時也大幅降低壓力，接著病情就開始意外地緩解。以克萊兒來說，她選擇**不要**接受侵入性的癌末治療，部分原因是與其他垂死病患一同坐在消毒過的等候室會帶來龐大的壓力，耗費心神，因此她選擇利用剩下的短暫時間來陪伴親友。而以茱妮普來說，當她發現朝九晚五沒有時間彈性的工作加劇自體免疫疾病後，她就轉換跑道，展開新的職業生涯。雖然抱負不減，一樣充滿挑戰，但可以讓她自行安排行程，納入有治療效果的活動，例如瑜伽、魯爾夫治療法、陪伴孩子。而珍離開了帶來龐大壓力與焦慮的環境（有毒的婚姻和成年子女造成的痛苦心碎感）。這些改變人生的決定剛好就發生在自癒現象之前，我認為這並不是巧合。

當然，顯而易見的解決方法似乎就是消除壓力源，不過我們生命中有許多充滿壓力的面向無法說不見就不見，這就是人生。我們都有帳單要付，要通勤，有生活大小事要應付，遺憾的是，沒有這些雜事的天堂是不存在的。而人生的另一些面向則是我們說什麼也不願放棄的，例如困難但帶來滿滿成就感的職業、令我們理智線斷掉的小小孩，或是我們出自深愛而照顧的年邁父母。如果你深愛並重視的面向正是主要的壓力源，那該怎麼辦？該如何分辨哪些是**正面**的壓力？

壓力兩難

壓力是不可避免的，而壓力荷爾蒙，儘管臭名遠播，其實對於身體的正常運作不可或缺。討論壓力與人體健康時，我們很容易把壓力出現時釋放到血液中的各種神經化學物質（例如皮質醇、腎上腺素、某些腦內啡）想像成毒素。不過人體運作其實需要壓力荷爾蒙，它們在身體中扮演不可或缺的角色，我們如果沒有這些物質就無法生存。

皮質醇、腎上腺素、正腎上腺素是三種由腎上腺製造的壓力荷爾蒙（腎上腺位於腎臟的上方）。假如出於某種原因，你的壓力荷爾蒙產量低落，那就會陷入**腎上腺疲勞**的狀態。這種症狀的患者早上爬不起床，可能感到極度疲倦、暈眩、體重減輕，甚至心悸。腎上腺疲勞通常是由別的疾病引起，例如甘迺迪總統患有愛迪生氏病（Addison's disease），使他的腎上腺無法正常運作。因此甘迺迪總統有慢性疲勞的毛病，時常腹部疼痛、肌肉無力、頭痛，他必須服用類固醇來控制病情，而且由於血液中皮質醇含量過低，他隨時可能出現嚴重的併發症，例如昏厥或癲癇發作。

以上的重點在於，壓力荷爾蒙是我們存活與正常運作必需的物質。它們本身並不是負面或邪惡的，和其他物質一樣，關鍵在於**含量**。間歇出現的壓力不是問題所在，這是生活在這個世界中正常、自然、無可避免的一部分。假如生命中的壓力源**不**正常、**不**自然，那你的確該留意，比方說永遠充滿壓力的工作、變得有毒或出現惡言惡行的感情關係，這時你應該做出重大改變。不過平時，我們真正應該改變的是自己面對壓力的**認知**與**反應**方式；當發現自己陷於戰或逃狀態時，學習如何離開。

正確的開車方法是，在必要時切換到高檔位，然後盡快調回較低檔位，這也是應對壓力健康、理想的方式，不過我們大多陷於長期的戰或逃狀態中，而這就像開車時猛踩煞車一樣，沒辦法讓我們順利完成工作，同時也會耗損引擎和煞車，我們得學習如何切換到較低檔位。

我們無法（也不應）關閉壓力荷爾蒙的分泌。壓力是不可或缺的，通常也是推動我們進步的力量。一定程度的壓力可以是改變的催化劑，可以敦促我們學習或追求成就，也可以提醒我們，生活中的某個面向需要大幅度的改變。

我有一位病患是競賽自行車騎士，關於訓練時劇烈運動對肌肉所帶來的生理壓力，他這樣說：「基本上，劇烈運動就是對身體施加壓力、向肌肉施加壓力，造成許多微小的撕裂傷，之後休息時，身體會開始修復，由於撕裂傷的緣故，微血管會增生，深入肌肉之中，之後肌肉就能擴大，變得更為強壯而有彈性。心臟也是如此——運動時會向心肌施加壓力，造成細小的傷害，等到睡覺休息時，又會修補起來，變得更強壯。」我們需要運動帶來的壓力，也需要足夠、徹底的休息，才能進行修復。正因如此，頂尖運動員會利用心率變異分析這類工具來監測自己是否需要更長時間的副交感神經模式。

此處的重點是，這位自行車騎士訓練時對身體施加的壓力後來會變成正面的壓力，因為他允許身體休息，這是成長的必要條件。關閉壓力，進入療癒模式，讓心理和身體可以消化壓力，化為成長與治療的養分，這才是自壓力中學習並茁壯的方法。

自癒案例告訴我們，重點不一定是消除壓力，有些壓力一直都會在。當然，在某些情況下，離開壓力極大的環境是必要的，就像珍結束一段有毒且惡言相向的關係。不過我們多數人該做的是釐清並改變自己與壓力的**關係**。

我年輕時曾帶領大學生參加荒野營隊，目的是培養他們的領導能力。帶隊教練要利用壓力來創造成長機會，不論是攀登懸崖還是三十六小時不眠不休打游擊戰，我們的目的是找到團隊每個人的壓力臨界點，也就是將推動成長與學習的壓力提升到最大，但又不能超過這個界限變成有毒壓力，因為負面壓力不僅有害，也對學習不利。每個人對於情境的認知與體驗不同，同樣的情況對某些人來說是壓力，對另一些人可能是樂趣。找到其中的界線能幫助學員徹底改變自己與壓力的關係，緩和原先充滿壓力的環境。這就是營隊所要尋求的成長，這能塑造優秀的領導人才。

一九六七年，倫敦大學學院（University College）健康與社會國際中心主任暨流行病學與公共衛生教授麥可．馬蒙（Michael Marmot）展開一項為期十年的研究，徹底顛覆我們對壓力與健康的認知。「倫敦公務人員研究」（Whitehall study）的目標在於釐清收入、工作階級、行為與發病率之間的交互關係。研究進行時一個看似成理的假說是，英國公務部門中的高階主管肩負責任最重，承受的工作壓力最大，因此心臟病的發病率也最高。

這項研究追蹤約一萬八千名男性公務員，年齡介於二十至六十四歲，前後長達十年，結果頗出人意料之外。馬蒙原本預期低階員工的發病率與死亡率較高，因為飲食、吸菸、較少運動、較少休閒時間等生活型態因素會對社會階級較低者帶來負面影響。但他沒有預料到的是，這些因素只占了高低階員工健康差異的百分之四十。

假如控制這些風險因子不變，低階公務員罹患心血管疾病的機率比上層公務員高出**兩倍**以上，為什麼會這樣？結果發現，高階公務員較不認為工作本身的壓力屬於有毒壓力。即便是公務階層方面的細微差別也能對心臟病發病率帶來可辨識的影響。換句話說，我們對壓力的**認知**影響重大，包括個人認知中和同仁的階級高低差異。倫敦公務人員研究顯示，導致慢性戰或逃狀態的並不是客觀的壓力大小，而是主觀的壓力**認知**。

我們常以自主性來解讀這份研究的結果：主管擁有更多自主性，因此比較不認為自己的工作充滿壓力，體內壓力荷爾蒙濃度較低，發炎狀況較輕微，心臟磨損程度較低，最終心臟病發病率也較低。不過一份類似的芬蘭研究發現，組織中的高層人員之所以享有健康，和他們的自我知覺與自尊比較有關。也許倫敦公務人員研究的另一種解讀方法是，假如個人認為自己「比不上」其他人，那壓力就會上升。不過不論是自尊，還是個人所認知的自主性與控制權，重點在於，我們與外界壓力源的關係相當複雜且不斷變化，不過這都是我們可以改變或管理的。有許多值得追求的事會為生活帶來壓力，但維持副交感神經模式的訣竅是，確保壓力經驗是正面或有激勵效果的，主觀認知是重點所在。

伊莉莎白．布雷克本進行開創性的壓力與端粒研究時，她另外做了一份研究，調查照顧慢性病或身障孩童的女性。布雷克本的想法是，這樣的族群能清楚呈現出長期高壓對於人體ＤＮＡ的影響。不過研究結果令她大感訝異，因為研究對象彼此之間的端粒長度差異比她原先的預期還要大。客觀上，這些女性在相似的時間區間中都承受類似程度的壓力，因此她們的端粒長度應該也不會相差太多，但結果卻不是如此，為什麼會這樣？什麼原因導致差異？

布雷克本後來發現，這些女性對壓力的認知不同，因此生理上的處理方式也不一樣。一組研究對象把壓力視為待克服的挑戰，另一組視之為幸福的威脅。把照顧當成「威脅壓力」的女性，端粒縮短的現象較明顯，而視之為「挑戰壓力」的女性，端粒的長度則較長[9]。影響端粒酶活動的並不是客觀的壓力大小，而是這些女性主觀的壓力**認知**。

其中的科學原理相當明顯：人體處理威脅壓力與挑戰壓力的方式不同。不過下一個問題就比較難回答，如果個人正經歷威脅壓力，該如何將之轉變為挑戰壓力？

改變個人對壓力的看法，第一步通常是改變對自己的看法。壓力之所以變成威脅，通常是因為個人感覺自己力有未逮。感覺受到威脅，其核心其實就是古代人類變成**獵物**的感受——渺小、瘦弱、不堪一擊。假如面對充滿壓力的情境時，身體生理上以進入戰或逃模式來應對，那就代表這個情境或問題難以克服，可能將你「吞噬」。

我引導患者對抗這種感覺的其中一種方法是，提醒自己擁有什麼資源。我們常忘記自己所擁有的技巧、資源、豐富知識與經驗，我們把這些寶藏視為理所當然或看輕其價值。這時請提醒自己握有哪些獨特的資產，也許是思考敏捷、適應力強、樂觀積極？富同理心、謹慎仔細？有必要的話，請把你手邊可以對付這個情況的所有方法一一條列出來。而如果有些方法你辦不到，想想看可以找誰幫忙？通常要先釐清自己到底需要什麼，才會知道該如何尋求協助。我們大多討厭有求於人，以至於沒辦法體認到，身旁的人所提供的微小善意或協助都能讓我們備感支持，幫助我們做好準備，面對挑戰。

最後，不要逃避壓力，逃避會使問題在我們的腦海中更顯龐大。想像自己正面迎接問題並克服之，然後實際動身，勇往直前。只要你迎戰問題，也許會發現，對手並不是你所想像的老虎，而只是牆上的一片影子。你克服愈多充滿壓力的情況後，面對未來人生的湍流時，你就愈容易將之視為挑戰。我可以的，我做得到。面對挑戰時，我常會停下來想一想，對於學習的機會心懷感激，這似乎能讓我面對壓力時更顯強大，降低自己所感受到的壓力，專注於這份經驗帶來的價值。

這並不代表創傷或充滿壓力的事件不會對個人造成影響，這樣想就太天真了。我們以為自己無法控制的事件會對細胞生理、當下與未來健康狀態造成影響，但其實我們所能掌控的範圍比自己原先的認知還要大。我們無法覆寫戰或逃的古老程式，這已深植我們的生物編程之中，這是我們原初的「軟體」。但我們可以學習灌進新軟體，升級作業系統，以便適應現代環境。我們日常生活中，大腦一直執行過時的軟體，現在提醒我們更新程式的警告標誌已經亮起，我們該遵循建議，那就是運用前文提到的策略，**把壓力視為挑戰，而非威脅**。

大家也要知道，壓力和焦慮可以是絕佳的機會，讓自己了解到有些面向迫切需要處理。與其試圖移除壓力或用靜坐來消除焦慮，我們有時候需要正面迎擊，把問題當作學習的機會，藉之成長、改變，過上真誠的生活。以寄居蟹為例，牠們的身體成長超過外殼時會感到疼痛不適。對寄居蟹來說，疼痛告訴牠們該是時候拋棄舊殼，尋找新家，以便繼續成長。在醫學與精神病學界，我們通常只是開藥或給予治療，協助患者減緩身處尺寸不合的殼中所帶來的不適感。但我們要知道，壓力與隨之而來的身體症狀其實正提醒我們：該換殼了。

珍·蕭就是一個絕佳的例子，她透過拋棄舊殼來化解長期壓力所造成的壓迫感與痛苦。她離開不適合自己的生活方式，這種生活徹底破壞她的身體健康，然後重建新的生活，讓自己成長、茁壯。我最近打電話給她，問她過得如何。她為新生活取了新姓名，現在改名為珍奈·蘿斯（Janet

Rose）。她現在住在愛達荷州北部科達倫（Coeur d'Alene）的山區附近。我上次見到她已經是十五年前的事了。我們通話聊天時，她向我描述現在所居住的地方，說到一半停下來，直接電郵一張相片給我；照片中是她和丈夫所住的房子，是一棟蜂蜜金色的小木屋，屋簷掛著冰柱，四周盡是柔軟、雲朵般的雪堆，景象彷彿一個晴朗的冬日天堂。

她今年六十四歲，健康狀況很好，再也沒有出現狼瘡症狀，但必須謹慎維持。二〇一二年時，她曾感到一連串微弱的症狀，是心臟出毛病。在趕走狼瘡之前，疾病已對心臟造成無可回復的傷害，使心臟永久受損。她偶爾會出現發炎現象，可能是狼瘡試圖復發，她感覺得到心臟透過心律不整和心悸提出警告。但她通常可以透過管理壓力來阻退症狀，意識到生活中的壓力並加以調整。

她固定看心臟科，監控狀況，確保一切無恙。從來都沒有什麼重大問題，但她還是喜歡去看醫師；她很期待看診，即便健康方面沒有半點問題。他們會花很多時間討論哲學和醫學問題，醫師總是為珍安排當天最後的看診時段，這樣才有時間盡情聊天而不會耽誤其他人。

珍明白自己健康狀況大幅改善的原因，她簡單地說：「我完全不一樣了。」

她改變一切：人際關係、工作、看待世界與自己的方式，甚至更改了自己的姓名。對珍來說，這是脫離慢性戰或逃狀態，進入療癒模式所要付出的代價。有些人可能會把珍的康復完全歸功於有毒壓力源的消失，因此體內的化學平衡獲得改善；也有人可能認為是因為珍經歷過深層心靈治療。但為何一定要分別兩者呢？以珍的例子來說，這兩項因素密不可分。

她現在和其中一名子女維持良好的關係，至於其他孩子，目前還不在她能力所及的範圍。但珍現在能以平常心看待這些事，她說：「他們在自己的人生道路上，我也有自己的路要走。」對珍來說，她的心臟時時提醒著差點奪走她性命的疾病。同時，心臟也是她和身體溝通的主要橋梁，這個渠道非常有效，珍也非常用心傾聽。經歷過這一切，珍的心臟仍在跳動著。

綜觀所有自癒案例，康復的人面對壓力所帶來的痛苦壓迫感時，他們會移除不重要的壓力源、改變自己對於有價值壓力源的看法（將威脅化為挑戰），或是完全「拋棄舊殼」。不過做出劇烈改變、重建生活並不如想像中簡單。後續幾章我們將檢視「拋棄舊殼」所涉及的具體細節，了解戰勝不治之症者的實踐方式，釐清這些措施如何幫助他們將療癒模式徹底融入生活。

Chapter 6 治癒之心

身體是頭腦的樂器……
頭腦是心靈的樂器。

——西方蘇非教團創辦人，艾內亞・汗

在天文學領域，物理學家把可能存在生命的未知星球稱為「金髮姑娘星球」（Goldilocks planets）*，因為那裡不會太熱、不會太冷，一切條件都剛剛好。生命要能扎根、成長、開花結果，環境必須符合那稍縱即逝而恰到好處的範圍。副交感神經模式就是我們的金髮姑娘星球，這種心理與身體狀態最適合維持健康、展開治療。

任何一位天文學家都知道這種情況有多稀有，在宇宙幾十億個星球中，目前大約只找到十來個金髮姑娘星球。而似乎在今日世界中以副交感神經模式生活的機率也一樣渺茫。儘管如此，有一些傑出的健康人士正在摸索如何維持這個狀態，為我們引領前路。他們是我們的典範。

我在前一章提過，放鬆反應等策略可以讓神經系統暫時進入副交感神經模式，而這**的確可以**帶來效果。但我們多數人光靠這個策略無法長期維持副交感神經狀態，身體不太有機會展開實質的治療。我們得找出適合各種人的策略，不能讓人覺得這只是待辦清單上的另一項工作。比方說，並不是所有人都擅於靜坐，而據我自己的經驗，即便擅長，也不是每天都能找到時間好好坐下來，像我就辦不到！假如放鬆反應合你的胃口，這是很不錯的第一步。不過觀察自癒案例後我們知道，不是放鬆就能治癒。

交感神經和副交感神經屬於自律神經系統，我們無法以意識控制，因此光用腦袋想是不能進入副交感神經模式的。那我們該如何掌握變速器，轉換為療癒模式並維持下去呢？

重新學習開車

透過管理壓力、消除壓力、改變對壓力的看法，你可以學習轉換為副交感神經模式，不過進入這個模式後，副交感神經需要燃料才能持續運作。假如油箱是空的，可能結束放鬆反應後，一起身就脫離療癒模式。那副交感神經需要什麼燃料？基本上就是愛和聯繫。

很異想天開嗎？一開始我也這麼覺得。這看起來太簡單了，而從某方面來看，這**的確**很簡單。多年來，研究不斷顯示，關愛自己及他人並與旁人建立聯繫有助維持健康，若缺乏這些關愛的關係或聯繫，則會對免疫系統帶來災難。我指的不單是**深層**的聯繫，你不必到處愛上遇到的每一個

＊譯註：取自《金髮姑娘和三隻小熊》的童話故事，故事中，金髮姑娘來到三隻熊的家中，她試吃了三碗粥，坐了三把椅子，躺了三張床。她最喜歡不太冷也不太熱的粥、不太高也不太矮的椅子、不太硬也不太軟的床。因此金髮姑娘星球指的是一切環境都恰到好處，適合生命生存的星球。

人。即便是「微小聯繫」的片刻也能注入強而有力的關愛燃料，為副交感神經模式上緊發條，蓄滿動力，啟動運作。

我第一次拜訪巴西的幾個月後，一位年輕的美國男子背著一袋衣物也來到巴西，他的頭上有一道放射手術治療失敗所留下的疤痕，頭髮因手術而剃光，才剛冒出短而刺的髮絲。他身無分文，只剩三個月的生命。二〇〇三年，麥特．愛蘭（Matt Ireland）二十歲出頭，剛大學畢業。他在科羅拉多州特柳賴德（Telluride）找到夢想中的工作，在一間坐落於落磯山的極限運動公司上班。冬天他指導滑雪，夏天帶領登山自行車團。沒有遊客的時候，他整天在山裡清掃綿延數哩的山中小徑。當地景色優美，他過得很開心，至少一開始是如此。不過從某時開始，他的心情轉趨黑暗，開始感到孤單，雖然身邊都是他所喜歡的同事。他陷入怪異且突如其來的憂鬱之中。

他現在回想道：「我以前從來沒有那樣的感覺，大家總是笑我怎麼那麼開心。」

回想起來，情緒的變化是往後一連串症狀中最早出現的一項，暗示大腦出現嚴重問題。後來他開始頭痛，每次都是同樣的時間發作：早上十點，正當他和同事準備上山，開始一天的工作，用鏈鋸清理傾倒在山路上的樹木。一開始幾天，他試圖忽略頭痛，原本還不嚴重，只是感覺很奇怪，不像一般頭痛一樣頭殼抽痛，配水吞下止痛藥布洛芬（ibuprofen）也沒辦法緩解。疼痛似乎來自腦袋深處，那裡以前從來沒有任何感覺。就像卡在腦袋裡的一顆子彈，使疼痛日漸加劇，很快就惡化到令他無法上山工作。麥特感到暈眩、噁心、虛弱。每天固定時間開始發作，而且一次比一次嚴重。麥特開始嘔吐，疼痛使他無法正常生活或工作。同事都勸他去看醫師，最後擔心不已的麥特終於去了醫院。

醫師很快就做出診斷。磁振造影明白地顯示有一顆大腫瘤壓迫到麥特的視神經，醫師不知道腫瘤是良性還是惡性，但他們告訴麥特得立即動手術取出，否則將威脅生命。他們幫麥特剃光頭髮，為手術做準備。麥特被匆匆推入手術室。麻醉醫師戴著藍色口罩，俯瞰著他說，由一百往回數。麥特記得自己想的最後一件事是：我要死了。

當他醒來，意外地發現自己還活著，他的顱骨有一個開口，用來排放腦脊髓液。麻醉藥的作用使他感到噁心，頭部因壓迫感作疼。外科醫師告訴他一切都很順利，他們移除大部分的腫瘤，並已送交活體組織切片檢查。此時頭痛的症狀應該停止了。醫師看起來很樂觀，他最初的診斷是腦癌，但不是最可怕的那一種，他評估麥特應該屬於第一或第二期，還可以治療。

不過幾天後，麥特的情況急轉直下。才剛動過手術正逐漸恢復，腫瘤又開始成長了。醫師由腦脊髓液抽取樣本，進行另一次活體組織檢查。兩週後，醫師不得不修正最初診斷，這一次，樂觀態度不再，沒有「這我們能處理」的輕鬆承諾。新的診斷等於死刑：第四期多形性神經膠質母細胞瘤。

這種癌症沒有治療方法，醫師沒辦法使患者痊癒。腫瘤長長的觸手會深入腦部組織，因此無法完全移除。平均存活時間是十二至十八個月，被診斷出罹患這種疾病的患者五年存活率只有百分之二至五。醫師都學過，這種疾病最終沒有倖存者。麥特的醫師建議進行化療療程，不過只能減緩疾病病程；另外也建議以雷射治療作為舒緩措施，也許能為他多爭取一些時間。當麥特站在落磯山脈冷冽空氣中的林線上，遠眺數里之外的地平線時，時間似乎往後無限延伸，而現在他的時間所剩無幾。

麥特是季節性臨時工，他沒有醫療保險。他微薄的積蓄還不足以支付手術費用，他的朋友為他籌措一些現金，不過付完驚人的醫藥費後剩餘不多。他搬回位於佛蒙特州的老家，和媽媽同住。

他知道任何形式的治療都只能多給他幾週或幾個月的時間，而且治療的副作用會使他極為疲憊虛弱，儘管如此，他仍然想要盡可能多爭取一些時間。麥特展開放射治療與化療，後來達特茅斯（Dartmouth）一間世界頂級的院所出現一種新的實驗性伽瑪射線放射手術，他也馬上接受。

不過化療令身體極不舒服，彷彿毒藥一般，麥特也逐漸開始這麼想。療程使他噁心、感覺麻木，體重快速滑落。不管吃什麼，味道都一樣差勁，他說：「一匙糖和一匙鹽嚐起來完全一樣，就像煙灰。」

麥特先從飲食下手，和帕羅．凱利一樣。他讀了《用營養擊退癌症》（*Beating Cancer with Nutrition*），讀到有五分之一的癌症病患並不是死於癌症，而是營養不良。惡病體質（Cachexia）會嚴重浪費肌肉力量，大幅限制身體對抗癌症、進行治療的能力，據美國國家癌症研究院估計，約有兩成的癌症患者因此而死。癌症最終可能還是會奪走這些病患的性命，不過在此之前，營養不良已經消耗掉大部分精力。麥特和許多其他康復者一樣，他下定決心，假如要將康復的機率最大化，或即便只是延長他所剩無幾的時間，那他必須專心攝取最營養的食物。

兩週之後，麥特決定不再接受化療，他說：「化療會毀掉我剩餘的生命。」他把藥物沖下馬桶。達特茅斯的醫師認為放射手術可能會是神經膠質母細胞瘤嶄新而令人期待的治療方法，麥特也對此寄予厚望。這項實驗性的新型手術使用一種特殊的雷射射線，能更精準地消滅生長快速的腫瘤，不過對麥特來說，這比起放射治療等傳統的醫療介入方式，效果並沒有提高多少。

有一天，一位鄰居突然打電話到麥特媽媽的家，她從友人處聽說麥特正和癌症搏鬥，希望能幫上一點忙。她說自己也罹患癌症，但去過巴西一間治療中心後，狀況好多了。她向麥特描述當地的社區、前往那裡的人們、受到關愛與接納的感受，以及真心相信自己能夠康復的經驗能令人改頭換面。鄰居邀請他到家裡喝一杯茶，她給麥特看自己手術所留下的疤痕。她和麥特一樣得到癌症末期診斷。

麥特躍躍欲試，不過告訴她自己不可能去巴西一趟，他付不起旅費。

她說：「別說了，你理清頭緒，如果心裡告訴你該去，那我會幫你買機票。」

麥特想著鄰居的話，掛在水槽邊牆上的時鐘滴滴答答響著，他感覺一股可能性湧現。好多人告訴他做這做那，各種特殊療法或值得一試的策略。可是在沒有經濟餘裕或醫療保險的情況下，這些選項都不可能實現。

他說：「好，好，我要去，我必須去一趟。」

他結束了達特茅斯的實驗性放射手術，醫師為他安排磁振造影，檢查腫瘤的狀況，發現成長速度稍微減緩。醫師告訴他這為他多爭取到幾個月的時間，以多形性神經膠質母細胞瘤來說是一大勝利，醫師請他等待疤痕癒合再啟程。

我問麥特對於前往巴西有沒有疑慮，是否擔心這到頭來只是一場空？他說當然擔心：「可是我得做些什麼，我不能光是坐在家裡等死。」

到了巴西後，麥特在小鎮外圍租了一間便宜的小旅館，透過木頭窗板可以聽到鳥兒的啁啾聲。抵達巴西的第一天晚上，他做了一個奇異而生動的夢，夢中細節到現在還記得一清二楚。他記得很清楚，因為他以為自己當時是醒著，一切都那麼清晰而真實，也許那不是夢，而是幻覺，他自己也不確定。他在半夜醒來（或是夢到自己在半夜醒來），在床上坐起身，注意到浴室燈亮著，他心想：糟糕，我得去關燈。不過他才剛要動身，光線抖動搖曳了一下，彷彿有人在浴室裡走動。然後出現一個人形，是一位女子，沐浴在光線之中，麥特看不清她的樣子。她走近他，把手放在他頭上。那一刻，麥特感到極為強烈的身體顫動，從頭頂往下蔓延，延伸至肩膀、身體，直到腳趾。

他說：「那感覺像是純粹的愛、完美、光明、上帝，不管你怎麼稱呼，就像顫抖時的感覺，可是還要強烈五萬倍。」

後來那個女子抬起手，退後，消失不見。麥特醒過來，坐在床邊，四周一片黑暗。

他說：「我不知道那是什麼，我一生從來沒有出現過這樣幻覺，之後也不曾再出現過。或者也可能只是一場夢，你自己判斷。」

麥特在巴西時一再體驗到相同的感覺，社區中所到之處他不斷感受到光明、愛與接納的震盪。回到佛蒙特州後，麥特沒有繼續接受任何治療。他去位於達特茅斯的診所做檢查，但他不希望再做腦部掃描，腫瘤大概還在成長，而如果真是如此，他也不想知道。他努力保持平和、冷靜，他不希望疾病與死亡帶來的恐懼與驚慌打擾這份安寧。醫師力勸麥特接受磁振造影檢查，但他拒絕了，所以就只檢查疤痕狀況，記錄生理數值，雖然大家都知道，麥特正在垂死邊緣，但除此之外，他外表看起來相當健康。

幾個月過去了，也撐過醫師根據診斷所預測的「生命期限」。麥特不覺得病情惡化，他感覺很好，以他的預後來看，這比他應有的狀況還要好。但他同時也感覺搖搖欲墜，彷彿站在大樓外窄窄的窗框上，隨時可能向任一邊傾倒。一邊是生，一邊是死，麥特不知道自己會倒向哪一邊。

他盡可能多和朋友家人相處，多進行人際聯繫，他直覺認為這會有幫助。朋友也盡量幫忙他，為他付針灸療程和顱薦椎療法的費用。有時候他很難阻擋一切負面的聲音，身邊有些人會散發出負面的能量，這裡的社群不如巴西那般全面、充滿希望。他母親的一位朋友一直要她勸麥特回去做化療，回到醫院接受治療。他懶得向她解釋自己已經嘗試過各種治療方式，但都沒什麼進展。

醫師在放射手術結束後對他說，我們沒辦法再為你做什麼了。

後來，他覺得應該知道自己的病況，他請母親載他到達特茅斯，接受磁振造影檢查。醫師們對結果感到震驚：腫瘤縮小了。以多形性神經膠質母細胞瘤來說，這種結果根本是不可能的。醫師不希望麥特抱太高的期望，也許這只是一時僥倖，暫時緩解。他們不希望麥特開始以為自己可以痊癒，這種病是不可能痊癒的。

後來某一天，麥特母親的另一位朋友說了一句話，改變他的一生。她聽聞麥特漫長的經歷後沒有做出負面的反應，她說：「看來好像有效耶，他應該回去巴西。」

受到鼓舞的麥特湊來一些錢，訂了啟程機票。

回到巴西緊密、充滿關愛的社群就像踏入注滿溫水的浴缸一樣。一抵達當地，他就放鬆下來，走入社群敞開的雙臂，重新拾起小鎮的生活節奏。後來有一晚，他走進網咖要寄電子郵件給媽媽，一位年輕女子出現，她的活力與眼神使他停下腳步。他們互相自我介紹，那位女子說，她來到巴西是因為憂鬱，她的人生失去意義。她的兄弟剛因為漸凍症過世，她父親則是死於癌症，正好就是多形性神經膠質母細胞瘤。他們如磁鐵般一拍即合，在這種難得的相遇時刻，雙方都知道對方就是自己注定的另一半。

他們從認識的第一晚就沒有離開彼此，麥特沒有再回到佛蒙特州，他留在巴西，打零工為生。他們結婚，在鎮上租了一間房子，太太到當地的藥局上班。跟之前一樣，麥特不想接受診斷成像，不過在最初被診斷的兩年後，他同意做一次磁振造影檢查。這一次的結果和當初貼在丹佛一間醫院發光板上的顯影片非常不一樣，當初的成像中，原本應該是乾淨、灰色的大腦中出現一大團白色物質。而這次的成像裡幾乎看不到任何東西，只有小小一球白色物體，彷彿照片上的小指指印。

醫師不確定那是什麼，可能是腫瘤縮小後的殘留物，也可能只是疤痕組織。不論如何，不可能的情況成真了，麥特的癌症病情徹底翻轉，腫瘤消失無蹤。

如今麥特仍然住在巴西，與妻子——他一生的摯愛一同生活。接受放射治療後，麥特理應無法生育。醫師在他接受治療前警告過他，雖然麥特一直想要有小孩，但他還是接受治療了，當時他只想要活下來。那時他冷凍了一些精子，不過付費冷凍保存幾年之後，費用變得難以負擔，麥特只能放棄擁有親生小孩的夢想。

現在他的兩個兒子分別是三歲和五歲。後來發現，他還保有生育能力，他看著妻子孕育新生命，誕下屬於彼此的小嬰兒——兩次。我打國際電話給他，語音有時模模糊糊的，背景不時傳來小孩興奮的尖叫聲，麥特笑著說：「這裡的生活很忙碌。」

自從麥特被診斷罹患多形性神經膠質母細胞瘤已經過了十五年，這是一種極具侵襲性的腦癌，如果不接受治療，醫師判斷他只剩下四個月的生命。某種東西以獨特的方式扭轉病情，今日的醫學認為這種情況無法複製。原因到底是什麼？當然，這個案例中可能有眾多因素共同作用，其中幾項我們已在之前的章節討論過：劇烈的飲食改變、壓力大幅降低、改變對人生與未來挑戰的展望。不過麥特對於扭轉病情的原因有自己的看法，他深信不疑地說：「愛治癒了我，對我來說，愛就是神、愛就是生命，愛就是讓我康復的原因。」

愛之靈藥

當我們感受到愛與聯繫時，大腦會釋放各種荷爾蒙與化學物質，其中到底包含什麼成分（**哪**

些特定的荷爾蒙會進入血液中）則視你的感受而定。吸引、浪漫愛、精神戀愛、社交聯繫都會釋放各自的荷爾蒙組合，不過多半包含多巴胺、睪固酮、雌激素、升壓素，還有最重要的——**催產素**。催產素最早是由產後哺乳的母親身上分離出來，別名叫做「愛之藥」，因為聯繫、吸引、關愛、建立親密關係等感受會刺激這種荷爾蒙的分泌，另一方面，這種激素也有助於產生這些感覺。除了有助**建立**、加深聯繫外，這種荷爾蒙也對健康有益。催產素是一種抗壓補品，可以減緩戰或逃狀態或抵消壓力荷爾蒙的作用，效果包括消炎與促進副交感神經模式。

那麼「愛之藥」的分泌由誰來控制？答案是迷走神經。**迷走**（Vagus）來自拉丁文，意指**遊蕩**，之所以有這個詩意的名字是因為迷走神經遍布你周身上下。迷走神經由頭顱底部的腦幹向外延伸，位於頸部深處，位置和頸動脈很近。你可以用手指按壓脖子上的脈搏，那個位置相當十分接近迷走神經。這條神經從你手指按著的地方往下延伸到心臟及身體其他部位，負責調節心跳及數十種其他維生功能。假如你懷疑身心連結的深度與影響彼此的速度，那迷走神經就是兩者之間活生生的聯繫，這條粗壯、嗡嗡作響的電源線連接大腦與腸道。

迷走神經會上下傳遞資訊，很像樹木中的養分運輸系統。請把身體想像成一棵樹，而迷走神經就是樹木結構深處的運輸組織——木質部和韌皮部，負責將水分往上送往葉片，並將養分向下傳給樹幹。迷走神經的功能也差不多，只不過傳送的是訊息。你知道銀行過去使用的氣動管系統嗎？你可以把存款袋放到管線末端的小型金屬罐中，然後系統就會把錢吸走。迷走神經的輸送情況就類似這樣，一天當中在身心之間傳送上百萬則訊息。

迷走神經的八成用來將訊息往上傳送至腦部，另外兩成則負責往下向身體傳訊。也就是說，身體搜集大量感官資訊，送交給大腦，大腦據此作出決定，再發送到身體各處。這個運輸系統快速而不間斷地傳送訊息，心跳、呼吸、消化、內分泌系統（由腺體組成，負責將荷爾蒙釋放到身體各處）、免疫系統都可以隨時根據搜集到的資訊進行調整、做出反應。

想想看自己有多常使用這些說法：「**腸道的感覺**」（gut feeling，意為直覺）、**破碎的心**、**肚子裡有蝴蝶飛來飛去**（butterflies in your stomach，意指非常緊張）。不同的身體部位可以感受不同情緒，這其來有自：各個部位布滿不同的神經受體。近來的研究顯示，人類其實有三個「大腦」：頭部大腦、心臟大腦和腸胃大腦，而要維持健康、順利成長，有賴各個大腦間平衡與協調的運作。迷走神經就是連結各個大腦的線路，使情緒以神經訊息或荷爾蒙的形式在各系統間傳遞。有些訊號來自腸胃或心臟，往上傳遞至頭部大腦，也有些訊號是由上而下傳送。這樣一來，我們的思想和情緒對所有生物系統兼有立即和持續的作用，包括神經、內分泌及免疫系統。

前一章我們談過放鬆反應與運作原理，但我們沒有討論到迷走神經在此這項生理反應中所扮演的角色。當你遵從班森的建議，進行深層的腹式呼吸，迷走神經會受到刺激，即便只是深嘆一口氣都能短暫啟動迷走神經，就像用手指撥動吉他弦，弦線的振動會持續好幾秒。當我們感受到愛與聯繫時，就好像為迷走神經彈奏一整首歌。體內的皮質醇濃度開始降低，端粒酶濃度可以回復到健康、平衡的水準。假如你能持續撥動琴弦，使副交感神經維持在啟動模式，那麼一連串驚人的健康效益將隨之而來。

我們知道發炎是多種不同疾病背後常見的潛藏因素。不過著名神經外科醫師、免疫學家暨發明家凱文・特雷西（Kevin Tracey）治療的一位年輕女子死於敗血症之後，他有了重大發現：迷走神經似乎擁有「發炎反射」的機制，作用與慢性發炎相反，可以減緩或反轉發炎的負面影響[1]。迷走神經啟動後會察覺身體中的發炎現象，並將這份資訊傳達給大腦及中樞神經系統，然後反射性地增強免疫系統，抑制發炎並防止器官受損。科學家正研究刺激迷走神經對於抑制或反轉發炎性疾病的效果，這類疾病包括關節炎、結腸炎、癲癇、鬱血性心衰竭、敗血症、克隆氏症、頭痛、耳鳴、憂鬱、糖尿病及其他自體免疫疾病。不過問題來了：要如何啟動或刺激迷走神經？

迷走神經是一種神經，但某方面來說，也很像肌肉——愈常使用就會愈強壯。透過深呼吸或與朋友、伴侶往來聯繫，藉此刺激迷走神經，就好像舉重時活動二頭肌，可以提高肌肉的力量、彈性與靈活度。和身體運動一樣，愈常使用迷走神經，你就愈熟練，獲得更多健康效益。

不知道讀者是否記得，我說過你不必到處愛上遇到的每一個人也可以獲得「微小聯繫」的健康效益，不過有一位研究新興領域「正向心理學」及其生理影響的專家不太同意我的說法。

芭芭拉·弗雷里克森（Barbara Fredrickson）是北卡羅來納大學教堂山分校的頂尖研究員，她埋首於這個主題已逾二十年。她進行了無數次實驗[2]，發現每一次建立聯繫的短暫時光都可以鍛鍊迷走神經，你也可以說這就是「墜入愛河」的感覺，而對象正是日常你周遭的人，包括你的先生、太太、小孩，或是街角咖啡店你日漸熟識的店員，甚至可能是街上遇到的陌生人。

某天早上，我走在劍橋的街道上，前往參加一場會議時，我想起弗雷里克森的研究。我快速穿過紅磚人行道上的一個個行人，沒有人和我眼神交會，他們沉浸在自己的思緒之中或是音樂裡，我能聽到他們耳機傳來的微弱樂音。我走上一座往來繁忙的橋，跨越查爾斯河（Charles River），身旁剛好有一位老婦人推著嬰兒車。我向嬰兒笑了笑，那是她的孫子，老婦人也對我微笑，她先開口說話，問我校園中的某棟大樓在哪裡，她正要去找小孩的母親，讓她餵母乳。我們開始熱絡地聊起小孩、家庭、家裡有嬰兒的生活等等。談話令我回想起孩子還小的那幾年，還有那段時光的歡樂與掙扎。小嬰兒不自覺的臉部表情使我們不禁露出微笑。

弗雷里克森認為我們的文化低估了這些建立聯繫的短暫時光，這些時刻的重要性超越我們的認知。我和這位祖母聊天時（我甚至沒問起她的名字），我沉浸在談話內容、笑聲與目光接觸中，一點也不覺得這段冷天路途漫長，很快就抵達那棟大樓。我幫她扶著門，她勉強把嬰兒車推進來，她向我揮手道別，不久後就消失在某條走廊上。我意識到，在這段短暫的談天過程中，我和另一個人建立真實的聯繫，「鍛鍊」了我的迷走神經，就和慢跑鍛鍊腿部和心臟肌肉一樣。

運動可以鍛鍊肌肉，建立聯繫可以鍛鍊迷走神經。迷走神經張力指的是個人快速啟動副交感神經的能力。你的**迷走神經張力**愈高，你就能愈快自壓力中恢復，放鬆下來並進入療癒模式。用啞鈴舉重可以鍛鍊二頭肌，同樣的，愛這種正面情緒可以鍛鍊迷走神經。

愛是什麼？在重要的層面上，愛可能和我們的想像並不一樣。這裡指的不是與另一半「戀愛」的感覺，不是一種持續、沒有止境的狀態，至少**不只**有這樣。根據弗雷里克森，愛是一連串「正向性共鳴的瞬間」[3]，會在我們的日常生活中一再出現。我們可能在公車站與陌生人共享一次正向性共鳴的瞬間，一生中可能與伴侶共度幾百萬次這樣的瞬間。我們認為伴侶之間的愛是最「重要」的愛，而在社交、文化等面向上的確是如此，但我們原先不知道的是，在健康與生物學方面，每一個微小聯繫的片刻都同樣重要，不論對象是配偶、朋友、或是你剛遇到的Uber司機，也都能帶來相同的正面效果。

你可以把一天當中各個聯繫片刻想成太陽下山後天空中亮起的一顆顆星星。每顆星星代表各自的閃耀時刻，星星出現時，為夜空點綴一顆顆光點。其中可能有一百顆星星代表你和伴侶或小孩共度的瞬間，形成星座，標誌著重要關係，而其他散落的星星可能代表你和同事一起搭電梯共度的三十秒內交換的笑語。每顆星星都在你體內靜悄悄地完成同樣的重要任務：點亮你的迷走神經。

假如對愛的認知太過狹隘，可能會害我們自己生病。弗雷里克森在其著作《愛是正能量，不練習，會消失！》（*Love 2.0: Finding Happiness and Health in Moments of Connection*）中提出大膽的主張，她認為一般人對於愛的想法過於固執，把愛局限於長期的親密浪漫關係中，顯示「世界性的想像力崩塌」。她寫道：「把愛純粹當作與某個特別的人所共享的浪漫關係或是承諾（大部分人都這麼想），這會限制我們自正向性共鳴的瞬間汲取健康與快樂的幅度。換句話說，多數人對於愛的想法只是自證預言。」

基本上，弗雷里克森的意思是，要過得更開心，我們必須擴展對愛的定義。我們得看重所有微小聯繫的片刻，這樣一來，我們才會對聯繫抱持更開放的心胸，更容易感受到愛、同理與同情等正面情緒。如此一來，我們的迷走神經一再受到刺激，正面效益會逐漸累積、增強。這就是弗雷里克森所謂的「心靈正向循環」。原來，迷走神經張力與感受愛、同理、聯繫的能力會相互呈指數**成長**。也就是說，你的迷走神經張力愈高，就愈容易與他人互動聯繫；而你愈常與他人互動聯繫，迷走神經張力就會變得愈高。

也許這很像是進退維谷的情況，因為如果你不善於社交聯繫，那該怎麼辦？幸好情況並非如此。這是一種永續的循環，你愈擅長建立聯繫，就能獲得愈多健康效益，後續也會變得愈來愈容易。弗雷里克森稱之為「不練習，就消失」的技能，假如你生疏了，就得跨上腳踏車，重新學習。一開始你可能笨手笨腳，覺得困難，但不用多久就會成為你的第二天性，愈來愈上手。

為了測試互惠循環的概念，弗雷里克森設計了一項實驗[4]，邀請受試者練習她所謂的**慈愛冥想**（loving-kindness meditation）。研究人員隨機選取自願者參與為期六週的慈愛冥想課程，主題是訓練受試者培養對自己與他人的愛、同理、善意等情緒。研究並未特別要求練習的時間或頻率，受試者只需在家練習他們所學到的冥想技巧，時間及頻率不拘，全由受試者自行決定。他們每天需向研究人員報告當日的冥想活動與社交互動。

弗雷里克森與任職於馬克斯普朗克人類認知與腦科學研究所（Max Planck Institute for Human Cognitive and Brain Sciences）的研究搭檔貝瑟妮・寇克（Bethany Kok）在研究前後皆測量受試者的迷走神經張力（之後會提到測量方法），他們發現研究受試者的正向情緒隨著慈愛冥想提升，社交互動量也增加，進而提高迷走神經張力。研究之初的迷走神經張力愈高，研究過程中增加的幅度也愈大，這就是弗雷里克森所指的正向循環。

慈愛冥想的優點是，你不一定要達到某一程度才能開始延長副交感神經系統啟動的時間。這和梯盤棋（Chutes and Ladders）*不一樣，你不必停在**正確的**方格，也能爬上通往治療與健康的階梯。弗雷里克森強調，正向循環有「許多切入點」，切入點愈高，你就進步得愈快。只要你讓自己感受更多愛，這個循環就能更快將你提升到更高的境界。

回到吉他的概念，你愈常練習，你就愈熟練，然後可以彈奏出愈優美的音樂。彈奏迷走神經的琴弦也是一樣的道理，確保自己時常練琴，保持熟練、不生疏。和班森的放鬆反應一樣，小小的動作就有大大的效果。問題來了：在健康與治療方面，假如我們全心投入練習，將能獲得什麼樣的成果？

我們在前一章討論過，由於演化的緣故，我們的身體被設定成容易因細微的刺激而陷入戰或逃模式。確實，我們今天之所以存在這個世界上，都要感謝祖先擁有發達、敏銳的戰或逃反應，才能活到能夠繁衍的年紀。我們之前討論過學習重新設定程式，因為我們活在現代世界，鮮少需要戰或逃反應。不過更深層、複雜的真實情況是，我們也有另一種並存的古老基因，這種程式設定其實希望我們留在副交感神經模式。事實上，我們的先人不但善於**啟動**交感神經模式，**關閉**這種狀態也一樣熟練。

適者生存，還是仁者生存？

當你正逃離老虎的追捕，社交聯繫並不是你的優先事項，不過一旦威脅消失，你應該盡快展開社交活動，你的性命可能取決於此。

在戰或逃模式中，你隨時準備好打擊、出拳、逃跑或躲藏，此時不適合建立聯繫。身體的生理和荷爾蒙反應為了保護你，暫時關閉社交能力。不過等到可以關閉戰或逃模式，轉移至休息與消化狀態時，身體會再次允許你建立聯繫，感受同理，與他人建立親密關係並體會關愛。觀察迷走神經就知道，這些感受能為身體健康帶來長期效益。不過我們之所以擁有這些生物反應，生物編程之所以是如此，還有其他的原因，這和戰或逃本能一樣強烈，同樣是生存所必須。

我們先把鏡頭拉遠，從生物學的角度來觀察。對大草原上的祖先來說，切換為副交感神經模式是一種高度演化的防禦機制。假如能和潛在威脅對象建立情感聯繫，那也許就能在情勢升高之前化解衝突。基本上，我們可以把愛和聯繫看作一種高度演化的積極防禦機制。

開啟副交感神經系統時，迷走神經會啟動心臉連結（face-heart connection）。在比喻意義上，

＊譯註：一種桌遊，遊戲版面上畫有滑梯和梯子，碰到滑梯就會下降（倒退），遇到階梯就能上升（前進），最先抵達終點的人得勝。

你的心將向他人敞開，而在實際層面上，不同的臉部肌肉會放鬆或收縮，幫助你綻放笑容、集中目光、表達溫暖與關心，以便你和正在交談的對象建立聯繫。如果你長期處於戰或逃模式，也許你自己沒發覺，但你的表情僵硬或不自然。戰或逃模式會使身體僵硬，減少目光的暖意，限制笑容的真誠，整體來說，阻礙你建立聯繫的能力，使你錯失許多感受關愛的片刻。其他人潛意識也能察覺到你的迷走神經是否啟動，他們能夠感受到你是否散發出真誠的正向情緒，有無建立聯繫的意願。因此，處於戰或逃狀態中的人會較難與他人建立聯繫。

神經覺（Neuroception）是大腦判斷某人或某個情況有無危險的過程。因此小嬰兒會對熟悉的臉龐微笑，對著陌生人大哭。斯蒂芬·波格斯（Stephen Porges）是印第安那大學與北卡羅來納大學教堂山分校的心理學教授，專精迷走神經功能，他研究**神經覺失準**並喪失建立社交能力的可能後果。舉例來說，創傷受害者的神經系統會專注於偵測周遭有無加害者，完全失去社交的能力。創傷、焦慮、慢性壓力等因素都可能使我們陷入戰逃僵反應的「僵住」狀態，關閉我們日常和身邊的人們建立微小正面聯繫的能力，甚至也阻礙我們長期和親愛家人、伴侶的情感聯繫。愈來愈多證據指出，神經覺失準的長期影響包括中斷治療，縮短伊莉莎白·布雷克本所謂的「健康年限」。

近來一份回顧性研究檢視了共二十八項研究，成人受試者共計超過十八萬人，這份研究清楚顯示出斷絕社交聯繫的致命程度。回顧小組檢視數據後發現，孤獨、社交孤立或兩項因素共同作用會使心臟病發作機率提高百分之二十九，中風機率提高百分之三十二[5]，這樣的幅度相當大！自述社交聯繫貧乏的受試者會出現睡眠週期中斷、免疫系統受擾、發炎頻率提高的情形，壓力荷爾蒙濃度也會大幅提升。將社會環境納入考量的話，美國六十五歲以上人士有三分之一獨居，曼哈頓一百六十萬居民更有**半數**以上獨自生活。社會學家也發現近十年來英國的獨居人數顯著上升，二〇〇一至二〇一一年間，獨居人數增加約六十萬人，相當總人口的百分之十。

獨居、感到孤單、社交孤立三者之間有重要的區別，不過其他已開發國家的獨居人口變化都有類似趨勢，因此許多社會學家與研究者在眾多研究與報告中指出，這是一種「孤單流行病」。觀察研究數據可知[6]，孤單和營養不良、缺乏運動、肥胖，甚至是吸菸一樣[7]，都是重要的健康風險因子，但公車站牌旁少有海報宣導這件事。你可能在親人身上看過這個現象，當他們經歷伴侶的死亡或突然孤身一人時，健康狀況可能急遽下滑。

弗雷里克森發現，微小聯繫的片刻（灌注愛之引擎的小量能量）必須發生在**自己身上**效果最好。雖然快樂和滿足等正面感受的確也可以降低壓力荷爾蒙，幫助你轉為副交感神經模式，但研究發現，本人的人際互動是迷走神經最有力的推動力——能讓副交感神經系統隆隆作響的高辛烷值燃料。也就是說，打電話給媽媽聊天固然很好，不過雖然她在情感上與你更親近，但要獲得更高的健康效益，還是建議她在郵差遞送包裹時與對方寒暄，或是到鄰居家坐一坐喝杯咖啡。

當某人大多數時候都感到孤單，缺乏社交聯繫，他的迷走神經就會退化，發炎加劇，免疫系統受到抑制，通往疾病的道路暢通無阻。我們逐漸了解這種現象背後的科學原理：缺乏溫暖的社交聯繫會使我們掉出保持健康所需的正向循環。事實上，長期感到孤單或社交孤立會使你陷入**負面循環**中，孤寂感會隨著時間加劇，和弗雷里克森提出的正向循環一樣呈指數型發展。約翰·卡喬波（John Cacioppo）是芝加哥大學的社會心理學家，他研究孤單對健康的影響，發現孤單或孤立的個人不僅罹患心臟病或中風的機率提高，也更可能罹患癌症。不意外的是，這背後的原因也是免疫系統。

卡喬波和加州大學洛杉磯分校的史蒂夫·柯爾（Steve Cole）發現孤單人士的免疫系統細胞產

生變化，基因表現出現改變。換言之，相較於真誠社交聯繫頻繁者，孤單人士免疫系統細胞的行為出現顯著變化。還記得威脅壓力與挑戰壓力的區別嗎？孤單的人較容易把外界視為威脅，他們的免疫系統細胞也愈容易發炎，使更多細胞持續在體內循環，尋找戰鬥目標，就好像一支永遠在巡邏而無法休息的軍隊。因此，這些細胞容易把自體的組織當成攻擊目標，本書所提到的眾多自體免疫疾病就是這種情況。

免疫系統的戰鬥能力有限。如果過多軍隊持續造成發炎，就無力兼顧其他問題，例如病毒、感染，甚至是變異細胞。在之前〈天生殺手〉的章節中，我們提過保持免疫系統健康、敏銳的重要性，這樣免疫細胞才能有效地尋找、鎖定、移除變異細胞，阻止癌症發病。結果發現，真心地墜入愛河是保持免疫系統健康的絕佳方法之一——每天一次又一次地墜入愛河，對象可以是你的配偶、小孩、朋友、鄰居、同事。如果你生命中沒有這些人，那請想辦法進行社交互動，例如參加讀書會或當地ＹＭＣＡ的運動課程，讓自己感到開心、充滿生命力，社交聯繫的救命功效不會比到藥局取藥差。

卡喬波接受《衛報》訪問時清楚說明了自己的研究結果[8]：孤獨會傳染（你互動的對象如果生性孤僻，躲避目光接觸或避免互動的行為會傳染給你），也會遺傳（基因表現的變化會遺傳給下一代），每四個人中就有一人受影響，是確確實實的流行病，使提早死亡的機率提高兩成。以卡喬波的話來說，如果我們要為人類動物建造動物園，指示上會說明：「不可單獨圈養」。

社交聯繫其實也是一項重要營養素，假如沒有微小聯繫點亮迷走神經，就和缺乏營養豐富的食物一樣，都會阻礙治療。愛和聯繫顯然是最有效的良藥。我們應該為患者開立處方，要求他們與新舊朋友、家人共度具修復力的時光，體會正向的片刻，就像開藥物處方一樣。醫師應該要詢問病患：**你的生活中有足夠的情緒營養嗎？**

仔細一想，比起戰或逃，社交聯繫是演化程度較高的應對策略。畢竟戰或逃是較早演化出來的反應，杏仁體位於大腦深處，是生命之初最先演化出來的大腦部位之一，由於古老而原始，又稱為**蜥蜴腦**，存在已有數千年之久。而副交感神經的反應來自比較進化的大腦部位。隨著演化，除非這種較為先進而複雜的策略（建立聯繫、友誼與同盟關係）不管用，我們的祖先才會回去使用原始的生存法則。時至今日仍然如此，假如我們失去聯繫的能力，蜥蜴腦就會接手，使我們退化為比較原始的應對模式。

戰或逃的反應強烈而急劇，彷彿是一種無法克服的本能詛咒，深植於基因之中，我們無法更動。不過基因中也有關於愛和聯繫的部分，這是點亮副交感神經的燃料。正向的愛與聯繫**已寫入我們的基因之中**，這是演化最先進的部分，身為人類物種，我們應該想辦法將之提升到更高層次，放棄以慢性的打與逃作為最常使用的策略。

以人類嬰兒為例，我想起當時抱著第一個孩子，看著他甜美的睡容，他小小的身子外面裹著淺藍粉紅相間的毯子，突然想到他有多麼無助，多麼依賴我。我在農場上長大，我看過小牛出生幾分鐘之後就能顫顫巍巍地站起來，跟在母親旁搖搖晃晃地行走。許久以前，我們從靈長類演化而來，開始直立行走後，我們的臀部變窄，大腦變得更加複雜。如果要生出和其他哺乳類幼獸能力一樣完備的幼兒，人類母親必須懷孕長達兩年，這對女性身體來說負擔太過沉重。為了演化成直立行走、擁有高度智慧的動物，我們必須在小嬰兒完全準備好之前就生產。

演化機制相當巧妙，把照顧他人（如小嬰兒）的原則嵌入我們的基因之中。關愛幼年同類，也就是我們懷裡無助的小小生物，很快就成為最重要的生存策略。我們同理、聯繫、照顧幼年子女，不僅能刺激**我們**的迷走神經、促進健康，同時更維繫他們的生存，這是一種共生、雙贏的關係。疲累的新手父母可能不這麼覺得，不過即便在熬夜的夜晚，哺餵母乳的母親體內充滿催產素，她的迷走神經正旺盛運作。

達克．凱爾納（Dacher Keltner）是加州大學柏克萊分校的心理學教授，學術生涯致力於研究人類同理心與生存、健康之間的關係。他說，人類同理的能力推動我們的生存與演化，如果要在健康與治療方面取得大幅進展，同理可能正是我們所需要的「良方」。他寫道：「我們變成超級樂於照顧他人的物種，這個舉動甚至能改善我們的身體健康、延長生命。我們天生就愛好善待他人。」

查爾斯．達爾文以其「適者生存」的天擇理論聞名。我一直以為這是無可置疑的事實，大家都一再聽到這個理論，連在醫學院裡也是。不過後來有人指出，達爾文的開創性著作《物種起源》（*On the Origin of Species*）探討生存演化及背後原因，「適者生存」（survival of the fittest）其實只是他博大精深理論中的一小部分。學者以全新角度重讀達爾文的著作後指出，他所要傳達的訊息其實是「仁者生存」（survival of the kindest）。

《物種起源》是達爾文最出名的著作，他在其中闡述動物演化生物學的基礎，而其知名度較低的續作《人類的由來》（*The Descent of Man*）長達一千八百頁，全書主旨為討論**人類**的演化。達爾文在書中檢視人類透過捨棄爭鬥，相互照顧、建立友誼所獲得的優勢。《人類的由來》全書只提到「適者生存」兩次，但「愛」可是提到九十五次。

新研究不斷浮現，顯示愛、同理與聯繫不僅是達爾文認知中的生存策略，這些定義我們人類、建構社會的舉動（相互照顧、互相幫忙、具有同理心等）也能帶來體內的變化，協助我們爬上通往健康與活力的正向循環。

我們目前知道：刺激迷走神經可以減緩發炎，增強免疫系統。迷走神經張力較高的人自受傷或疾病康復的速度也較快，弗雷里克森指出，迷走神經張力是極為準確的整體健康指標。假如她所言為真，我們要怎麼知道自己的迷走神經張力狀況如何？我們面對鏡子，捲起袖子，就能看到二頭肌，但迷走神經又看不到。

其實，檢查迷走神經張力有一種快速而簡單的方法，進而我們也能藉此確認自己的健康與治療狀況。就和愛一樣，迷走神經張力和心臟有關。

心臟的智慧

有一項指標，能讓我們一窺迷走神經的功能高低，這項生物指標稱為**心律變異**（heart rate variability）。單純的心率只測量每分鐘的心臟跳動次數，所以心率變異和血壓或心率不一樣，心率變異指的是每次心跳之間的間隔時間變化，因此能反映心臟針對不同情況或刺激作出反應的彈性。心臟跳動不應該隨時保持一致，而是該隨著活動量、情緒與環境變化。**高**心率變異是好事，代表身體能根據當下情況調整心率，通常表示個人有優秀的能力可以應付壓力並從中恢復。心率變異**低**則令人擔憂，表示個人的身體系統僵硬，反應能力較差，原因包括壓力荷爾蒙濃度長期過高，心臟動脈因發炎或其他原因而硬化。心率變異低不僅與焦慮及憂鬱相關，同時也會提高罹患心血管疾病或提早死亡的風險。

更重要的是，心率變異是迷走神經張力的絕佳指標。心率變異愈高，就代表迷走神經愈靈活，身體系統的副交感神經愈活躍。結論是，心率變異是重要但被低估的整體健康指標，尤其可以顯示迷走神經的健康狀況。

我們能否在日常生活中利用心率變異進一步了解自己的身體狀況？以前觀察心率變異並不方便，你得去看醫師，接上心跳監測器，然後研究分析心電圖軟體所產出的讀數。不過近來有愈來愈多價格愈趨平宜的設備，下載免費的應用程式後就能一窺自己的心率變異。相關科技仍在發展之中，這些產品的準確度不一，不過隨著科技進展，觀察自己的心率變異只會愈來愈容易，方便大家藉此朝健康與治療的方向前進。在此同時，如果你不方便取得心率監測器或相關應用程式，你還是可以使用以上提到的策略，傾聽身體的聲音，減緩體內發炎，切換成副交感神經模式，這些方法都有助於提高心率變異。練習放鬆反應及靜坐，了解自己的壓力因子，認識身體對於壓力及聯繫的反應，提高自己切換為療癒模式的靈活度，這些策略都能提高心率變異，同時也增強迷走神經張力。

心臟是重要的傳訊器官，心臟之所以會成為我們文化中常見的譬喻也是其來有自，身體會對情緒與壓力產生生理變化，彷彿這些感覺是源於心臟，難怪詩人自古就把心當成愛和失落的象徵。不過在醫學方面，心臟就只是一個幫浦，負責血液與氧氣的循環，維持我們的生命。但有沒有可能其實兩種情況同時成立，心臟既是由實際的心肌組成，同時也保有譬喻方面的意義？

心碎是譬喻上的說法，我們不認為心臟會像掉落的花瓶一樣碎裂。但有一種罕見致命的心臟併發症叫做**章魚壺心肌症**（takotsubo cardiomyopathy），俗稱壓力性心肌症。醫師稱之為**心碎症候群**，因為基本上這種可能致命的心臟併發症是由劇烈的情緒痛楚所引發。一直到最近，心碎症候群到底是不是真正的疾病一直有諸多爭論，醫師、外科醫師各有立場。後來，二〇一六年時，一位女性患者搭乘飛機被送往休士頓一間醫院，她罹患心碎症候群，明白無誤，無可否認。

裘妮・辛普森（Joanie Simpson）搭乘直升機抵達赫曼紀念醫院（Memorial Hermann），她的症狀是劇烈胸痛，這是心臟病發的典型跡象。醫師立即放入心臟導管，原本預期會發現血管阻塞，必須透過支架來疏通，不過他們驚訝地發現裘妮的動脈「暢通無阻」[9]。

約十年前，醫學期刊翹楚《新英格蘭醫學期刊》（*The New England Journal of Medicine*）發表一篇研究，證實在某些案例中，巨量的壓力荷爾蒙可能衝擊心臟，引發心臟病。於是醫師從另一方面著手，他們詢問辛普森最近是否經歷不尋常的壓力，而結果是肯定的，辛普森列出幾項家庭與財務方面的壓力源，還有最令人心碎的一件事：前一天她看著自己的狗痛苦死亡，她深愛這隻狗，把狗兒當成親生小孩一樣。她無法接受這件事，以至於心肌功能受擾，可能使她的心臟受損，甚至死亡。

辛普森的案例被寫進《新英格蘭醫學期刊》中[10]，了結心碎症候群是否真有其事的爭辯。《華盛頓郵報》針對這個不尋常的案例進行追蹤報導，裘妮接受訪問時表示，自己比其他人「更容易往心裡去」。我們一般只把這樣的說法當成比喻或是語言的有趣用法，可是實情遠不只如此。在這個案例中，裘妮・辛普森用了一個老生常談的說法，卻意外地揭露情緒與生理方面的實際情況：她確實「總把事情放在心上」。

思考裘妮和愛琳兩人之間的差異，愛琳在丈夫拋棄她之後因心房震顫來到急診室。在裘妮・辛普森的例子裡，醫師很快就鎖定情緒動盪與身體生理現象之間的關聯並加以處理，而不是忽視、置之不理。迷走神經直接穿過心臟，兩者的神經末梢巧妙地緊密相連，持續交換資訊。心臟擁有超過**四萬個**神經元，數量大於身體其他部位，僅次於大腦和腸道。這意味著心臟也是另一個較小型的大腦——心臟大腦，擁有自己的情緒、感覺、知識中心。心臟提供我們觀察身心連結的獨特視角，協助我們了解身心連結能如何推動（或阻礙）治療。

如果要說我從照顧上千位患者的過程中學到什麼，那就是心臟絕對不只是一個幫浦。心臟不僅是輸送血液至全身的器官，還代表我們最深的渴望、最大的快樂與強烈的悲傷。有時，心臟就像譬喻一樣，能反映身體深處的狀況，顯現出某種我們不易察覺或表達的缺憾。如果我們仔細傾聽，也許就能找到我們真切渴望且值得擁有的人生，真誠而滿足的生命，也許也能獲得治療。

療癒模式的生活

我們許多人長久被排除在療癒模式之外，迷走神經鮮少亮起，因此可能需要電路維修。也許就和珍前往巴西之前一樣，我們的健康被壓力、焦慮和創傷壓得喘不過氣；也許長時間高濃度的皮質醇已消耗掉太多端粒酶，細胞中看不見的端粒已經大幅縮短，暴露出極為重要的生命構成要素。又或者我們似乎單純是注定要生病，疾病已經像電腦病毒般寫進DNA中，等待時機執行惡意程式。

當你罹患重病，一切可能看似無望，彷彿未來的健康狀況已經決定了。不過改變其實永遠不嫌晚，所有人都可以踏上適合維持健康、啟動治療的金髮姑娘星球。研究人員發現，布滿荊棘的童年或是充滿壓力的生活會縮短端粒以及健康年限，不過他們也發現，我們其實可以大幅減緩甚至消除這些負面影響。我們回頭去看珍的例子就會看到一連串相關的條件接連而來，讓她得以開始治療。她徹底改變生活方式，離開有毒的婚姻關係，找到另一位給予滿滿關愛與支持的對象；她放下子女人生等令人喘不過氣的責任；她開始更真誠地過日子，了解自己的價值。

我們現在知道，給予他人及自己同理心等正面情緒能活化迷走神經；除了放鬆反應，愛也**的確**能點亮迷走神經迴路，也就是與親人甚至是陌生人所建立正面聯繫的片刻。戰或逃反應相當強烈，眾多壓力化合物一觸即發。但你也可以重整人生，讓自己**更常**體驗到由愛與正向情緒組成的更為進化的狀態，就像預防肺結核或流感一樣，為自己「接種」對抗慢性戰或逃模式的疫苗。

在今日世界中啟動副交感神經模式所要滿足的確切條件可能和日蝕一樣稀有，但不一樣的是，日蝕是由外太空的天體排列而成，遙不可及；然而為徹底療癒做好準備，卻在**我們的掌控範圍內**。我們的飲食內容、看待壓力的角度、與他人互動的方式等都能改變身體的生理狀況，影響直達細胞內的端粒。

三十多年前，班森進行第一項相關研究時，當時普遍認為情緒或心理狀態可能影響血壓或心律的想法再荒謬不過，以至於鮮有研究人員願意探討這個充滿潛能的領域。時至今日，同樣的偏見仍在阻礙我們尋找通往治療的道路。雖然我們取得些許進展，醫學界不情願地承認心靈的確**可能**影響身體，反之亦然，而雖然大眾文化已逐漸接受這個概念，卻未能以實質的方式整合至主流醫學中。比起日常醫療實踐，我們更常在大眾文化中看到這個觀念。

基本上，今日的醫學與精神病學仍然秉持十七世紀哲學家暨數學家笛卡兒的看法：身心是各自獨立的實體，分別存在不同疆域。笛卡兒提出兩個獨立的「世界」，其一包含身體或物質，另一個則是心靈或意識。他認為實體世界發生的事件並不會影響心靈世界，反之亦然。

這種想法是從何而來？其實，從許多方面來說，笛卡兒之所以提出身心二元論的概念，是為了反制當時的主流觀點，後者在那個時代阻撓醫學取得必要的進展。十七世紀時，宗教與醫學緊密相關。人類被視為靈性的存在，身與心同屬一個實體。心、身、靈或意識之間並沒有什麼區別，因此當人死掉後，身體必須保持完整無缺，以免靈魂受損。當時不允許醫學解剖，因為假如身體分離，靈魂同樣會支離破碎而無法升上天堂。疾病常被歸咎於個人或社群整體的惡行，或被視為上帝的審判[11]。假如一位女子生病，出現神祕的症狀，例如腹部長出腫塊，體重快速下滑，膚色變得蠟黃，嘔吐、沒有食慾，那可能是因為她犯下罪行。因此靈魂受到責罰，身體也連帶遭到懲處。假如某種疾病橫掃整個城鎮，使嬰孩脫水、腹瀉，那該社區只能引咎自責，也許他們不夠虔誠，工作不夠努力，或是社區之中有不信教的人。

在這種情況下，「治療方式」就是禱告、告解、淨化靈魂。絕對不會有人解剖女子的身體，發現真正的死因其實是癌症腫瘤；也不會有人注意到小鎮的水井受到一種危險細菌的汙染。健康與疾病的真正根源被迷信與恐懼掩蓋，當時的人們堅信身體問題是全知上帝所施加的責罰。

當笛卡兒分離身與心，他把「靈魂」歸類到心靈的領域，解除身體所受的諸多限制，例如檢查、解剖和實驗。雖然這看似只是哲學方面的轉變，卻帶來深遠的影響，人體現在可以是科學研究的對象，身體構造得以呈現在世人眼前，醫師和科學家終於可以自由探索人體的生理機制與疾病原因。

過去三百年來的重大醫學進展基本上皆來自身與心的分離，而後的發現如骨牌傾倒般接連而來。不過現在已到了一列骨牌的末端，最後一塊骨牌已經倒下，我們茫然若失。我認為，在身心二元論的局限之下，我們已經窮盡所有發現，我們現在得回頭，找回其實正確無誤的古老想法：身心屬於一體。

也許進步的軌跡比較像是向上的循環，而非單向的直線——我們在新知識與新科技的協助下，一再回頭探討古老的想法，所以當我們回到原本的起點時，其實已經不在同一個層面，而是充滿全新的可能性。現在問題來了：認識到身體與心靈其實緊密交織，治療靈魂在許多層面上其實也能治療身體後，下一步是什麼？

我在巴西接觸到眾多看起來相當有希望的病例，我謹慎評估並搜集資訊，為我的研究取得諸多進展。雖然並不是所有案例都禁得起嚴格的檢視，確實有眾多自癒案例都發生在巴西，這點對我的研究充滿啟發。綜觀這些案例，我不禁想問：自癒現象真的那麼「自然而然」嗎？雖然有些自癒案例的確相當突然，比方說腫瘤前一天還存在，後一天就消失了，但有愈來愈多證據顯示，許多人的康復過程其實費時數週、數月，甚至是**好幾年**。疾病的消退在醫師眼中可能是自然而然發生，因為他們只看到患者生活的一小部分，甚至患者自己也可能覺得事發突然，但這種現象可能其實是醞釀一段時間的結果，就像許久前埋下的種子「突然」冒出土壤發芽一樣。

我覺得自己已經接近自癒現象的全貌，但我想起帶領大學荒野營隊時爬山的過程——由於雲層覆蓋，你心裡以為已經接近山巔，不過登上小山頂端時才看見，真正的山頂其實還很遠。我需要另一個巴西。

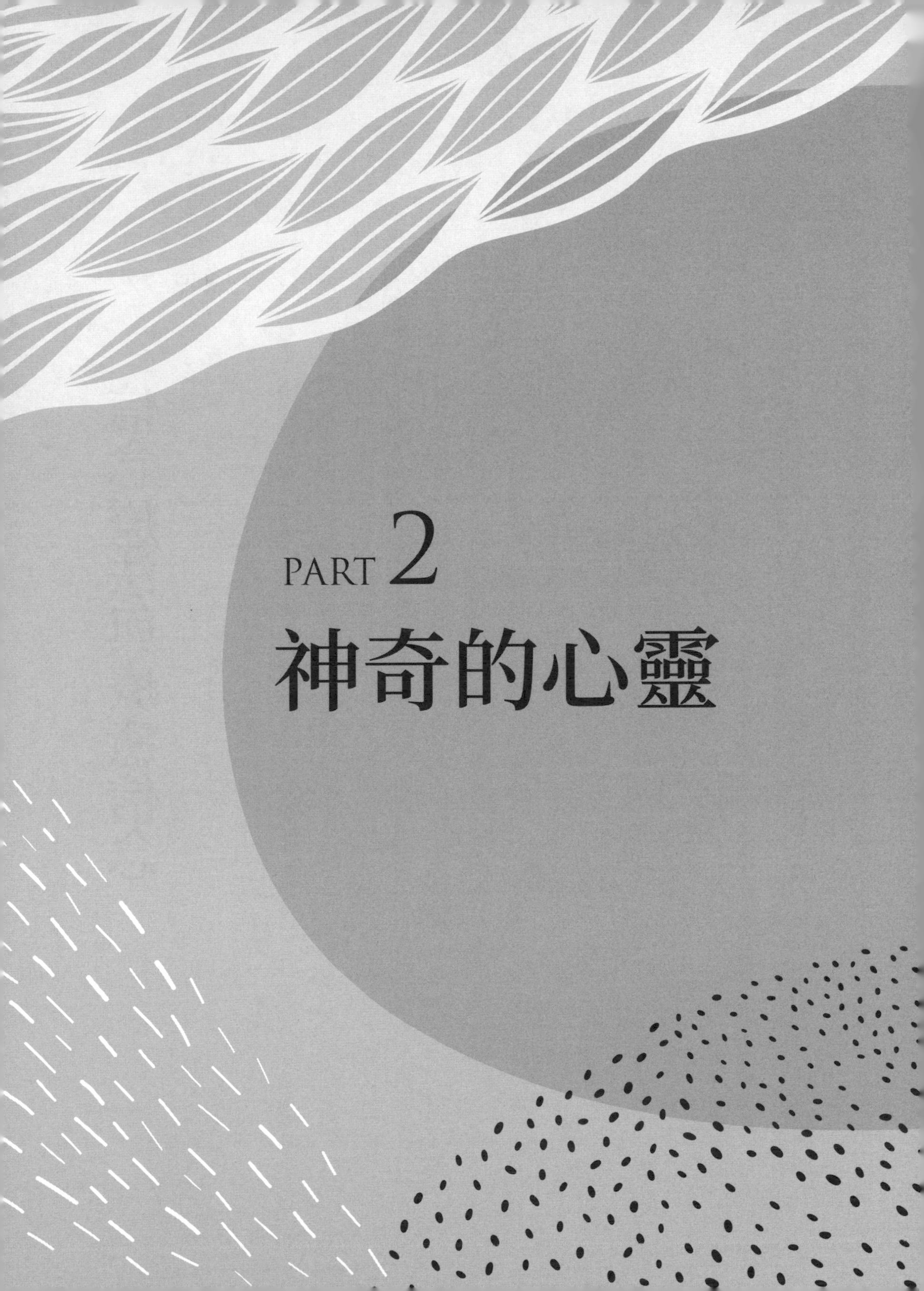

PART 2
神奇的心靈

Chapter 7 信念療法與療癒信念

寧可信其有，
這麼想的話，什麼事都有可能。

——美國理論物理學家，愛因斯坦

俄亥俄州克利夫蘭：二〇一二年

我在隆冬抵達俄亥俄州。那時是三月初了，應該要有春天的跡象了，但世界仍籠罩在冰雪之下。最近的一場風雪將新雪蓋在舊雪之上，鏟雪車行經之處兩旁可看到新舊雪層的分界。我在寒風中弓著身子，在腦海裡排練訪談問題時，汽車駛過雪水，呼嘯而過。我的思緒回到了約十年前，一切的起點。我還記得自己走下飛機，巴西的熱氣與潮溼迎面而來，而我對即將見證的事物一無所知，對於自己到底為什麼去到巴西，如當地蒸騰的空氣一般模糊而徬徨。但多年後的今天，一切計畫明若觀火。我並不是想拆穿或證明些什麼，我的目標不僅於此，我到那裡是為了更深入探索信仰的奧妙以及信仰和治療的相合之處。

走上樓梯時，腳下的鹽晶和冰嘎吱作響，我來到一棟毫不起眼的辦公大樓前，這棟大樓屬於伊薩姆．尼梅（Issam Nemeh）醫師，他是一位受過專業訓練的醫師，也被人稱為「信仰醫者」。克利夫蘭的堆著雪的水泥街道和巴西郊區的溫暖土路天差地別。大樓內部，尼梅醫師的辦公室就和其他美國醫師的辦公室差不多，鋪著米色地毯、擺放幾個盆栽和一扇可以俯瞰停車場的大窗戶。乍看之下，停車場和巴西滿是山羊和雞的溫暖廣場大相逕庭，但兩處也都猶如磁鐵，吸引源源不絕的自癒案例。那這兩處有什麼共同點呢？這就是當務之急的問題。

我第一次見到尼梅醫師是在二〇一一年，我們當時去上《奧茲醫師秀》（The Dr. Oz Show）。我曾猶豫要不要上節目，電視和廣播都在討論「奇蹟般的」治癒，但通常節目中的問題都只停留在表層：**這是真的嗎？**而不會討論其中的深層涵義與啟發——這才是真正能幫助患者的部分。不過同時，我知道我們必須讓自癒案例浮上檯面，這些案例或許能為我在醫學上看見的普遍絕望感注入一劑迫切需要的強心針。

但**希望**真的能扭轉疾病進程嗎？抑或如同許多醫界人士所想，這只是一種幻覺，使人在沙漠中無止境前行的海市蜃樓？由於不想讓患者抱持「不切實際的希望」，醫師不願透露太多可能性。我們堅定地給出平均的答案，小心翼翼地保持在這個範圍內，因為這就是可能性最高的結果。我們意見保守而謹慎，但難道我們要因為害怕給予不切實際的希望，而拒絕透露一絲曙光嗎？因此，當《奧茲醫師秀》來電詢問我是否願意擔任醫學專家，協助他們調查一位俄亥俄州中部的信仰醫者時，我很感興趣。

伊薩姆．尼梅這位醫者擁有忠心的擁護者，此外我唯一知道的資訊是節目製作人寄給我的簡短介紹：尼梅是一位擁有執照的醫學博士，而且兼具麻醉學和外科背景，這樣的經歷和我對信仰醫者的認知南轅北轍。

第一次在後臺等候室和尼梅握手時，我發現他本人也不同於我的想像。他穿著有領襯衫和棕色格子毛衣，看起來就是一位典型的家庭醫師。但我很快就發現，尼梅醫師這個人充滿矛盾。他出生於敘利亞，現在是住在美國中西部的天主教徒，在克利夫蘭郊區建立了一個大家庭。六十歲出頭的他仍然精力旺盛，口叼香菸而且毫不忌口。他很少休息，一個星期中的多數日子都在工作，而且常工作到凌晨。亟欲求診的患者大排長龍，要不是為了他診間的高科技電子針灸，就是為了他週末偶爾在全國巡迴的另一種治療。他深信神靈會透過他進行治療，引導他妙手回春，但他對於**信仰醫者**的標籤卻敬謝不敏。我很快就發現，即使其他人常這麼稱呼他，他本人卻從不以此描述自己的所作所為。他說，他的呼召能消弭科學與靈性間的隔閡。而那些經歷過視力恢復、斷骨癒合、腫瘤消失等神奇康復過程的病患都相信，他確實辦得到。

也有許多人批評尼梅醫師，認為他是胡扯斂財的神棍。但當你看到這麼多患者蜂擁求診，聽到他們口中希望和康復的故事，你不禁疑惑，會不會真有這麼一回事。身為一名醫師，他腳踏實地的精神讓我耳目一新；雖然他堅信禱告的力量，卻也會建議自己的患者尋求主流醫學治療。他也是第一個承認，自己的治療方式不適用於所有患者的醫者。

我和尼梅醫師說沒幾分鐘的話就注意到，他很擅長與人單獨交談，並快速和患者建立真誠的緊密關係。

上臺錄製節目時，奧茲醫師細細詢問他的治療方式以及在他照護之下所發生的神奇康復案例。尼梅很謙虛，推掉治療的功勞，他說，那不是他的作為，而是上帝透過他進行醫治，他只是上帝行醫的管道。

奧茲醫師詢問現場有沒有自願者願意在臺上接受尼梅的治療。有個女人舉起手，隨即被帶到尼梅醫師身旁。她抱怨背痛讓她很不舒服。尼梅把手放在她的背上並開始禱告，所有人屏息以待。大家都把身子往前傾，想聽清楚他在說什麼，但仍聽不到他的喃喃自語，雖然我就站在旁邊，也聽不清楚他說的話。他不是來表演的，是來治病的，所以一點也不在乎觀眾，彷彿現場只有他和那名女患者一樣。

我掃視觀眾的表情，好奇大家對禱告和治療的反應如何。大多數人表現得安靜且尊重，他們看起來並不懷疑，而我一點也不意外；根據蓋洛普民調，九成美國人表示自己有禱告的習慣，四分之三的人每天都會禱告。八成美國人曾祈禱自己能痊癒，而高達**九成**的美國人曾為了他人的康復而祈禱[1]。根據這些統計數據，攝影棚內的多數人可能都對禱告的力量深信不疑。

不過，有些人可能覺得按手禮*或對身體祈禱很奇怪，即使我在信仰虔誠的家庭中長大，篤信禱告的力量，但當我看著尼梅低下頭，對這個女人喃喃低語時，一股熟悉的懷疑或抗拒湧上心頭。在我長大的世界中，有許多規則、許多審判，禱告是為了坦承自己有罪，或祈求自己想要的東西。在我成長的過程中，我覺得禱告是一種莫名其妙的儀式，是因為被要求才去做的事。然而，隨著年齡增長，我意識到自己並不是完全不相信禱告，而是不相信小時候被灌輸的那種禱告。

尼梅醫師把手從女患者身上移開。她起身，表情看起來如釋重負。

奧茲醫師問：「感覺怎麼樣？」

她說：「太神奇了，沒了，疼痛都沒了。」

觀眾鼓掌，於是我也跟著鼓掌，但我暗自猜想疼痛的緩解能不能長期持續。與疼痛相關的研

*譯註：按手是一種宗教儀式，指把手放在他人或動物的頭上，透過手傳遞力量與恩賜。

究報告，尤其是背痛，結果往往互相矛盾。患者的掃描可能顯示椎間盤突出或其他應該令人極為不適的問題，但患者卻表示毫無疼痛感；也有人長期承受疼痛，掃描結果卻毫無問題。我認為這可能是典型的安慰劑效應，只要患者深信不疑，他們的病況就會好轉（大部分情況是**感覺**好轉）。有些患者以為自己得到了仙丹妙藥，但實際上他們拿到的只是糖衣錠，儘管如此，他們的病情仍會改善，甚至明顯好轉。

主流醫學認為安慰劑效應是一種假象；患者**實際上**並沒有好轉，只是**覺得**好轉了。這只是騙過你的大腦，而不是真正的醫學。但是這趟深入探索自癒的旅程讓我明白，在我們的頭腦和心中，還有尚未開發的強大治癒力量。我知道自己必須非常認真看待信仰對身體的潛在生理影響。感覺好轉和實際好轉的差別在哪裡？相信自己已經痊癒和真正痊癒的界線又在哪裡？

尼梅的患者輪流上臺講述自己的故事，在鎂光燈下描述自己康復的經過。凱西．夸克（Kathy Kuack）是尼梅的患者之一，她罹患肺癌和惡性腫瘤，病情相當嚴重，醫師建議她切除肺部。在尼梅看過之後，腫瘤便縮小、隨後消失。還有梅瑞迪絲．克雷伊（Meredith Kreye），她因為萊姆病而喪失行動能力（只要下床、行走或見光就會劇烈頭痛），但現在已經痊癒並重返校園，還能開始騎馬。然後是雷納．德班尼德克斯（Leonard DeBenedictus），數十年來在充滿有毒化學物質的環境下工作，他的骨頭逐漸開始溶解。他說有很多同事都死於白血病和其他癌症，而他的手指已經快到該切除的程度了。他說當尼梅告訴他「上帝希望你能痊癒」時，這幾十年來的痛苦便煙消雲散，他的身體開始恢復力氣和柔軟度。

接著輪到派翠西亞．凱恩（Patricia Kaine）講述自己的故事，她是最後一位上臺的尼梅患者。她坐在我的對面，在閃耀的舞臺燈光下顯得沉著冷靜，她坐得筆直，雙手放在大腿上，以堅定的目光輪流注視在場每個人。她的穿著保守，一頭旁分銀白長髮，說話帶著迷人的中西部鼻音。她自己就是位醫師，過去當了幾十年的家庭醫師，所以當她被診斷出特發性肺纖維化（idiopathic pulmonary fibrosis）時，她比誰都清楚情況有多糟。特發性肺纖維化是一種漸進性的不治之症，最後必定會奪走患者性命。醫師無法確定病因是什麼，只知道這種疾病會對肺部造成不可逆的傷害，病情會隨著時間推移持續惡化，直到患者無法呼吸。基本上，你的肺會硬得像紙板，然後因此死亡。

面對這種情況，第一個問題當然是：「診斷正確嗎？」而這也是奧茲醫師最關注的問題，詢問診斷是否成立。在自癒的案例中，最可能出現的情況是誤診，患者其實並沒有罹患致命的不治之症。凱恩醫師點點頭，她身為一名醫師，當然早就探究過這個問題。

她說：「他們對我的肺部組織進行切片檢查，結果的確是纖維化，如果你都看到顯微鏡下的結果了，就不能再否定了。」

一個肺部纖維化的患者理應面臨肺部的不可逆傷害，為什麼現在卻能擁有健康的肺部組織？醫學上來說，這應該是不可能的。

凱恩醫師和其他節目來賓都認為，他們的痊癒得歸功於尼梅醫師帶來的神蹟，他們相信他的禱告能導入上帝的能量，而正是這份力量治癒了他們。他們是對的嗎？我也無法反駁，但我必須更深入探索關於禱告和治癒的研究及實證，也較進一步了解安慰劑效應。當然，這兩者是截然不同的，但都奠基在這個想法上：個人所相信的事物能帶來治療效果。經常禱告的人認為治癒來自**外在**力量（上帝，或是某些人所稱的禱告者的集體能量），而安慰劑效應則來自**內在**力量（自己的想法、信仰和感知）。但禱告和安慰劑效應之間有什麼共同點，可以開啟自癒現象的下個關鍵？**信仰**就是貫穿兩者的共通點，也正是我要追尋的線索。

節目落幕，觀眾鼓掌，但對我來說，這才剛開始。我知道我得和凱恩醫師以及更多尼梅醫師的患者進一步聊聊。我得去一趟俄亥俄州。我可能已經碰上了我一直在追尋的東西：難得又有這麼多自癒案例齊聚一堂。巴西似乎能自然聚集各種自癒病例，我推斷原因是當地環境和文化的某種的特質，而且受到吸引前來這裡的人對於維持健康和戰勝疾病有一套獨到的方法，綜合以上原因，大量自癒案例出現在同一處。在流行病學中，假如研究人員發現疾病或感染特別集中，他們會稱該地為疾病的**熱點**。俄亥俄州和巴西可能正好相反，兩者都是治癒的熱點。

治癒的熱點

乍看之下，伊薩姆．尼梅的診察室和其他診察室沒有兩樣。略帶消毒水味，診察床上鋪著紙床單，牆上掛著醫療設備，有一個水槽和一張有滑輪的醫師椅。但也有一些不同之處，例如架上擺著患者的個人紀念品，這些患者在他的照護下，病情都有了天翻地覆的好轉。

尼梅在診察室中說明自己通常會對患者做些什麼。大部分時間都是用來和患者建立聯繫：和他們談話、傾聽他們、為他們祈禱，或是對著患部禱告。看診時間因人而異，有些患者很快就結束，而如果有需要的話，他也可能在一位患者身上花兩、三個小時。患者會在候診室內坐上幾個小時，耐心等待輪到自己看診。他工作到晚上，隔天早上起床又開始工作。

有一次，他看我坐在椅子上寫筆記，他說：「你的背部有問題。」

我的背部確實有問題。我小時候在父母的農場上辛勤工作，幫忙扛沉重的乾草捆和五加侖的水桶。那時候還小，我得把乾草或水桶舉高，才不會拖在地上。我一直以為背痛是小時候的體力勞動造成的，由於過度操勞而對自己的背部造成永久損傷。我很少想起這件事，我已經習慣了，接受背痛是我生活的一部分。背痛時有時無，當我備感壓力時，便痛得特別厲害。

尼梅看著我的背，他說有什麼地方失去平衡。他低聲禱告，很快就結束。他把手放在我的背上，我突然感到一股溫暖，背部像橡膠一樣柔韌。他把某個東西調整到正確位置，應該說我感覺到他這麼做，然後疼痛就消失了。

那天稍晚，我一直等待著疼痛再次出現，但疼痛再也沒出現過了。多年過去，仍舊如此。

隔天，我開始採訪尼梅醫師的患者。採訪在飯店的一間小會議室中進行，我搬動幾張椅子，然後告訴攝影師三腳架應該放在哪裡，他是志工，伊薩姆．尼梅和妻子派他來幫忙。我請他們派幾位願意和我談談自身康復經歷的患者過來，我的篩選標準很明確：我要找曾患有不治之症的患者，還要有精準確鑿的診斷和康復證明。我原本期望不高，希望他們至少派幾個符合條件的人給我，但尼梅醫師的太太凱西．尼梅（Kathy Nemeh）給了我二十五個病例。她性格強烈而開朗，充滿活力，同時也是協助尼梅行醫極度幹練的引擎，而且她還保證，只要我需要，她可以找來更多。

飯店窗外大雪紛飛，接連兩天，一個個患者進入會議室受訪。過程如旋風般飛逝而過，訪問持續好幾個小時，我飛快寫下筆記，努力在訪問出現意外轉折時追問細節。每天回到飯店房間後，我都會重新檢視證據，這並不輕鬆。這些案例的證據都相當有力，不過有些案例並不如其他來得清晰明確。我無法完全肯定部分案例中的患者已經徹底康復，還是只是特定疾病常見的暫時緩解狀況。舉例來說，淋巴瘤和白血病都是極其複雜的疾病，有時候會迅速奪人性命，有時候則會在很長一段時間內時而惡化，時而緩解。也有些病例的診斷和康復都紀錄詳實且真確無誤，但涉及的疾病卻鮮為人知。如果疾病如此罕見，我們就不會有太多相關研究資料，因此無法確定這種疾病如何發作，又會有哪些可能的情況，或許突然緩解只是這種疾病的正常病程中可能發生的情況，只是我們還不知道。

但也有一些突出的案例，以令人震驚的方式展現人類康復的可能性。蓋伊罹患嚴重的類風溼性關節炎，這是一種無法治癒的自體免疫疾病，會攻擊關節，疼痛與衰弱的情況都會不斷加劇。在尼梅醫師的照護下，他從生活無法自理變得可以正常生活。他將自己的康復歸功於尼梅醫師和寬恕。他覺得，原諒數十年前曾深深傷害他的至親，讓他得以從身體中「移除毒素」。確實，如他所述，寬恕的過程似乎真的有助於放鬆他的關節。

蓋伊的故事相當令人難以置信，但我知道他的說法也有一定程度的科學根據；我讀過不少關於寬恕健康助益的研究。研究人員認為，寬恕可以消除根深蒂固的壓力和焦慮模式，降低體內的壓力荷爾蒙，重新找回平衡。**寬恕**與較低的血壓和較低的心臟病發作風險相關；較容易原諒他人的人似乎具有更強健的免疫系統。另一方面，由於持續的負面情緒會釋放複雜的荷爾蒙和化學物質混合物，因此**拒絕原諒**會削弱免疫系統，弱化抵抗病毒和細菌的能力[2]。聽完蓋伊的故事，我開始思考，目前針對寬恕的科學研究是否只發現冰山一角。如果在條件受到嚴格控制的科學研究中都能找到這麼強的相關性，或許在某些情況下，相關性會更強。

接著是凱倫*，她和雙胞胎妹妹出生就是腦性麻痺患者，這是一種影響大腦和肌肉的重症，會使人非常虛弱。腦性麻痺是永久且不可逆轉的疾病，但凱倫卻痊癒了。在凱倫給伊薩姆．尼梅看診前，她常需要坐輪椅。她在學校曾嘗試不坐輪椅，抓著扶手爬上樓梯，但行走仍是一件苦差事。現在她不只能自行走路，還能跑步，她覺得這輩子從沒有如此強健過。

我很驚訝，懷疑這則故事的真實性，於是追問她更多細節，然後我想起自己和尼梅的經歷，我的背部當時突然有種奇怪的柔韌感覺。

那我是怎麼看待禱告和治癒的呢？我還不確定。我可以理解禱告的行為將你和其他人連結在一起，讓禱告的人進入芭芭拉．弗雷里克森所謂的心靈「正向循環」中。感到與他人緊緊聯繫，這種凝聚感和歸屬感等正面感受可以減緩壓力並活化副交感神經。但除此之外，禱告還有其他意義嗎？研究顯示什麼結果？我得進一步發掘，我還得跟凱恩醫師談談，她的故事正是將我帶到俄亥俄州的原因之一。

「我會為你禱告」

尼梅醫師的患者都相信其康復是上帝所賜，而尼梅醫師則是上帝賜福的渠道。他常描述自己是「能量醫者」，並相信禱告其實是能量的一種形式。但當我深入鑽研禱告和治癒相關的研究時，發現這其實是個充滿矛盾和爭議的泥沼。嚴肅的研究並不多，因為要募得資金來研究禱告並不容易，而我能找到的研究都是一團混亂。有項統合分析搜集了所有與禱告相關的主要研究，得出以下結論：控制較不嚴格的研究中可找到正向相關，而較嚴格、縝密的研究則會發現禱告和治癒之間並無特別的相關性，但要評估這些研究並不容易。整體而言，大約有一半研究認為禱告對治癒有正面影響，另一半則認為沒有關聯。我對研究方法存有疑慮，我們採用常見的科學方法，例如傳統的雙盲試驗和安慰劑對照設計，是否正好屏除了那些讓禱告發揮功效的因素？

＊為保護隱私，此人名字已做更動。

二○○六年，赫伯．班森研究冥想和放鬆反應後，對身心連結產生濃厚的興趣，並在取得上百萬元的資助後，著手進行迄今規模最大的禱告研究。這項研究旨在觀察代禱和手術結果的關聯。**代禱**的意思是**代替**他人祈禱，那麼，在俄克拉荷馬州禱告的人會影響到俄亥俄州患者的手術結果嗎？

班森設計出祈禱研究史上最嚴謹的研究。這是一項隨機、雙盲試驗，更有安慰劑效應對照，以正式標準來說，實屬無懈可擊。研究方法如下：從全美六間醫院中，挑選一千五百位接受同樣的手術（冠狀動脈繞道手術）的患者，班森會選擇這項手術可能是因為他受過心臟病學訓練，而且過去許多禱告相關研究的受試者都是心臟病患者。此外，心臟病是美國及整個西方世界的主要死因之一，這項手術很常見，在研究進行的那年接受這項手術的患者人數在美國超過三十五萬，全世界總計更超過八十萬，因此容易取得龐大的樣本數。

同意參與的患者會隨機分成三組。有人會替第一組病患祈禱，而研究人員告訴第一組受試者手術期間可能有人為他們禱告，也可能沒有；接著告知第二組一樣的事情，但其實不會有人替第二組患者禱告；最後告知第三組患者一定會有人為他們禱告，而的確也有人為他們禱告。一般而言，在接受這種心臟手術的患者中，約半數至少會出現一種併發症，這就是班森在這項研究中用來判斷代禱對手術成功與否有無影響的標準，也就是有人為患者祈禱的話，會不會降低出現併發症的機率。

班森找到三個同意參與整個研究過程的禱告團隊，這是一項不簡單的承諾，因為研究共歷時**三年**。研究期間，班森的團隊會在患者手術前一晚，向每個禱告團隊傳真一份名單：明尼蘇達州的聖保羅修道院（St. Paul's Monastery）、麻薩諸塞州伍斯特的特瑞西亞加爾默羅會（Theresian Carmelites），以及密蘇里州利斯薩米特一個名為沉默統一會（Silent Unity）的禱告團體，他們都屬於天主教禱告團體。參與者對禱告的對象一無所知，只知道他們的名和姓的開頭字母（例如馬修L.或莎拉G.），他們會對名單上的每個名字重複相同的祈禱詞：願你手術成功，早日康復，免受併發症所苦。

這項研究的結果顯然**不是**許多人想看到的結果：前兩組（不確定會不會獲得禱告的患者）術後併發症的發生機率差不多，分別為百分之五十一和百分之五十二。結果和這種手術平常的併發症發生機率相差一兩個百分點，沒有統計顯著性。因此，如果患者不確定有沒有人替自己禱告，他們是否獲得禱告其實並沒有影響。然而，知道**有人**替自己禱告的患者中，出現併發症的機率卻明顯更高：百分之五十九。

究竟發生了什麼事？為什麼有人禱告的患者更容易出現併發症？難道禱告在某方面對患者有害，而不是有所助益嗎？

班森做出了兩種解釋：一是這次的結果是意外。在一個研究受試組中，併發症發生率提升百分之九可能屬於正常波動的範圍。百分之五十的併發症發生率是平均數字，由每年數十萬次手術計算而來，而百分之九的提高離此範圍不算太遠。另一種解釋是，研究結果被**其他**禱告干擾了。研究人員告訴受試者不要改變手術相關的原本規劃，心裡假裝沒有明尼蘇達州、密蘇里州和麻薩諸塞州的陌生人為他們禱告一樣，一切照常進行。其中許多患者已經有眾多親友為他們禱告，很多人也會為自己禱告。如果要求患者不要禱告，或者禁止他們的親友為他們祈禱都是「不道德且不切實際的」。

班森寫道：「因此，我們的研究對象可能接受了大量與研究無關的禱告，而這可能使我們更難以判斷代禱者的禱告效果。」

知道有人為自己祈禱的患者出現併發症的機率竟然**更高**，這點令我大感驚奇。班森對這種現象的解釋當然可能成立，但我猜想，是不是還有其他理由。或許有些人會把禱告和上帝視為某種來自外界的力量，因此就這次情況而言，禱告成了某種特效藥。這樣想可能有危險，就像以為藥物可以治百病一樣。如此一來，你什麼都不用改變，無論是態度和觀點都不用；你只要等著被治好就可以了。對於治療來說，接受祈禱或許太過被動。尼梅醫師指出，禱告像是一種能量，具有不同層級的**特性**，但這份研究完全沒有檢視這個層面。

到頭來，我認為不能把這份研究當成祈禱有無效果的最終審判，就算這份研究相當嚴謹。或許，這份研究的重點更偏向研究設計，示範一般情況下研究應進行的方式。我們的研究扎根於對科學和科學方法的傳統理解，旨在衡量「我們身外」的事物，也就是可以透過五種感官而知的事物。對於現有科學方法而言，要評判祈禱這類充滿思想、情感和靈性因素的事物幾乎是不可能的，因為科學方法的出發點就是要將個體的所有獨特性、特殊性和更深層的特性排除在外。透過這樣的研究，我們無從得知禱告的投入程度，也不知道其中涉及的靈性發展程度。

我受訓成為醫師的方式也是如此。醫學院教我們無視情境脈絡、個人經歷，只要專注於疾病和症狀。我們不該考量患者的感受、背景故事、投入程度或想望。我們受的訓練就是要屏除這一切，圈起患者的症狀，然後把這小圈範圍內的東西放在顯微鏡下細細評估。這樣的做法使我們錯過許多線索，這些關於禱告的研究也是。禱告的**方式**可能是重要因素；人們有多相信禱告的力量呢？還是禱告對他們而言，更像是一種社交功能或傳統？禱告的品質是否會不斷提高，就像不同運動員的能力層級一樣？

包括班森的研究在內的許多研究都保證，人們**確實**有禱告，但卻沒有檢視禱告行為之外的其他因素。我想到衡量冥想和瑜伽治療效果的研究都要求參與者靜坐或做瑜伽，也開始顧慮到參與者對這些活動的投入程度。事實證明，未經訓練的大學生和進階冥想者的冥想效果之間是有差距的，難道禱告不也是如此嗎？

從科學醫學研究的角度來看，班森的禱告研究**確實**擁有嚴謹的設計。他的研究方法無懈可擊，沒有人能指責他馬虎或不科學。但是我認為，這項研究並沒有告訴我們，禱告對治療到底有沒有效果。追根究柢，問題在於禱告者的想法、感受和經歷。禱告不像藥物，我們目前還無法量化，因此也不能以相同的方式進行評估，我們無法確定禱告的「成分」或「劑量」。禱告可能會帶來轉變，也可能完全無能為力——**這取決於我們相信什麼**。

信仰也是如此。我們直覺地使用**信仰醫者**這個詞來稱呼伊薩姆．尼梅這樣的人，但是當我們說到**信仰**時，我們所指是什麼？這是個簡單的詞，卻牽涉豐富的涵義。**信仰**的定義是「希冀事物的保證、未見事物的證明」。「有信仰」指的是，即使在逆境或痛苦中，也能夠堅持自己的信念。但就和禱告一樣，信仰對不同的人有不同的意義。如果這表示，無論如何都要堅持自己的信念，那麼你的信念是**什麼**，難道不重要嗎？

到頭來，禱告和信仰都是信念的**表現**。若我們要分析禱告或信仰有沒有治療效果時，我們真正需要檢視的是表現形式之下的信念體系的基礎：我們如何看待世界、如何理解生活、我們相信的一切是可能的嗎？在自癒的案例中，有沒有證據表明個人所相信的事物能影響個人康復的方式或是否康復？如果有所影響，影響程度又有多大？一廂情願的想法或心理慰藉終究只能減輕痛苦，卻對病程影響有限？個人的信念真能影響身體的生理狀態嗎？

在《奧茲醫師秀》上，派翠西亞．凱恩將她的康復歸功於禱告和尼梅醫師。她說，他就是上帝行醫的管道，是禱告治好了她。但幾個月後，當她走進會議室接受後續採訪時，我發現她的經歷遠不只如此。

「奇蹟是真的」

派翠西亞．凱恩脫下她的冬季大衣，坐在椅子上，雙手交疊在大腿上。她就和我在《奧茲醫師秀》上對她的印象完全一樣：冷靜、沉著、言簡意賅，但神態卻又溫暖友善。我請她以自己的話來分享她的故事，她稍停片刻，然後深吸一口氣。

她問：「採訪時間多長？」一如往常地實際。

我說：「不限時間。」隨手將筆記本翻到嶄新的一頁。

她問：「你想聽**整個**故事？從沒有人這麼問過我。」

派翠西亞的妹妹在很小的時候得了小兒麻痺，就在疫苗即將出現之前，治療醫院告訴家屬，這是他們見過最嚴重的小兒麻痺倖存病例，他們說，妹妹可能會終身殘疾，行走都必須依靠支架。

派翠西亞記得妹妹從醫院回來時，不但身體虛弱，也沒有行動能力。她媽媽每天都會和妹妹一起運動，努力鍛鍊她瘦弱的四肢，即使醫師已經告訴她這麼做只是徒勞。派翠西亞的阿姨甚至跑到法國著名的盧德聖泉，帶回一小瓶水。派翠西亞的媽媽用泉水來為妹妹的四肢祝禱，希望能有所幫助。

派翠西亞說：「有了我媽全力協助她運動，再加上盧德聖泉的水，她的身體好轉了。她可以自己走路了，後來成為護士，現在是註冊護理師。這個故事的重點是，我從小就知道世界上真的有奇蹟。」

派翠西亞二十歲時，年紀輕輕就結婚了。她丈夫換工作時，他們搬到了阿帕拉契的鄉村，位於俄亥俄州東南部、西維吉尼亞州和肯塔基州的交界處。儘管那一區紛亂、保守且備受忽視，經歷風吹日曬的木造建築兀自佇立，在林木茂密、映著落日餘暉的山景下，展現當地特有的美麗。居民通常都住在缺水或缺電的建築物中。

派翠西亞當時正懷著第四胎，每個月都要回診。她注意到就醫困難重重，而醫療照護的需求又遠超過供給。她每次都是醫師當天最後一名患者，看診時醫師明顯已經累壞了。她常常是醫師當天的第五十號患者，但他仍得打起精神、集中注意力，專心查看她的病歷、聽診檢查嬰兒心跳，最後用疲憊不堪的聲音叮囑她，要補充產前維他命以及生產前要注意什麼。她很同情他，也很同情這個社區，尤其是那些沒錢看醫師的人，而且當地的醫師根本不夠。

她明白這是對她的呼召。她知道自己有醫師的腦袋，她在學校的成績名列前茅。但後來她將這些都擺到一旁，成為妻子和母親，這就是當時對女孩的普遍期望。派翠西亞在一九七〇年代申請醫學院時，醫學院學生只有百分之三是女性。她被一間又一間學校拒於門外，那些學校的招生人員認為，因為她已經為人母了，不可能當醫師。只有兩所學校允許她填寫申請書，其中一間給了她面試機會。當她走進面試的房間時，所有目光都注視著她的肚子，當時她的第五胎六個月了。她在面試官面前用手指算數並說：「你們看，開學時我就生完孩子了。」

萊特州立大學（Wright State University School）醫學院在她產後六週開學。當時她的產後出血還很嚴重，情況不太對勁，但她沒辦法去看醫師。她的丈夫失業，家裡有五個小孩，而她是日間部學生，還在等待學貸通過申請。她之前因子宮感染而去到醫院診察室，護墊上都是血，「穿著紙製的窄小病袍」，然後收費人員走進來，告訴她看醫師前得先付清款項。她只好穿好衣服離開，沒有看到醫師。這次經驗讓她明白，這就是美國的醫療現況，這就是許多拮据家庭所面臨的現實。

她說：「我明白資源不足的民眾無法獲得醫療照護的情況，我親身經歷過。」

醫學院第一年結束時，她的平均成績只有C（僅在及格邊緣）。理論上，這成績沒問題；這不會影響她畢業或阻礙她當醫師。但她對自己的表現和知識量並不滿意，所以要求重讀一年級。

她說：「要是我沒有好好受訓，這樣對患者不公平。」

我心想，哇，我也希望自己的醫師是這樣。

五年後，她畢業了，身上背負二十五萬美元的債務、五個孩子和一個失業的配偶。她和丈夫後來離婚了。當完住院醫師後，她回到阿帕拉契，那個曾呼召她行醫的地方。這裡大多數患者都像她過去那樣，接受美國低收入戶健康保險（Medicaid）或其他形式的救濟。有些患者家裡沒有自來水。他們來看醫師前，會先到小溪洗澡，但小溪結冰到解凍前這段時間，他們就沒辦法洗澡了。她執業的第一年，收入僅夠維持生活開支和每月貸款，日子並不好過。但每當有患者付不出醫藥費時，她就會想起自己曾有相同的遭遇，坐在診間、出血、重病、套著一件小小的病袍，銀行裡沒有錢可以付醫藥費。

她說：「回想起來，這一切都是為了我之後生病做的準備。不應該有些人有特權可以得到照護，有些人則不行，在上帝眼中，我們都是平等的。」

在阿帕拉契執業四年後，政府改變了付費結構。即使她的患者人數增加，收入卻減少了四分之一。她左支右絀，孩子都還在上大學，丈夫沒有付子女撫養費，她掙的錢不足以償還貸款和養家，所以她到俄亥俄州北邊柏衛（Bellevue）找了份固定薪水的工作，離伊利湖（Lake Erie）很近。工作地點就在托利多（Toledo）和克利夫蘭之間的高速公路路廊上，那裡居民多，患者也多，而且保險制度更好，能賺更多錢，她可以在那裡維持生計，然而同時也代表她得擱置協助偏鄉的目標。

後來，一九九五年時，問題的第一個跡象出現：她備感疲勞、疼痛乏力。她原本想，沒事的，我只要撐過去就好。但病痛並沒有消退。

接下來幾個月，她換過一個又一個專科醫師，病情仍未好轉。當時，大家對特發性肺纖維化的了解不多，誰也沒想到會得這種病，連派翠西亞這麼一位盡心盡力的家庭醫師也不知道。後來，她決定去見一位自己很佩服的感染科醫師，她在擔任住院醫師期間曾和這位醫師共事。那位醫師為她照了胸部X光，而結果非常不妙。

在正常的胸部X光中，兩個對稱的肺部盾形應該是黑色的，而肋骨和脊椎會是白色的。但派翠西亞的肺卻黑白交雜，彷彿有結晶物，像是碎裂的擋風玻璃。這個症狀的醫學術語是**毛玻璃狀病變**（ground glass appearance）。

醫師迅速安排後續的電腦斷層掃描，結果顯示兩邊肺部皆出現纖維狀組織，原應如海綿般柔軟的肺部組織變成堅硬的條紋疤痕。核子造影掃描的結果與此相符，而活體組織檢查更進一步確認診斷。四項檢查都指向同一種結果：特發性肺纖維化。

凱恩醫師原本就熟悉這種疾病。同一年，她在柏衛的一個小社區裡認識的另一位家庭醫師也診斷出患有特發性肺纖維化，最近已經過世。

肺纖維化一開始，肺部表面會隨著疤痕出現而緊縮。隨著病程進展，疤痕組織表面會持續變硬、變緊，像塑膠外殼一樣把肺部包起來。肺部開始膨脹，變得愈來愈沒有彈性，使患者無法深呼吸，而身體也無法獲得足夠的氧氣。患者自述感到非常疲憊且虛弱。有時，照顧者表示患者在睡夢中安然離世，也有患者會感覺胸痛與極度恐懼，拚命呼吸但因無法使肺部膨脹、吸入空氣而缺氧。特發性肺纖維化的終點就是死亡，而且目前沒有任何治療方法。

病名中的**特發性**表示「原因不明」。派翠西亞在一九九五年被診斷出這種疾病，時至今日，醫師仍不知道其病因。某些案例中的病因可能是遺傳，但派翠西亞並沒有家族病史；也有可能是自體免疫疾病引發的，免疫系統搞糊塗了，使身體轉而攻擊自己。實際上，我發現二〇一五年的一篇研究指出，特發性肺纖維化急性期的患者會對自體免疫療法暫時有反應，表示該病因**其實就是**免疫系統失調。但無論病因是什麼，這種病仍無法治癒，會循序漸進地導致患者死亡。在我研究這種疾病的時候，我發現其實比我想像的還要普遍得多；如今，光是美國就有超過十萬人罹患這種疾病，全世界患者人數約有五百萬人。

五年，專科醫師這麼告訴凱恩醫師，這是她所剩的時間——最多就是如此，這已經是相當樂觀的預後。特發性肺纖維化患者的存活率中位數是三年，能活過五年的患者不到兩成，派翠西亞努力想成為那兩成患者，盡可能活久一點。她現在當奶奶了，還有好多事想做、想看。如果她會死於特發性肺纖維化，那也沒關係，只是這一切來得太快了。

接下來幾年，她的狀況每況愈下，愈來愈虛弱、疲憊。她得忍受身體的不便，努力吸入氧氣，無論走到哪裡，都得隨身攜帶一臺連續性正壓呼吸器（Continuous positive airway pressure，簡稱CPAP），讓氧氣順利通過她傷痕累累的肺部。她一天要睡上十八個小時，由於身體缺氧，她常常覺得疲憊不堪。她曾試圖去托利多找一位醫師，但她開車完後就筋疲力盡了，回家後整整睡了二十四小時。

當她姪女提到尼梅醫師時，她聳聳肩說：「有何不可？」她什麼都試過了。

時間快轉一年半，派翠西亞身體變得更強壯、靈活，也更有活力了。她的睡眠時間回到每天固定的八到十小時，而且情況仍持續好轉。她擺脫了身體不便，重拾自己的人生使命：幫助有需要的人。她回去工作，到市中心低收入住宅區向沒辦法看醫師的民眾進行家訪，然後她發現自己愈來愈少用呼吸器了。最後，她可以完全不用機器，不再需要隨身攜帶了。

對這種漸進性的不治之症而言，這種反轉令人相當震驚。正常情況下，派翠西亞・凱恩不該好轉，她的情況理應每況愈下。尼梅醫師道理施了什麼魔法？

派翠西亞說，首先，事情不是在一夜之間發生的。這一年半內，她每兩個月見一次尼梅醫師，改變是循序漸進的。她會開車到克利夫蘭看醫師，尼梅醫師一開始會使用「電針」，這是他研發的一種針灸療法，結合震動和磁力對患部進行治療。他每次看診都會使用機器和禱告，診察室內只有尼梅醫師和凱恩醫師，她感覺到尼梅的完全專注。他為她罹病的身體禱告時，她感覺到能量從他身上流向她。看診時間可長可短，四十五分鐘到兩小時不等，原本安排一小時，但後來花了更多時間，凱恩醫師表示，「看診時間取決於上帝。」

她說：「在診間時，你會完全忘記時間，就像時間不存在一樣。」

看診後，不像看其他醫師一樣會讓她疲憊不堪。她覺得平靜、充滿活力，她恢復的速度愈來愈快。與尼梅醫師的這十幾次看診中，她每次都覺得自己又往前跨了一大步。

我飛快地抄寫筆記，問她：「為什麼這麼覺得？」

她想了很久，最後說：「每次我去看尼梅醫師，離開時都覺得自己離上帝更近了一些。」

最後，胸部X光出現了不可能的結果。發光板上，她那一度變得模糊、遍布疤痕組織，如破碎擋風玻璃般的盾形肺部，竟然變成清晰的黑色，沒有任何疤痕組織的痕跡。

即使這些年來聽了不少故事，我仍驚訝地說不出話。派翠西亞的故事令人瞠目結舌，你要怎麼解釋這種現象?她接受過活體組織檢查——公認最準確的診斷方法。醫師說她只剩下三到五年可活,治癒機率為零。但都過了快十年,她現在還好端端地坐在我面前,輕鬆呼吸,健康而有活力。但肺部的疤痕組織不會憑空消失。

這個病例留下幾個重大疑問。派翠西亞不像其他患者,沒有在飲食和生活型態方面做出諸多改變,所以我無法將她驚人的康復歸功於生活的徹底轉變。我在研究自癒已經取得不小的進展,我覺得自己快接近最重要的部分了。但或許我先前獨立出來的每一項因素(飲食、發炎、免疫功能、壓力,甚至是愛與連繫)都圍繞著更龐大、更深遠、更基本的事物。這些原則每一項都是前往理解道路上的重要墊腳石,但是我逐漸發現,最關鍵的因素是無法衡量的,科學置之不理,因為這些因素不像營養、發炎、壓力荷爾蒙,甚至是思維模式,無法在對照實驗中受到準確量化。

我請派翠西亞.凱恩嘗試解釋尼梅所做的事情和背後原因,她思考了一會。

她說:「我會把這件事理解成水,如果你扛水桶走十英里到水井去,就能把水帶回社區,但這會限制了你帶回來的水量。但如果你建了條通道、水管或輸水道,就可以帶回更多水,不受限制。這就是尼梅醫師扮演的角色,只是他帶來的不是水,是愛,他正是那條管道。」

不少人用這種方式理解自身顯著的治癒經驗:有某種有別於自身或來自外部的東西,像治療泉水一樣注入體內。他們把這當成上帝的禮物,而醫者則是某種管道。這個觀點也許有其道理,我們對自身居住的廣闊而神祕的宇宙所知有限。但是正如我們剛才所討論的,有治癒效果的是禱告本身,還是禱告的**舉動**?尼梅這樣的醫者真的是某種治癒能量的管道嗎?抑或人們全心全意相信的事物才是治癒的真正原因?你所相信的事物對生理狀態有多少影響?

於是我不得不繼續深入探討醫學中爭議性更大、討論更為激烈的議題:安慰劑效應。

Chapter 8

安慰劑的效用

在相對論中，沒有唯一、絕對的時間，
每個人根據自己的所在位置與移動方式，各自都有衡量時間的方式。

——英國理論物理學家，史蒂芬・霍金

安慰劑（placebo）這個字的拉丁字根意指**我將滿意**。早在科學成為主流以前，思考周到的醫者都知道，信念在治療過程中可以扮演重要的角色。不過**安慰劑效應**這個詞起源於十八世紀，用來描述當時醫師的某種做法：開出醫師明知沒有客觀醫療價值的藥物或療法來取悅或滿足顧客。雖然一般不認為安慰劑有顯著的治療效果，但這是打發固執病患的好方法，也許還能讓他們在服藥或治療期間稍感寬慰。

不過醫師後來發現，這種假療法（糖衣錠或稀釋的藥物）似乎**確實**有其效果。不過當時醫師用的通常不是我們現在所稱的**純粹安慰劑**（pure placebos），他們提供患者的是用之無害的溫和藥物。這些稀釋過的藥物雖然沒有療效，但也不會有負面效果。這是雙贏的做法，醫師已經做了一切努力，但安慰劑能讓患者感到更滿意，還會有什麼缺點？當然，事情沒那麼簡單。歷史上江湖騙子的故事多不勝數，他們在全世界各地招搖撞騙，以誇張事蹟兜售貨品，話術大多都是捏造而來或誇大其辭，然而絕望的患者可能覺得中聽，甚至願意花幾塊錢買個希望。

如果患者自稱服用無用藥物後身體狀況出現改善，醫師一開始只把這種現象當成他們「腦袋裡的想像」。所以假如江湖術士所開的藥物或療法出現療效，醫界都以安慰劑反應來看待。一七九九年，有人發明一種名為柏金斯金屬棒（Perkins Tractors）的昂貴醫療器材，據說是以一組特別打造的金屬製成，以金屬棒尖端按壓患部，可以導入「動物磁性」，藉此「從身體中抽走疾病」。患者表示疼痛和膿瘡都獲得緩解。一位名叫約翰・赫加斯（John Haygarth）的醫師以普通的木頭做出柏金斯金屬棒的複製品，然後記錄到患者也經歷同樣的「奇蹟」功效。不論使用真品或贗品，同樣比例（五分之四）的類風溼性關節炎患者都感到不適感降低。

這項實驗並不是用來證明安慰劑效應的威力（因為實驗並沒有檢視接受柏金斯金屬棒治療的患者是否**確實**康復，還是只是相信自己已經好轉），而是用來揭穿江湖騙子的謊話，赫加斯醫師的目標是要指出柏金斯金屬棒毫無特殊之處，只是利用患者**相信**這種東西能治癒自己的心態。

長久以來，安慰劑反應研究的主要重點一直是疼痛，因為疼痛緩解不需要身體狀況實際發生改變，只需要患者對於症狀的**感知**發生變化就行了。二戰時，一位名叫亨利・比徹（Henry Beecher）的戰地醫師治療受傷士兵時把嗎啡用盡，他不忍告訴這些疼痛至極的患者自己無能為力，於是就在偏遠的戰地醫護營中為痛苦的患者打點滴，內容物是生理食鹽水，但告訴他們是嗎啡。醫師心想這能稍微減緩疼痛，幫助他們撐到真的嗎啡送來。不過患者的反應讓他大吃一驚，約有四成的士兵表示疼痛感「顯著」降低。

比徹後來成為傑出的麻醉醫師暨醫學倫理學家，他對安慰劑效應深感著迷，投入多年研究。

七十多年前比徹在西方戰線上獲得啟發，至今已有百餘篇關於安慰劑的研究都證實同一件事情：安慰劑有效。今天任一種藥物的療效實驗研究中，平均都有**百分之三十五**的受試者會出現強烈的安慰劑反應，也就是說，這些人拿到的是糖衣錠，不過體驗到的效果卻和服用真實藥物的人毫無二致。

這個數字相當驚人。而且值得一提的是，百分之三十五只是**平均**，實際範圍介於一成至**九成**，根據接受測試的疾病、藥物、療法不同而互有差異。

膝關節鏡手術（knee arthroscopy）是一種非常常見的膝蓋手術，美國每年執行約七十萬例，光這項手術就用去四十億美元的醫療照護開支。這項手術的目的通常是修復半月板，也就是兩邊膝蓋骨中為關節提供緩衝的軟骨。半月板破裂的情形非常普遍，患者移動時會感到疼痛，因此醫師經常建議以關節鏡手術進行修復。不過研究人員實驗比較關節鏡手術和假手術（醫師在「手術」過程中沒有修復任何部位，只是製造一個切口，取信患者已經完成手術）的結果，竟發現兩組患者的感受**沒有差別**。兩組受試者皆表示症狀獲得緩解，好轉程度也相同。換言之，患者不需要膝關節鏡手術也能擴大腿部運動範圍，減緩疼痛，只要以為自己已經接受手術就夠了。

製藥公司注意到藥物的**外觀**也能影響療效，利用安慰劑反應獲利。比方說，即使都是真正的藥物，藥丸的顏色也能造成差異：藍色的安眠藥效果最好；另一方面，紅色的藥丸減緩疼痛最有效；大顆藥丸的效果總是優於小顆藥丸；注射的效果優於服藥；手術的效果比其他療法都好。

那安慰劑**是什麼**？純粹是幻覺嗎？抑或可以對身體造成實際的生理變化？

許多醫師認為，安慰劑之所以有用，純粹是因為患者預期獲得緩解，進而使生理狀態反應這種心態。患者預期不適感減弱，然後真的就感覺好多了。不過醫師表示，安慰劑沒辦法真的改變任何生理機制，也無法扭轉病程。哈佛大學的泰德・卡普查克（Ted Kaptchuk）是安慰劑領域的傑出研究者，他發現安慰劑作用的管道和某些藥物一樣，都是透過神經傳導介質，他也開始辨識出特定基因特性（出於某種未知原因）較容易對安慰劑產生正面反應。他的結論是，安慰劑的威力極為強大，而且經常遭到低估或誤解。他的研究一再證明，安慰劑可為身體帶來真實可量測的生理變化，包括心率、血壓、腦部化學物質，甚至能改善神經系統相關的疾病，例如帕金森氏病（Parkinson's disease）。然而，卡普查克雖然認為安慰劑效用強大，其結論仍局限於對照實驗所能得出的結果，他不認為安慰劑能扭轉致命疾病。他說：「安慰劑雖然能提供緩解，但通常無法治癒疾病。」

閱覽過對於安慰劑效用眾說紛紜的諸多研究後，我的疑問是：有沒有自癒現象的病例可能和安慰劑反應有高度關聯？就算只發生過一次，我也一定要知道。

我的腦袋**靈光乍現**，我想起好多年前在醫學院讀到的案例：在這個案例中，生理狀態劇烈變化的唯一可能解釋就是安慰劑。我記得那個寫在教科書中的名字：萊特先生（Mr. Wright）。

名不符實的神奇藥丸

我在一九五七年的臨床報告中找到這則病歷，開頭就和我的記憶一模一樣：萊特先生是一位癌症患者，大去之期不遠。他處於淋巴癌末期，脖子、腋下、胸口、鼠蹊部都長出柳丁大小的腫瘤，甚至壓迫到氣管，使他難以呼吸。醫師已經嘗試過所有可能的療法，試過每一種選項，他們也無能為力了。

不過當時剛好有一種新的實驗藥物上市，是一種叫做克力生物素（Krebiozen）的抗癌藥物，療效的相關報告非常樂觀。萊特先生得知這種「奇蹟」藥物，於是央求醫師試試看。

醫院在週五下午一收到藥物，就為萊特先生注射了第一劑克力生物素。三天後的週一早晨，醫師來到病房，發現萊特先生可以起身下床，呼吸自如，在房內走來走去，與護士說笑打趣。驚訝的醫師在報告中寫下，患者的腫瘤「像熱爐上的雪球一樣消融」。十天後，萊特先生的身體狀況神速好轉，於是出院回家。

不過幾個月後，新聞上出現克力生物素的相關報導，揭發這根本不是什麼神奇的抗癌藥物，只是不實的療法。萊特先生讀到報導後，癌症立即復發，病情相當嚴重，腫瘤再次腫起，健康狀況一落千丈。再次回到醫院時，情況就跟當初他使用克力生物素之前一模一樣。

醫師決定嘗試一種不尋常的治療方法，畢竟萊特先生已經性命垂危。醫師告訴他，當初的報告出了一些錯，他們剛收到重新調配過的新藥劑，效果是之前的兩倍。醫師說，前一代藥物有一點問題，但新的藥效果更好。

注射一劑之後，腫瘤又消失了。不過萊特的醫師這次根本沒有替他注射藥物，針筒裡的不是第二代克力生物素，而是水。

之後兩個月，萊特先生又恢復健康，腫瘤消失，他也感覺身體變好，回歸到正常生活。後來他又在新聞中讀到另一則報導：克力生物素治療癌症的效果徹底破滅，一群受試者注射藥物後病情完全沒有改善。

萊特的癌症馬上又復發了，並在數天之內過世。

這是我從醫學院畢業後第一次重讀這個案例研究，我馬上想起腫瘤科護理師朋友妮基。我想起珍奈・蘿斯在訪談中說的話，她說她和妮基住在同一間小旅館，她們見面時，妮基虛弱疲憊，看起來不久於世。她心想妮基應該只會在巴西待一兩週，最多不會超過這個期限。

珍說：「後來有一天，她開始發高燒，我陪在她身邊，提醒她補充水分，後來燒退了，她醒過來，覺得很餓。好幾個月她都沒有好好吃東西，而現在卻好像怎麼都吃不夠。」

我對發燒相當感興趣，在其他自癒案例中，科利醫師也發現患者在高燒之後突然康復或好轉，這似乎啟動了他們的免疫系統。當然，我沒辦法查明發燒是否影響妮基的病情，不過這點絕對值得留意。這之後，珍的描述和我對妮基的所知一樣：她從巴西回來，看起來健康又快樂，吃著讓自己身體舒服的食物。珍說，發燒過後的六週，妮基表面上康復了，每天日漸強壯。即將離開巴西時，她已經不再需要坐輪椅。珍說妮基離開治療中心時，工作人員建議她六個月內無論如何不要做任何診斷掃描。不過妮基離開幾天後，珍接到她的電話。妮基坦承她去做了掃描，不過她躺在檢查臺的時候機器突然停止運作。

妮基問珍：「你覺得這是什麼意思？」

珍回答：「我覺得是什麼意思不重要，重要的是**妳**怎麼想？」

妮基說：「我覺得可能是告訴我不該做掃描，但我不知道我忍不忍得住，畢竟我是腫瘤科護理師。」

不到一個禮拜後，珍又接到妮基的來電：她又回醫院做掃描了，而且結果不如預期。癌症並未消失，她的信心徹底崩潰，馬上又開始覺得病懨懨，後來狀況急轉直下，幾週後就過世了，死前心中疑惑未解，而且身體極度痛苦。

珍說：「這件事我想了很多次，我心裡一直相信，如果她能等上六個月，那情況可能不一樣，也許她可以康復。」

我對妮基印象最深的是她的熱情，對孩子無私的奉獻，還有尋找答案時追根究柢的精神。信念的影響力居然這麼強大，以至於看到電腦斷層掃描上仍有腫瘤會使病情快速惡化並死亡，我對這點感到遲疑。如果妮基遵從指示，至少等待六個月，會不會後果也是一樣？我不知道。我站在醫師的角色不希望她的故事受到誤解，所以我很猶豫要不要說出來，但我身為研究者也知道她告訴我和珍的事情很重要。

如果我們想要探索自癒現象背後所有的運作原理，那就必須面對令人不快的複雜真相或疑問。踏入這個新領域時，我們必須透過一切方法學習，放下批判與恐懼以求了解，這是敲開知識之門的唯一方法。我記得麥特．愛蘭從巴西回來時所說的話：他在達特茅斯的醫師想要做磁振造影檢查他的病況，但麥特拒絕了。

他說：「關鍵日已經過去了（麥特指的是醫師告訴他的存活期限），而且我覺得身體很好。如果腫瘤還在成長，我也不想被擔憂或治療無效的想法干擾，所以我拒絕做磁振造影檢查，我非常需要相信自己正在康復。」

麥特說：「不論如何，信念是治療過程中很重要的一部分，如果你信念堅定，相信化療有效，那也許化療就是適合你的治療方法。」

萊特先生和妮基之間的相似之處相當驚人。他們的遭遇很類似：他們都深信治療方法能大幅改善病情（萊特先生把希望寄託於克力生物素，而妮基則相信心靈醫者與當地的治療能量），當他們對療法失去信心，病情就猛烈復發。萊特先生的案例成為醫學故事的經典，因為他的惡性淋巴瘤明顯可見，醫師能親眼看到腫瘤消失又再度出現，完全對應患者對於藥物效果的信心，肉眼就能看到安慰劑立即的效應。遺憾的是，在妮基的例子中，我們無法知道她體內的變化。起初她外表看似有顯著改善，雖然她的癌症已是晚期，我們仍須抱持開放的心胸，她的確可能經歷一定程度的緩解，只是我們無法確定。也許她的病情仍在惡化，只是感覺身體變好；也許不論如何她都會過世。

信念也有陰暗的一面，我們在萊特先生和妮基的經歷中都看得到。這是安慰劑的反面，一般稱為**反安慰劑效應**（nocebo effect）：你預期自己會感到痛苦，然後你就真的感覺不舒服。副作用的研究經常觀察到這個現象，當醫師告訴患者服用藥物會有某些副作用（例如頭痛、嘔吐、起紅疹）時，這些副作用的發生率就會顯著提升。

有些副作用症狀可能難以衡量（例如疼痛感）。我們知道心理因素會大幅影響疼痛感，憂鬱、壓力大或沒有強烈人生目標者更容易感到疼痛。事實上，就如我們之前提過的，有許多研究顯示，醫師在磁振造影中所看到的實際病理嚴重性與患者自述的疼痛程度之間沒有關聯。這代表疼痛可能是主觀，甚至是想像出來的嗎？我們可以把反安慰劑效應當成純粹的錯覺嗎？患者預期自己會不舒服，然後就真的感覺不舒服，但其實身體沒有毛病嗎？

幾年前在義大利阿爾卑斯山所進行的研究能提供一些見解。一組研究人員帶一百二十位學生上山旅遊，他們向四分之一的學生散播高海拔稀薄空氣會導致偏頭痛的謠言，而這一組學生回報頭痛比其他組都嚴重得多；不僅如此，這組學生血液中某種與頭痛相關的酵素也大幅升高。在這個案例中，反安慰劑效應顯然改變了大腦與身體的生物化學狀態。

安慰劑反應的相關研究充滿這類神奇故事。在我搜集資料的過程中，我找到一九六〇年代日本一項沒沒無聞的案例研究。研究人員欲測試安慰劑／反安慰劑效應的威力，於是找來十三位已知對毒葛高度過敏的人，研究人員用無毒的樹葉摩擦受試者一隻手臂，但告訴他們那是毒葛，並在另一隻手臂上摩擦毒葛，告訴他們是無害的樹葉。**十三位**受試者被無害樹葉摩擦的手臂都長出類似毒葛過敏的紅疹，只有**兩位**對真正的毒葛也起反應。這份年代久遠的研究在一隻手臂測試安慰劑效應，在另一隻手臂測試反安慰劑效應，雖然研究規模很小，但深具啟發意義：同一人的身體可以同時展現信念對於保護、治療以及傷害的影響。

我思考過醫學院教導安慰劑反應的方式，以及我的同事對安慰劑的看法。醫師大多把這當成惱人或使人分心的東西——實驗研究中不幸的附帶現象，認為假如沒有安慰劑效應，實驗結果可以更加清楚分明。研究中一定要納入安慰劑，確保任何接受測試的新藥或療法效果能勝過安慰劑。不過在醫學研究中，安慰劑的效果時常優於療法，平均頻率是**百分之三十五**。在精神病學中，安慰劑時常比「真正」的治療有效，而且研究顯示安慰劑反應的力量愈來愈明顯[1]。

安慰劑的相關研究我讀得愈多，就愈認為**安慰劑**這個詞沒有完整呈現信念對身體的真正影響。我不再認同醫學的標準見解，不再把安慰劑當作無關緊要的惱人事物，不認為安慰劑只是心理欺騙身體以致短暫好轉的例子。因為顯然身體有時候**確實**是好轉了，但我們似乎一點也不關心背後原因。

這一切讓我不禁疑惑：人類思想、身體與心靈之間不斷更迭而影響深遠的互動到底是怎麼回事？我們的身體在多大程度上能反映心理長時間下來有意識或無意識的信念？在某方面，身體有沒有可能反映出我們還不了解或未曾試圖了解的面向？

安慰劑以外

二〇一一年時，我已在仁慈撒瑪利亞醫學中心工作了幾年，有一位患者意外到來，成為了我自癒現象研究中的核心案例。史蒂芬．鄧菲（Stephen Dunphe）在某個週四深夜因背痛前來就診。他的背已經痛一陣子了，不過之前史蒂芬想要自行解決，畢竟只是背痛，而且他也不是愛發牢騷的人，我看得出來他對自己的忍耐程度很自豪。不過後來疼痛變得難以忍受，他自己開車前來就醫。

背部的電腦斷層掃描捎來最壞的消息，史蒂芬得了癌症。醫師還不確定是哪一種癌症，不過惡性腫瘤已經破壞脊椎骨並壓迫到脊髓。醫師立即安排下週動手術，史蒂芬也必須立刻開始住院。進一步的檢驗發現他得了多發性骨髓瘤（multiple myeloma），這是一種白血球病變的癌症。骨髓負責生成白血球，而在多發性骨髓瘤的患者體內，癌細胞會排擠健康細胞，持續擴散，生成多個腫瘤及異常抗體，使血液變稠，甚至阻塞腎臟。在希臘文中，myelo 意指**骨髓**，而 oma 意指**腫瘤**，顧名思義，史蒂芬得了骨髓瘤。

多發性骨髓瘤無藥可救，最終將會奪走病患性命，但接受治療可以延長生命。不接受治療的話，平均餘命只有七個月，若接受治療，壽命最多可延長至四年半。不過整體來說，比起其他眾多癌症的標準療程，多發性骨髓瘤的治療選項效果較差。醫師通常會開迪皮質醇（dexamethasone，一種類固醇），不過效果並不顯著，也許可以暫時縮小腫瘤體積，但是一般無法治癒多發性骨髓瘤這類疾病，也不能代替手術。

以史蒂芬的情況來說，最迫切的任務就是移除壓迫脊椎的腫瘤。準備手術時，醫師先展開一輪迪皮質醇療程，懷著一絲希望藥物能暫時縮小腫瘤體積，降低手術的危險性。迪皮質醇治療多發性骨髓瘤的表現雖不理想，但醫師還是想要**做些什麼**，而且在這個情況下，負面影響不太可能大於正面效益。

在手術前一晚，史蒂芬接受磁振造影檢查，這是術前的標準掃描程序，這樣醫師動手術時能有更細節的影像輔助。他換上白色病袍，躺在狹窄的檢查臺上，緩緩移進造影機中。機器的白色掃描「隧道」很平滑，史帝芬必須保持靜止。他聽到磁振造影機器運作的聲音：哐啷、唧唧，還有類似汽車引擎的低鳴聲。然後開始發生奇怪的事，磁振造影隧道內壁出現一道細流，水流接二連三出現。史蒂芬試圖保持鎮定，機器大概壞了，醫師馬上就會救他出去，接著水漫過他的身體水位不斷上升，注滿掃描儀。他感覺意外地平靜，他很常潛水，他告訴自己：會沒事的。

史蒂芬是在這次事件發生後複述給我聽，他把整件事說得好像真實事件一樣。他說故事的時候，我多次打斷他，我一直插話，想要理解這是什麼情況，我說：「聽起來你好像出現幻覺了，或是進入某種意識狀態變化。」不過他只是揮揮手說：「對啦，大概是那樣。」然後又繼續開始講述自己的經歷，彷彿一切都是真實發生的事。不論這到底是什麼經歷，一直持續到掃描結束，他描述儀器注滿水後他在水面下呼吸，並感受到近處有一股良善的存在。最後，他聽到人聲，張開眼睛，發現自己在掃描室中。

一般人聽到這個故事，很容易就一笑置之，當作某人躺在磁振造影隧道中長達一個小時所做的怪夢，但有一件事非常不尋常！當造影結果出來後，不可思議的事發生了，史蒂芬病歷上的註記寫道：腫瘤「幾乎完全消失」。腫瘤幾乎不見了！醫師說：「這是自癒現象。」後來手術取消了，一連好幾天，病房充滿興奮與驚奇之情，護理師、醫師、實習生大感驚訝，輪流駐足史蒂芬的病房。

由於沒有動手術的必要，醫師就讓史蒂芬出院回家了。

我和放射科醫師和外科醫師討論過，他們都目瞪口呆，說自己從來沒看過這種事。史蒂芬的外科醫師堅信這就是自癒現象的標準案例，其他因素（藥物、基因等等）都無法解釋。我記得我們站在史蒂芬病房外走廊上，不敢置信地面面相覷，他對我說：「沒有其他解釋了。」

如今，多年以後，我還是時常帶著史蒂芬．鄧菲的病歷，一直夾在我往來家中辦公室和醫院所攜帶的案例研究資料夾裡。就在那一疊文件上層的位置，夾著史蒂芬的腫瘤掃描結果和白血球讀數，還有主治醫師的筆記。我想到時就抽出病歷，看看造影結果：原本電腦斷層掃描顯示有一顆大腫瘤破壞了脊椎的正常弧度，然後是一週後的磁振造影掃描結果，此時腫瘤已經消失，幾乎看不見。其他病歷來來去去，但這一直留在我腦海中，成為增加我公事包重量的一個神祕案例。

研究自癒現象的過程中，每當我發現新的自癒可能原因時，我就會把史蒂芬的檔案夾拿出來，以新的角度重新檢視，希望我研究的**其他**案例能提供一些線索。

原因並不是飲食，史蒂芬並沒有吃得特別健康，也沒有在這方面做任何改變，而且醫院供應的餐點也絕對稱不上健康。那是因為降低壓力荷爾蒙，脫離戰或逃模式嗎？我很懷疑。史蒂芬並沒有說他住院時感到特別放鬆或形容這段時間深具修復力，和珍奈．蘿斯或麥特．愛蘭在巴西的經歷並不一樣。事實上，那一週之中，史蒂芬大部分時間都待在病床上，看著多發性骨髓瘤令人沮喪的相關數據，愈來愈感到焦慮、害怕，也沒有大批親友聚集到病床旁，多半時間他都是一個人。他身體疼痛，下不了床，和多數其他病情沒有緩解的人一樣，只是焦急等待著沒辦法救他一命的手術。他的確接受了迪皮質醇的療程，我知道有些醫師可能會認定這就是緩解的原因，說史蒂芬是這種藥物的「高反應者」（high responder），但我自己和我諮詢過的同事都沒有看過任何文獻紀錄有人對迪皮質醇的反應高到這種程度。而且「高反應者」這個詞就和「自發性緩解」一樣，可能也是一個黑盒子，無法解釋的情況被丟進這裡而沒有經過仔細檢視。如果有人的反應超過某種療法或藥物的療效上限，那我們該問的是：為什麼會這樣？

我一直嘗試解答，不過就和永遠轉不出同樣顏色的魔術方塊一樣，答案逃離我的掌握。每一個問題似乎都沒有答案，反而引出另一個同樣難解的問題。腫瘤是在一週之內逐漸縮小，還是在磁振造影掃描時突然消失？是某種因素啟動了史蒂芬的免疫系統（例如發燒），使之開始攻擊腫瘤嗎？還是有別的原因呢？病歷表並沒有提到史蒂芬曾經發燒。史蒂芬這個案例不尋常的一點是，緩解發生的時間範圍很短：週四做了背部的電腦斷層掃描，幾天後的磁振造影掃描就顯示不必動手術了，完全無法解釋。

不過想通的那一刻（或甚至只是想到下一個關鍵問題）常在你沒有刻意思索的時候來臨。我前往克利夫蘭研究自癒的某一晚，尼梅醫師帶我去他最喜歡的餐廳，一邊享用美味的義大利麵，我一邊問尼梅（他既是醫師，也是工程師），為什麼他的禱告能對身體產生治療效果？又是透過什麼方式發揮作用？他想了一會後說：

「在量子場中，不論作用的是雷射或愛，我相信效果都是一樣的。」

這一刻有如醍醐灌頂，各種可能性在我的思緒中迴盪不已，尤其是鄧菲的案例。我回家後又重新翻出這個病歷，出現幾個新的切入點，這一切都和鄧菲在磁振造影掃描過程中經歷的意識狀態變化以及儀器本身的磁場有關。

身體的量子物理

笛卡兒身心分離的哲學觀確立後，他開啟一個新時代，醫師可以經常進行解剖，我們也終於了解人體的內部運作，人類往前跨進一大步。不過在當時，科學仍和迷信及宗教緊密相關，和我們今日所稱的**科學**大相逕庭，違背宗教信仰的科學推論和理性思考被視為威脅。伽利略密切觀察星星等天體並詳加研究，多年後據此發表理論，主張地球繞著太陽運轉，而非太陽繞地球運轉，卻因此被送上審判臺。宇宙竟然沒有以人類為中心運轉，這個想法過於不敬，因此伽利略被逐出教會並勒令居家軟禁。後來伽利略公開揚棄自己的信念，藉此逃過酷刑與死刑，但我們現在知道，他之前所主張的理論其實是正確的。

之後，啟蒙時代來臨，為理性科學打好基礎，其宗旨是解釋實體世界的運作法則。這個時代帶來劇烈變革，科學方法和牛頓的萬有引力及運動定律紛紛提出，我們了解並解釋周遭可見可觸世界的能力突飛猛進。我們的文化趨向重視觀察、推論、科學探究，而非宗教傳說與盲目信仰。在今日科學的最新領域，量子物理跨出了下一步，帶領我們進入意料之外的境界。過去我們對於宇宙法則、物質與能量運作方式所提出的假設逐漸獲得解答。

基本上，量子物理是在研究物質的組成，觀察構成原子的精細次原子粒子。我在普林斯頓的時候讀了一些量子物理，但我可不是物理學家，於是聽了尼梅醫師關於身體量子場的見解後，我打給我的朋友安卓亞斯．莫辛（Andreas Mershin），他是麻省理工的物理學家。我知道磁振造影儀的基礎運作方式，但我需要他為我講解細節。

磁振造影是一種根據量子力學發展而來的成像技術。不像簡單的 X 光，磁振造影可以提供軟組織的細節影像，不論是大腦、脊髓、器官或結締組織都可以清楚顯現。磁振造影儀是由重達好幾噸的超導磁鐵製成，儀器可以產生極強的磁場穿透人體，磁力大約是你家冰箱門上普通磁鐵的一千倍。強力磁鐵的作用是什麼？基本上，儀器會「讀取」人體內水分子中旋轉的質子。

人體含有豐富水分，在強大的磁場中，水分子中的質子會排列整齊。當你移入磁振造影儀內時，其實你進入了一個電磁圈中，這個電磁圈圓柱外圈圍著好幾英里長的超導線。儀器會產生持續的電流，刺激人體內的原子粒子，使每一個原子核中的質子按特定方向排列整齊。同時，造影的當下，你的身體受到無害的無線電波脈衝照射。磁振造影和電腦斷層掃描不一樣，不會有游離輻射，只有射頻無線電波。磁振造影結束，脈衝停止後，所有因磁場作用而排列整齊的質子會漸漸轉回原本的方向，儀器的無線電天線會接收到翻轉的動作並記錄下來。由於不同身體組織的質子會以不同的速率轉回原本的方向，磁振造影儀可以記錄這些差異並分別不同組織。也就是說，磁振造影儀透過測試不同的次原子粒子來製造人體內精細的影像。

有些研究人員開始提出疑問，磁振造影技術的功能只限於造影嗎？磁振造影儀的射頻無線電波線圈頻率其實可以和身體的神經元及細胞互動，已有研究開始檢視以磁振造影進行治療的可能性。憂鬱症就是可能應用的一種病症，特定情況中的磁場似乎能影響大腦運作。安慰劑對照試驗發現經過特殊磁振造影的受試者心情獲得顯著改善[2]，因此研究人員開始懷疑，造影儀的磁鐵是否能改變或覆寫大腦的路徑。麥可．羅罕（Michael Rohan）博士是我在哈佛的物理師同事，也在測試利用磁振造影儀產生的磁場來治療躁鬱症中的鬱期。他是碰巧發現兩者的關聯，有一位研究助理注意到麥克林恩醫院有好幾位患者接受磁振造影檢查前頗為憂鬱，完成檢查後心情都好多了[3]。

這種療法獲得高度關注，《波士頓環球報》甚至撰文報導。羅罕博士推論指出，在特定情況下，磁振造影儀所產生的電磁場可以影響大腦，促進健康，例如快速緩解憂鬱。雖然要為這項實驗籌措資金並不容易，不過由於理論依據是量子力學，而非傳統科學，這個理論前景看好。膽小怕事的人不適合站在醫學嶄新時代的尖端，這點貝尚和班森等創新者都有親身體會。

目前，關於磁振造影儀等工具的潛在療效，我們的疑問多過答案，而且多數醫師對此深感懷疑。我不知道史蒂芬．鄧菲奇特又突如其來的緩解是在他接受電腦斷層掃描到磁振造影檢查的那幾天之間發生，還是是在磁振造影儀內突然緩解，但我想知道其中是否存在關聯。磁振造影儀的磁場是否透過我們未知的方式導致史蒂芬進入他所描述的意識狀態變化，並立即帶來腫瘤分子的變化？

愛因斯坦喜歡講這個故事，說明他一個有名理論的靈感來源。他十幾歲在瑞士寄宿學校念書時，他很喜歡從事思想實驗，騎在林徑上，陽光灑落在林葉之間，他會想像這些光線以光速倒退，回到太空之外，這種速度是人類無法達成的。不過他會想像自己趕上光線的速度，以同樣的速度與光一同倒退，他想著，在這種情況下，光線會是什麼模樣？會以和原本一樣的方式波動，還是因為自己以光速前進，所以光波會看起來靜止不動？

愛因斯坦後來寫道：「我應該從靜止電磁場的角度來觀察光束。」這個思想實驗——這個乘著光線前進的白日夢使他發想出影響力深遠的理論概念，奠定之後的現代物理學，也就是相對論以及$E=mc^2$的著名公式：**能量等於質量乘以光速的平方**。這是什麼意思？基本上，這意味著宇宙中的所有物質，不論是你坐在屁股下的椅子、你的身體還是地球本身，都是某種能量的壓縮形式，是慢下來的能量。另一方面，能量就是物質。能夠觸摸的物體以及只能感應的能量之間的差異通常僅在於**速度**。物理學家大衛．玻姆（David Bohm）曾說，我們可以把物質想像成「壓縮或凍結靜止的光線」，也就是說，我們實體的身體在某種意義上就是凍結的光線——慢下來並獲得形體的能量。

那量子物理和物質的組成對於治療、信念和人體有什麼啟發？

首先，量子物理告訴我們，某些我們以為恆久不變的宇宙法則其實也有例外。比方說，關於世界的運作方式，牛頓物理定律只能解釋其中一小部分，還有很多是我們不知道的，例如為什麼會有黑洞？我們身體中的次原子粒子如何運作？還有安卓亞斯在電話中向我解釋的一個現象，一直留在我的腦海之中，令我想要更深入探索身心之間的聯繫。他告訴我一個量子物理學的基礎學說，某種程度上，這個學說使我們對物質、能量與宇宙法則的所知都打上一個問號。這個學說就是**雙縫實驗**（double-slit experiment）。雙縫實驗所指涉的意義可能會是解開自癒謎題的另一個關鍵——觀察者效應。

觀察者效應

雙縫實驗相當複雜，多年來有許多不同的變化版本。從第一代實驗開始，許多人費盡腦筋也想不通其中的意義，就連物理學家也百思不得其解。不過在這裡我們只需要了解其中幾個重要概念，雙縫實驗的目的是了解質子或次原子粒子的運作方式。

安卓亞斯說：「你想像一個網球場。」

他要我想像自己從上方俯視網球場，不過球場中間沒有網子，而是有一面牆，牆上有兩個開口，球場是封閉的，四面都有圍欄。

「你現在站在場上，開始往場中央有開口的牆壁丟球，有些球打到牆壁會彈回來，有些球會通過開口，撞到球場後方的圍欄，對吧？」

「對。」

安卓亞斯解釋道：「雙縫實驗的設計基本上就是這樣，不過不是丟球，而是射出電子束。」他繼續說明，研究人員往有兩道狹縫的「牆面」射出電子，他們看到那些沒有被彈回來的粒子，也就是通過狹縫的粒子，路徑大出意料之外，和網球場上的球不一樣。它們應該要撞上後方的圍欄，以可預測的角度彈回來，所有物理與運動法則都這樣說，可是實際情況卻不是這樣，它們呈現出粒子的波動性。也就是說，它們撞上後方的「圍欄」時，呈現出波動的樣態，而不是我們預期粒子通常要有的行進方式。

研究人員一開始推論，原因可能是粒子互相干擾。不過就算只發射出一顆粒子，同樣會呈現波動性。最後，研究者在兩道狹縫之間安裝某種偵測器（觀察次原子粒子的攝影機），想要進一步觀察粒子通過狹縫時發生了什麼事。這時奇怪的事發生了，粒子不再呈現波動性，而是直接撞上後方的「圍欄」，就和網球一模一樣。

安卓亞斯說：「彷彿他們知道有人在觀察。」

如果你不是量子物理學家，可能很難理解雙縫實驗，不過這項實驗的重點在於，**是否被觀測及如何觀測**會影響原子粒子的運作方式。被觀察的時候，粒子的行為會因此改變。物理學家稱這個現象為**觀察者效應**，而且經過數百次實驗，一再獲得驗證。這令人難以置信，不過卻是千真萬確的現象，觀察某現象的行為會改變那種現象。也許，就某方面來說，我們也參與了宇宙的創造，也許原先的「法則」不如我們所以為的那麼不可動搖。想想看，我們體內的原子粒子（所有物質的組成元素）也可能以這個方式運作，這開啟以下可能性：我們**感知**世界的方式也許可能在某方面**影響**這個世界，甚至包括影響我們自己的身體。

觀察者效應顯示，也許我們都是自身實驗的「觀察者」，而我們「觀察」自己、身體與周遭世界的方式可能會影響我們所看所觸的現實。我們所居住的身體以及其中的細胞可能比我們所想像的更具流動性與可塑性。

這一切所指涉的意涵可能相當深遠，尤其是在治療實體身體的方面。問題來了：為什麼這些知識並沒有迅速應用至醫學領域？

也許我們還沒準備好。我不認為我們的文化，甚至是個人（包括我自己）已經確實準備好踏入以量子物理來解釋的世界。這一切的變動過於劇烈，顛覆大量我們這世代熟悉的認知，而這些認知是我們建立世界的基礎。

有些物理學家試圖提出解釋，認為也許次原子層次和宏觀層次的法則並不一樣，藉此來迴避問題。這樣解釋會很方便，認定量子力學屬於某一層次，而牛頓力學與我們眼見的世界則屬於另一層次。但目前來看，科學家持續測試更大的粒子，結果也都無疑地顯示，這個世界的運作並不符合傳統科學法則。就像當初醫學院叫我不要問一堆問題，把教材背起來就對了，物理學家的教育過程也是以公式為準，不要問問題。不知道有些物理學家會不會覺得自己被騙了，他們潛心鑽研物理學是為了了解實體世界，但新發現的事實卻告訴他們，實體世界要麼不存在，不然就是以和我們所知全然不同的方式存在。

量子物理是極為複雜、不斷擴展的研究領域，學者花費一生的時間試圖參透其中奧妙。就像美國理論物理學家理察・費曼著名的一句話：「如果你覺得自己了解量子物理，就代表你根本不懂這個學科。」不過即便我只是略懂這些概念的皮毛，我也開始領會，核心信念可能透過無數種方式影響實體存在，心靈與信念可能在宏觀與微觀層次上影響身體。**宏觀**方面是指我們體會周遭世界的方式，這會轉化為體內的壓力荷爾蒙，藉此影響身體。至於**微觀**層次，我們可以把鏡頭拉近到細胞，觀察組成身體的原子，了解次原子層次改變的可能性。我很好奇，到底現實多大程度上是由我們自己打造的呢？

我又重新拿起史蒂芬・鄧菲的病歷，就是這個案例驅使我認識量子物理。我找到鄧菲先生，詢問他的近況——令人驚奇的是，多年之後，他身體仍然健康。雖然他仍然罹患多發性骨髓瘤，但身體情況已遠好過當初的預後。原本威脅生命的腫瘤突然緩解，不僅扭轉病情，也改變他的人生。

我寫信給加州大學柏克萊分校的傑出量子物理學家亨利・史戴普（Henry Stapp），附上病歷的細節，希望他能從量子力學的觀點提供見解。有沒有可能，史蒂芬・鄧菲透過某種方式，成了自己身體狀態的「觀察者」，導致體內的次原子分子改變運作方式？

起初，身為訓練有素的科學家，史戴普博士以合理而謹慎的懷疑態度回覆我。他詢問有沒有其他可能的解釋，暗示可能有其他較為簡單而直接的方法能解釋這次緩解。基本上，他的立場是「如果聽到蹄聲，要先想到馬，而不是斑馬*。」

不過後來，出乎我的意料之外，他再次回信。史戴普博士說完整看過病歷並深思之後，他改變了看法：他所知的量子力學絕對認同心理可能影響身體健康，甚至於更廣泛地影響到我們周遭世界的創造。他也承認，即便自己是物理學家，他的第一直覺也是抗拒這個想法。量子物理領域的問題都很宏大、深遠，令人不安，但我們必須勇於面對這些新概念，而不是敬而遠之。我非常同意史戴普博士為我倆通信所做的結語：這個問題需要更多研究。

科學家還沒想出該如何在大於次原子的尺度測試觀察者效應，不過後續的實驗持續驗證最初的發現，這不只是理論，而是無可置疑的事實。我們的文化整體也將持續為下一步的來臨做好準備。往後的發現，不論對醫學或其他領域來說，都可能徹底打破我們對治療本質與原因的認知。假如量子物理觀點所見的世界在我們可見可觸的世界同樣應驗，那麼我們就必須徹底重新理解信仰、信念、感知如何形塑我們共同認知中的現實†。假如觀察者在次原子的層次有如此深遠的影響，那很可能我們也可以進一步推論，**你**身為自己身體與經驗的觀察者，也對於實體身體有相似的影響力，這種影響直達細胞。其中的運作細節，將由確實改變自己感知與信念的人流血、揮汗、灑淚來告訴我們。

承上所述，關於信念，我還關心最後一點。我從自身經驗知道，影響健康、身體與治療能力的因素不僅限於你**有意識**的信念，個人被制約的潛意識信念在這方面也有一席之地，而這類信念更難以辨別或改變。你通常不知道這些想法的存在，它們隱藏在深處，就連你自己也沒有發覺，我們大家都有這種潛意識信念。

＊譯註：意指醫生判斷症狀時，應該要先想到常見的醫學診斷（馬比較常見），不是的話再來考慮較為罕見的病因（斑馬）。

† 薛丁格（Erwin Schrödinger）是量子力學的理論奠定者之一，他有一則關於貓的有名故事，用來說明量子力學雖然真切成立，但非常匪夷所思。有一隻貓在被觀察之前處於既生又死的狀態，而觀察的動作會導致貓的生存或死亡。觀察到貓死了代表貓剛才呈現屍僵狀態，如果發現貓是活的，代表牠剛才可能餓了。觀察決定了過去的狀態。（身為精神科醫師，我的第一個想法是，我的患者還有機會創造一個美好的童年！）

源遠流長的信念

關於安慰劑，我發現一件驚人的事實：**就算你不相信有用，安慰劑還是可以發揮療效**。一般來說，在安慰劑對照研究中，受試者只知道自己**可能**會拿到安慰劑而不是真正的藥。不過有些試驗經過稍加變化，研究人員一開始就會直接告訴受試者他們拿到的絕對是安慰劑，研究受試者的健康狀況**仍會**顯著改善。

這是怎麼回事？我以為安慰劑之所以有效，就是因為人們相信治療方法。因此這個發現讓我墮入五里霧中，如果安慰劑的關鍵在於相信，那不相信安慰劑的人怎麼也好轉了？這是否代表，在治療方面，**信念**其實不是非常重要的因素？

我得進一步探究什麼叫做信念。一般來說，我們說到**信念**時，指的是想法與決定等有意識思緒的運作。不過身為精神科醫師，我明白信念也有不同種類與層次之分。有些信念是你自己可以決定的，你刻意採納作為自己的一部分，或引導自己的生活行事。也有些信念根深蒂固，通常是在小時候就銘刻在心中，看不見、摸不著，時常自己也沒有察覺。我們都是由各種信念所組成的複雜個體，這些信念可能來自家長、老師、朋友、遊樂場上的玩伴，根據創傷或美好的各種經驗所做的詮釋，不過我們通常不曾審視這些信念。

眾所皆知，我們人類經常無法準確說明自己真正的信念。哲學家保羅．田立克（Paul Tillich）說，我們每個人都有一個「終極關懷」（ultimate concern），並以此左右終身的行事方式。身為精神科醫師，我知道很多人常常說他們的終極關懷是某件事，例如宗教信仰或對家庭的奉獻，他們也真的相信是如此；可是進一步觀察就會發現，他們真正的終極關懷其實是另一件事，不論是經濟安全、維持體面，或是獲得家長角色的認可（茲舉數例）。沒錯，我們人類很複雜，我們也不一定了解自己真正的信念。

研究人員認為，明知是安慰劑但身體仍然好轉的現象涉及更根本、基礎的信念系統，許久以前就銘刻在心理與身體之中，這和「照顧行為」有關。即便我們**明知**拿到的是安慰劑，因此理論上沒有化學療效，然而服用之後身體仍然好轉，為什麼會這樣？因為我們覺得受到照顧。長久以來我們受到制約，將特定經驗與身體好轉、治療連結起來。不論是看到穿著白袍的醫師分發藥物或是身處醫師診間的感官經驗——消毒過後微帶酒精的氣味，或是躺在檢查臺上與紙床單摩擦的聲音，都可能與治療連結。雖然理性上大腦知道我們吞下的藥沒有療效，可是我們內心深處意識以外的那部分感覺受到照顧，而身體也有所反應。化學兼哲學家麥可・波蘭尼（Michael Polanyi）稱之為「內隱知識」（tacit knowledge），與外顯或有意識的知識不一樣。舉個例子，意識知識就是向別人解說如何換腳踏車鏈，而內隱知識就是跨上腳踏車開始騎乘，你不需要思索怎麼騎，身體知道。

在訪談一開始，派翠西亞・凱恩（尼梅醫師的患者，自特發性肺纖維化康復中）強調，自從早年親眼見識到妹妹戰勝小兒痲痺之後，她心裡一直「知道奇蹟是真的」。我回想自己的童年，在充滿僵化教條的環境成長，年長後我開始問更多問題，於是投身科學，遠離信仰。那時我把信仰當作負面的東西，就像眼罩一樣妨礙我們看清世界。不過我開始明瞭，帶來害處或治療的不是信念本身，是你的信念內容，而且不是意識層次的信念**內容**（也許這能解釋班森禱告實驗的結果），而是你自己不知道卻深深相信的事物。也許身體自己也有所謂的「信念」，影響直達細胞。

我們還無法完全明瞭所謂**安慰劑**效應的影響到底有多深遠，不過我關於自癒的研究顯示，在某些情況下，影響可能超出身體之外。當然，有時候患者只是**感覺**好轉，因為他們這麼預期；心理感知與經驗互動的方式的確超乎我們的想像。可是有時候不僅是感覺好轉，我們應該持續探尋這種例外，因為例外埋藏著下一次發現的寶藏。我們一**再看到**信念能為身體帶來生理影響，而自癒更是這類例子的明證。也許這些獲得自癒的人受到制約，易於接受治療的信念（例如派翠西亞．凱恩），或是找到方法改寫原本的制約方式，使核心信念與實體身體都獲得大幅轉變。

不可否認的是，我們都有自己沒意識到的基礎、核心信念，這可能影響康復的能力。但要如何辨識、解開這些可能阻礙治療、甚至有害健康的信念呢？

我們以為信念系統和神有關（信神、不信神，或是信哪一種神），或是和世界的運作方式有關。不過自癒的信念不是我們一般認知中的信念，你不必信仰某種宗教、以某種方式祈禱，甚至也不必是信徒或有信仰的人。我這裡所指的是更為深層，也許超乎意識之外的信念，是你對人生、自己、宇宙、身邊的人有意識或無意識的**真正**信念，你發自內心相信可能或不可能的事物。在最深的層次，在其他所有信仰的根基，你對自己的價值有何信念？宇宙是友善的還是冷漠的？你重要嗎？你的生命重要嗎？關於信念以及信念對治療的影響，最重要的一個問題大概是：你對於**自己**的信念是什麼？

Chapter 9 治療認同

罪惡感來自閒置的人生，
來自虛擲生命的我們。

——美國文化人類學家，厄內斯特・貝克

那是二〇一五年，我的外套翻領上夾著麥克風，高級西裝內微微出汗。我即將走上TEDx新貝德福（New Bedford）的舞臺發表演講，試圖說服臺下的科學家、研究人員與各領域頂尖人物，自癒現象是值得一探究竟的黑盒子。

當主辦單位邀請我演講時，我很躊躇。大家準備好了解自癒了嗎？這些案例會不會和以前一樣，仍舊受到忽視？更重要的是，關於自癒，我到底**知道**些什麼，我有資格和全世界分享嗎？

我坐下來，開始擬講稿，發現自己其實知道**不少**。我知道自癒很重要，而且多數人沒有以正確的方式思考或分析自癒案例。我知道自癒是眾多因素共同作用所造成：營養、「情緒養分」、人們的生活、思考、感覺、與他人聯繫的方式，還有也許是最重要的——信念。我也知道，戰勝不治之症的人在這些面向做出大幅、甚至是劇烈的改變。

我把十二年的研究濃縮成十八分鐘的演講，逐漸串聯起主要內容：我來自何處，我現在在哪裡，接下來我得前往何處。一連好幾天，我都在練習演講，在車上練，在電梯裡、辦公室中也練，我把講稿熟記於心。我提醒自己要**放慢**語速。主持人念出我的名字，簡單介紹我的生平經歷，觀眾鼓掌，我走上臺，走到打著炫目燈光的那個定點。

我開始說話：「當原本被醫師宣判死刑的人戰勝無藥可治的致命疾病，這是什麼意思？醫師預測的死期過去了，然後發現疾病消失了。醫學說這是僥倖，真的是這樣嗎？」

我講到自癒現象的幾個主要概念：我們處理醫學的方法有哪些缺陷；我們不應一味追尋特效藥；有許多自癒案例急需我們的關注。然後我講到我想要傳遞給觀眾的核心訊息：「西方文化的優點在於，你有醫學毛病的時候會去看醫師，有心理問題會去找心理治療師，如果是心靈上的疑問，會去找神父、拉比*、牧師或阿拉伯酋長。我們擅長區分差異，分析較大整體的局部。

「另一方面，在東方架構中，身心之間沒有那麼分明的區別。在東方醫學中，醫師為身體的能量系統找回平衡，藉此來治療身體與心理疾病。

「多年後，我嘗試釐清這些獲得緩解的人帶給我什麼啟示，於是我重新拾起這些古老的神學著作。我回想起之前學過，身體被視作一種隱喻，代表著深層心靈試圖理解的事物，我不禁開始思考，這些人是否以某種方式拉開深層心靈的感知帷幕，而這就是身體康復的關鍵。」

這就對了，這就是下一個關鍵問題。為準備TED演講，總結研究成果的過程中，我發現了下一個要挖掘的主題。一直以來，我檢視一個又一個案例，尋找相同的模式或線索，可是我所觀察到的事物在根本上又經常互相矛盾，令我摸不著頭緒。人們在飲食、運動、思考、工作、生活、愛方面做出大刀闊斧的改變，這當然對治療非常**重要**，這應該已經是生活中可以改變或修正的所有面向了。不過不知為何，這些因素卻兜不起來，至少沒辦法完全說得通。有人也許達成上述所有事項，可是還是無法康復；也有人什麼都不做（或是只做到少部分），卻仍然獲得自癒。

我急切想要了解自癒給我們的啟示並分享給更多人，為他們畫張地圖，在營養、生活方式、壓力與愛之間畫出一條直線，為他們指引治療的道路。不過我愈來愈明白，這不是獲得自癒的方法。雖然各個自癒案例之間**的確**有一再出現的重要模式及共同因素，不過矛盾也不少。過去我嘗試打通一條直線道路，串聯飲食、發炎、戰或逃等佇足點，但成果不如我預期。以前我一直把這當成數學問題，想要**求出 x 的值**，後來才發現這個問題無法用線性方法來解。「吃得健康」加上「墜入愛河」不能自動讓身體好轉。在自癒這方面，二加二不一定等於四。

雖然我很想要統整出一本徹底療癒的指導手冊，不過顯然要獲得自癒，不是完成一連串必辦事項就好：**多吃蔬菜**、**運動**、**靜坐**、**愛家人朋友**。有好多人做到上述所有事項，每件事都做「對」了，卻還是生病。關鍵不是盡善盡美或遵守別人指派的程序，有時候，嚴格遵守一切規則的人可能反而病情最嚴重。

起初，我從最顯而易見的因素開始著手：這些人吃些什麼、怎麼過生活、怎麼處理壓力。但我逐漸發現，一切的源頭還有更重要的事物，這是其他方面發生改變的先決條件。這個面向比較難以討論，因為我們還沒有適當的語彙能加以描述，也因為許多人根本沒有意識到它的存在。我現在想起來，克萊兒說過要「為過去的錯向自己道歉」；凱恩醫師也說她必須「全面採納一個認識與體驗自己的新方式」。我一直在檢視這些患者意外地扭轉病情以前做出哪些劇烈的改變，包

＊譯註：猶太教的老師或宗教領袖。

括飲食、日常作息、人際關係以及信念等面向。現在我懷疑，也許最劇烈、最深遠的改變就是他們的自我認同。

乍看之下，每個人改變的面向似乎都極為獨特，因此我沒有注意到共通之處，不過現在相似點開始浮現。每個人都隱隱約約提到他們發現自我，或是重新認識自我的過程，這個過程以某種方式協助他們打通其他通往治療的途徑，而我過去只局限於表面的細節部分，例如滋養身體、改變面對壓力的心態、培養愛與聯繫的關係等。也許根本上，這些戰勝不治之症的人描述的都是相同的經驗，只是用不同的語彙來說明，就像不同藝術家描繪相同的景色時，會呈現出完全不同的風貌。雖然這件事實就擺在我眼前，但我從未注意到。不過現在，我終於找到我所追尋的東西了——一種難以名狀且極其私人的轉化過程，也就是以全新的角度了解自己，而這似乎帶動了其他方面的變化，包括飲食、壓力、愛和聯繫。

完美的案例

TED演講之後，電話與郵件紛至沓來，我一時難以應付。我努力處理突然湧進的訊息，此時壓力也飆破天際。我心想，真諷刺，我的研究指出壓力可能致命，而此時壓力正壓得我喘不過氣。全國、甚至全世界各地不斷有聲音冒出來，人們爭相講出自己簡直「不可思議」的康復故事。我想要調查每一個案例，挖掘埋藏其中的知識，可是案例實在太多，我應付不來。如果要篩選每一個蜂擁而至的案例，我會需要一整個團隊的研究人員和訪談主持人。雖然我現在擁有些許進行研究的正當理由，但我無力負荷這種大規模的計畫。醫學界願意承認自癒或許能帶給我們一些啟發，但並不是敞開心胸，而只是開啟一條小縫。我自知還無法說服任何人投資進行自癒相關的縱貫研究*，我只能繼續獨自研究，利用手邊的資源盡可能調查。而我所有的資源就是：一個人、一張辦公桌和上千封電子郵件。

我想出一個區分優先順序的標準，用來快速辨別最具潛力和研究價值的案例。最基本的門檻，案例要能進入「調查」程序，患者必須罹患真正的不癒之症，並有準確診斷與明確緩解的證據，且不能有其他可能解釋康復的因素。通過第一個關卡後，我會就其他面向來評估案例，其一面向就是疾病的種類。不論原因為何，有些疾病發生自癒現象的機率遠高於其他疾病；也有些疾病我們還不太熟悉，這些疾病過於稀有，相關紀錄不足，我們不了解這類疾病的病程，也不知道能否認定為「不治之症」。不過當我看到米瑞．邦諾的病歷，我感到釣魚線一緊，這是尾大魚！

那是某天早上收信匣中十來封新案例的其中之一，那天我上班遲到了，我匆忙走進辦公室打開電腦，快速瀏覽電子郵件查看有無緊急事務，然後準備開始巡房。信件主旨是「自癒患者米瑞．邦諾」，然後我心不在焉地點開，原本打算快速瀏覽後就歸類到可能案例的檔案夾中，等之後有空再來細查。不過十分鐘之後，我坐在辦公椅上，連外套都還沒脫，又再把米瑞的信件讀過一次，這個案例符合所有自癒現象的條件，毫無破綻：不治之症、仔細詳實的診斷紀錄、由世界級醫療機構的傑出醫師所診治、診斷與緩解都有清晰的證據，包括掃描、診斷病理報告、醫師的手術註記，一切具備。最後，米瑞自稱「擅長左腦思考、注重分析」，「偏激的資料狂熱者」，她能夠清晰精準地描述自己的經驗。米瑞的信件中還有另一段訊息，吸引我的注意力，她寫道，她相信

*譯註：指對研究對象進行長時間觀察的研究方式。

自己是在「改變與自己、與世界關係」的過程中獲得治癒。

改變與自己的關係，這個概念牽涉又廣又深，甚至是虛無縹緲，實際上到底是什麼意思？這真的能促進治療嗎？如果米瑞願意分享的話，這是我所要探尋的問題。

幸運的是，米瑞是住在密蘇里州聖路易（Saint Louis）的軟體業經理，她很快就答應提供我更多訊息。我們透過電子郵件通訊，而她的經歷逐漸變得愈來愈清晰。到了我們見面時，她有力地和我握手，臉上掛著笑容，精神奕奕。我這才意會到，她能站在我面前，充滿朝氣且活生生地呼吸真是一件天大的奇蹟。

忙到沒空生病

米瑞工作參與一場重要協商會議時注意到自己脖子有一個腫塊。那時候，工作就是她的命。她在一家美國大型企業擔任軟體業務，正負責某客戶新的多年期合約的主要協商工作。這次交易很重要，金額上看數億美元，她的責任重大。交易的協商過程長達數月，米瑞全心投入工作，夜以繼日地一心要完成任務。

她四十歲出頭，是一位積極、有抱負的獨立女性。她住在聖路易郊區的小鎮中，周遭林木繁茂，她很喜歡這個地方。她交往已久的男朋友住在隔壁，傍晚時他們會碰面，一起煮飯閒聊。他們交往十年了，但沒有結婚或同居，他們喜歡擁有自己的空間。鎮上的狗公園是她協助規劃的，米瑞每天都會帶狗去散步。她常做皮拉提斯和瑜伽，外表看似健康有活力，不過表層之下，某種看不見的東西潛伏著。

米瑞小時候曾因蜱蟲咬傷而生病，她耳後的淋巴結腫起來，開始發燒，不過醫師沒有提供任何治療，只說這是蟲咬的「正常反應」。米瑞小時候也住在聖路易郊外，她在保守的摩門教家庭長大，母親是一位天資優異的舞者兼鋼琴演奏者，不過為了在家照顧小孩而擱置職業生涯；父親四處出差，工時很長，在公司中一步步往上爬，同時擔任摩門教會的主教。米瑞的父母很虔誠，教養方式嚴格，要求孩子們參與所有教會聚會和儀式，而且要達到非常高的標準。米瑞從小被教育的觀念是，只要稍微偏離這狹窄的直線道路，就會被視為災難性的踰矩。家庭與教會所傳達的訊息是，只要遵守戒律，大家就能永遠相聚在一起，死後也不會分開；但如果違反戒律，你就會被逐出家庭，永遠不能回頭。

她的姊姊們似乎對於這種人生沒什麼意見，她們都很聽話乖巧，雖然在音樂方面極有天賦，但都和母親一樣把職業野心放在一旁，待在家中相夫教子。對米瑞來說，這似乎就是摩門教女性該做的事，但她有著一顆不羈的心。

她說：「我不想要一切都被規劃得妥妥當當的，我告訴爸媽，我長大後絕對不結婚，我要找份工作，長大後每年都要賺一千塊。他們只是翻翻白眼，但我暗自下定決心，我絕對不要倚靠別人生活。」

她十四歲的時候第一次離家出走，交到年紀比較大的朋友，他們有車，住在公寓裡。米瑞生性機敏，又肯吃苦耐勞，開始靠著打零工賺錢，不過後來她懷孕了。

每個人都叫她把小孩送交領養，但她拒絕了。

她說：「每個人都說：『你不能留下小孩，這樣對小孩不公平』，可是就跟以前一樣，如果有人為我設下規矩，我就偏不服。」

她和其他十六歲的青少年一起考駕照，只不過那時她的肚子八個月大，但她決心不讓這件事阻礙自己。後來她拿到高中同等學力證明，開始修習大學課程，同時還有一份全職工作。她工作很努力，後來找到一份比上一份更好的工作。到了二十歲出頭時，她得頻繁出差，工時很長。她的兒子還小，她讓家人照顧他，但內心感到很掙扎。她爸媽的教育方式就和她小時候一模一樣，米瑞擔心兒子會開始對自己的選擇和情況做出負面評斷。但她別無選擇，她無法兼顧工作與小孩，而且她覺得身體不太對勁。她還年輕，充滿企圖心，而且從外表來看再健康不過，那她為什麼總是覺得疲憊、舉步維艱？生活不該這麼沉重。

現在回想起來，她發現自己過去總是在生病，從來沒有完全健康的時候。她回憶年齡二字頭的時候是「筋疲力竭的十年」；三字頭是「疼痛的十年」，關節痛、肌肉痛、神經痛，疼痛似乎遍布身體各處，卻找不到原因。疼痛是身體操勞過度、即將故障的表徵。最後，在她四十歲出頭時，看過無數醫師之後，她終於得到一個診斷：慢性萊姆病（lyme disease），病因就是那次未獲治療的蜱蟲咬傷。在職業生涯方面，她現在擔任一家軟體公司的重要管理職位，工作牽涉合約協商，金額上看數億美元，她已經準備好展開新合約的協商工作，接下來的八至十個月幾乎沒什麼時間休息，現在絕對不是生病的好時機。

醫師已安排為米瑞在胸腔進行周邊置入中心靜脈導管（Peripherally Inserted Central Catheter，簡稱PICC）手術，用來輸送強效抗生素，希望能一舉消滅米瑞體內的萊姆病感染。中心靜脈導管會從左手臂內側，手肘上方幾吋的地方穿刺進入體內，沿著愈來愈粗的血管，最終通到靠近心房的位置。米瑞會用膚色繃帶將導管外露的部分貼在手臂內側，再用衣服袖子蓋起來，她不想讓任何人發現，她不想被別人知道自己病了；生病就是軟弱，等同失敗。隨著合約的協商工作進入關鍵階段，她的工時拉長到一天十四小時，甚至是十六小時。她會抽時間溜出辦公室，走到停車場，坐進車裡，把點滴袋掛在後視鏡上，然後接上導管。

她一開始不太擔心脖子上的腫塊，醫師說那很可能只是萊姆病的症狀之一，只要持續抗生素療程就會消下去。她知道淋巴結就位於表皮之下，繞著脖子周圍，像一條珍珠項鍊。醫師摸了摸腫塊說：「**感覺**不像是癌症。」不過後來腫塊沒有縮小，反而愈來愈大，米瑞感到很煩躁，她現在可沒時間應付這個。健康狀況起起伏伏幾年後，她開始想：為什麼發生在我身上？理論上，她的生活應該要無病無痛，她的生活習慣看起來很健康，她吃得很健康，雖然經常忙到站著狼吞虎嚥，或是坐在辦公桌前邊工作邊進食。她也會運動，用家裡的健身器材鍛鍊，或是趕在上班前排一堂皮拉提斯課。她盡量維持充足睡眠，不過這部分很難辦到，有時候她得猛灌咖啡，徹夜熬夜才能把工作做完。不過這就是人生，不是嗎？其他人也是這樣的吧？事實上，雖然米瑞把自己逼得很緊，但她覺得自己比大多數人還注重健康，為什麼疾病還會找上她？

米瑞一如往常叛逆，她不願屈服於身體的要求，她一定得完成這份合約，然後再來關心健康的事。她排定了優先順序，而合約排在身體健康之前。她的身體總是這裡痛、那裡疼的，總不能一出狀況就放下手邊一切工作吧。

她開始把頭髮往同一邊梳，試圖蓋住腫塊，不過腫塊的大小已經到了無法掩飾的地步。米瑞有一位談判員搭檔，他會坐在她旁邊，打開筆記型電腦跑試算表，在米瑞協商的同時分析不同情境的利潤損益。他們不算太熟，只是同事而已，不過有一天，他拉了張椅子，坐到米瑞旁邊，直直看著她說：「妳脖子上**到底**長了什麼東西？」

米瑞說：「這沒什麼。」試圖消除他的疑慮，不過對方打斷她：「我一定要告訴妳，那個東西每週愈長愈大，我每次看到妳，就看到它愈變愈大。妳一定要處理一下。」

三月三十一日，合約終於敲定了，四月一日，米瑞就去做活體組織切片檢查。兩天後的晚上，她的電話響了。

電話另一頭是醫師，他說：「妳明天會接到電話，我希望妳做好準備，妳明天會知道結果，這可能很可怕，我希望妳立刻約診，不要等到禮拜一。」

米瑞冷靜地答應醫師的交辦事項，掛上電話後，她一言不發坐著，簡直嚇呆了。然後她打給住在隔壁的男友，開始大哭，把醫師剛剛說的話複述一遍。三十秒後，男友衝進她的廚房，單膝跪下，問米瑞願不願意和他結婚。

她哭著說：「你開玩笑嗎？你**現在**跟我求婚？」

她拉他站起來，搖著頭。米瑞心想，不、不、不，她原本還沒完全意識到醫師的話的意義，不過現在從男友的眼神中看出來了：情況很糟。她想要倒轉時間，回到過去。

她哭喊：「這件事沒有發生，你也沒有跟我求婚！」

她的思緒奔馳，她希望能趕快從這場惡夢中醒來，但醫師的話迴盪在她耳邊：**轉移性黑色素瘤**。

叫做「小黑」的腫瘤

每一天，世界各處的人們體內只要有一個細胞變異，癌症就開始了。這隨時都可能發生在任何人身上。你照常過生活，煮咖啡、開車上班，渾然不覺，可是你的免疫系統**知道**。免疫系統會標記出變異的位置，然後派遣細胞大軍（包括之前提過的自然殺手細胞）吞噬變異細胞，然後排出體外，跟癌症揮手道別。你回家煮晚餐、上床睡覺，不知道體內發生了什麼事。免疫系統在變異細胞能立足並像人行道縫隙中的雜草一樣蔓延之前就把它通通消滅。不過虛弱的免疫系統**就像**人行道的縫隙，讓雜草的種子落地發芽，草根深入土壤，開始叢生。無力的自然殺手細胞和淋巴球可能會忽視變異，放任癌細胞快速進行細胞分裂。

黑色素瘤變異發端的原發部位通常位於皮膚上，你可能會注意到異常的皮膚病灶，或是黑痣的外觀出現變化或開始流血。如果說黑色素瘤有任何「可取之處」，就是它的到來通常不會無聲無息。有些癌症之所以較為致命，就是因為不會發出這樣的警訊，例如胰臟癌和結腸癌就是如此。到了症狀出現時，癌症已進入末期，治療選項少，致死機率高。黑色素瘤的存活率之所以較高，單純是因為較容易在初期就發現。但如果沒有注意到原發部位，或是已經開始轉移（病灶不限於原發部位，開始擴散到全身），那就是另一回事了。轉移性黑色素瘤是第四期癌症，也就是末期癌症。

醫師找不到米瑞的原發部位，米瑞回想，去年頭皮上好像有一處結痂，過了好一陣子才痊癒，不過當時她以為那只是不小心抓破的。那會是原發部位嗎？沒有人知道。

原發部位不明的轉移性黑色素瘤很罕見，而且相關研究不多，結果差異很大，不過總之**不是**好現象。患者的平均餘命很短，存活率中位數大約是十個月[1]。如果可以動手術，時間會再延長一些。手術治療的五年存活率上升至超過三成，這是醫學治療、管控癌症進步幅度的明證，**可是**，很重要的一點是，我們這裡談到存活率，指的並不是緩解，存活率指的是患者在一定時間之後**仍然存活**的比率。黑色素瘤患者可能存活數月，甚至數年，可是一旦轉移，就變成不治之症。根據治療方式的不同，五年存活率介於百分之八至十八之間。如果無法動手術，則存活率會更低[23]。

米瑞的醫師說，黑色素瘤是一種「幾釐米大就能致命的癌症」。更糟的是，米瑞的腫瘤無法動手術切除。腫瘤和淋巴結糾纏在一起，體積大到使右頸動脈偏離原本位置，根據病歷檔案醫師潦草的筆記，嚴重壓迫右頸內動脈並使管壁變薄。這兩條血管（右頸動脈和右頸內動脈）是往腦部輸送血液的主要血管。人類頸部充滿重要結構，這小小的部位擠滿把食物輸送到胃的器官、輸送血液到頭部與大腦的器官、輸送空氣到身體的器官、支撐頭部並讓你能轉頭的肌肉、傳送訊息到身體各處的神經，不論是抓癢、跑步或呼吸都要靠神經。米瑞的腫瘤與這些結構交織交纏，無法移除。腫瘤科醫師指著電腦斷層掃描上的腫瘤，形容它「複雜又美麗」，當時米瑞就坐在旁邊。她嚇了一跳，覺得受到些許冒犯。

她現在說：「一點也不美，那腫瘤簡直要了我的命！」

不過盯著那張掃描影像，她突然感覺那離自己好遠，彷彿那不是自己的身體，而只是牆上背光板上的一張照片，這時，米瑞可以看出其中的美麗之處：腫瘤大得不可思議，極不尋常，真的很令人驚奇，這麼巨大的腫瘤卡在脖子裡，身體居然還能運作。腫瘤簡直自成一格，他們決定為它取一個綽號：「小黑」，**黑色素瘤**的簡稱。

最急迫的考量是小黑對米瑞維持生命的血管和食道造成多大的壓迫。雖然腫瘤無法完全移除，有一位醫師還是希望立刻動手術，稍微減輕米瑞脖子重要器官所承受的壓迫，這能為她多爭取一些時間；另一位醫師認為應該嘗試化療，先讓腫瘤體積縮小，這樣也許能取出更大部分的腫瘤。醫師、護理師、技術員，大家都盯著米瑞的掃描圖瞧，感到驚愕又可怕。有位護理師走到米瑞身旁說：「我們剛剛在走廊上討論妳到底是怎麼呼吸的，妳能呼吸嗎？」

就在那時，米瑞突然覺得吸不到氣。

好幾個月來，她一直告訴自己脖子上的腫塊不是什麼嚴重的事，等她一完成工作上的合約談判就會來處理，就跟她過去處理小病小痛的方式一樣。不過現在，她在腦海中想像到這個「複雜又美麗」的腫瘤壓迫自己食道的樣子，然後護理師的問題——妳能呼吸嗎？——又迴盪在她耳邊，這擊潰了她心理阻擋腫瘤影響的力量。米瑞拚命吸氣的同時，護理師圍到她身旁提供支援，把病床放平、協助她躺下來，把氧氣罩放到她臉上，米瑞試圖消化她所接收到的訊息：她不可能自癌症康復了。

我檢視米瑞的掃描（她把病歷用電子郵件寄給我），我點開附件，電腦螢幕上顯示出那張電腦斷層掃描圖，我能了解他們幫腫瘤取綽號的原因。我也看出轉移已經離腫瘤原發部位很遠，基本上意味著這種癌症無藥可癒。到這個階段，存活率中位數是六至十二個月，醫師只能提供舒緩治療。

醫師所規劃的治療方案充滿不確定性：米瑞的基因組合有百分之五十的機率會對醫師所要嘗試的藥物產生反應。之後，如果米瑞通過第一道挑戰，她也只有百分之五十的機率能夠耐受這種藥物，這種藥毒性很強，許多人無法持續服用。**再之後**，就算她通過前兩道挑戰，化療也大約只有一半的機率能夠將她的腫瘤縮小三成，而這是動手術切除的最低條件。腫瘤科醫師坦白對她說，他認為藥物能對她產生**任何**療效的機率只有百分之五。

第一次擲硬幣的結果有利米瑞：她的基因組合可以對這種藥物起反應。

醫師口中很有希望的治療方案，其實並沒有預期長期目標是讓患者好轉，而只是要延長患者生命，也許改善剩餘生命的生活品質，這相當令人沮喪。在和醫師討論治療措施與方案時，米瑞用了**治癒**這個字，醫師馬上制止她。

醫師溫柔地說：「面對這種疾病，我們談的不是**治癒**，我們討論的是**管理疾病進展**。」診斷的現實愈來愈沉重，彷彿將墜入無盡的深淵。問題不是癌症**會不會**要了她的命，這只是**時間早晚**的問題。

米瑞心想，一切好不真實，前一刻你還坐在辦公桌前，為自己無比看重的交易案收尾，下一刻就躺在醫院病床上，試圖為即將來臨的死期做好準備。她心想：我不笨啊，我是怎麼搞到這個地步的，放任這個東西在我的脖子上壯大，卻一直置之不理？米瑞後悔得不得了，心裡也不禁在想，這個疾病是不是身體傳來的訊息。

「身體彷彿在說：『這些年來你都不好好珍惜我，攝取大量咖啡因，不好好睡覺，又暴飲暴食。』也許身體是想透過癌症表示：『去你的，我受夠了。』」

藥物療程從五月開始，那正是白粉相間的山茱萸樹在聖路易綻放的時節。米瑞的身體每天都攝入高劑量的細胞毒素藥物，令她覺得疲憊、噁心、口乾。

米瑞說：「為什麼是我？是沒錯，多半時候我的確我行我素，但我人很好啊，我體貼又親切，總是優先顧慮到其他人。如果有動物死在路邊，可以的話我都會停車替牠埋葬。有我的存在，世界變得更好。**我是好人**，上帝為什麼要這樣對我？」

米瑞陷入一段黑暗期，認定疾病是她早年所做選擇的懲罰，懲罰她的叛逆不羈：她離開摩門教會，屢次違背家人的意願；她不想要承接家人所有的信仰；她不想要穿姊姊們所穿的洋裝，她不認同摩門信仰中女性應擔當的角色；她還沒二十歲就未婚生子；她一直是家裡的壞小孩、做錯事的小孩，她一生充滿錯誤。她仍舊害怕自己會孤單死去，被所有她所愛的人逐出生命。

在診斷之前，人生似乎還有無限可能，像大海一樣無垠，你撈出一桶水仍不減大海豐沛的水量。這一直是她的寄託——廣闊的大海，無限延伸的未來。她還有好多事要做。她的兒子已經結婚了，從牙醫學院畢業，為了住院醫師的工作即將大老遠搬家。這麼多年來，她把時間和精力放在工作之上，試圖證明大家都想錯了，證明自己身為單親未成年媽媽也能給予兒子衣食無缺的人生。突然，未來**不再**沒有盡頭，而工作似乎一點也不重要了，雖然這曾是她注意力的重心。真是諷刺，她過去視為最高優先的工作現在卻是最不重要的事。

米瑞說：「讓我打擊最深的，是我沒有時間去改寫什麼了。」

改寫什麼？

「我的故事，」她答道：「我一直以來告訴自己、關於我自身的人生故事。原來這一切都是錯的，但我卻沒有時間修正了。」

人生故事的重要性

我形容自癒現象是醫學界還沒有打開的黑盒子。商用飛機上的黑盒子會記錄飛行途中的資料並儲存下來，假如飛機失事墜毀，調查人員可以從黑盒子中汲取重要資訊，釐清事故原因。我們每個人心中也都有一個黑盒子，記錄一生中所發生的大小事。我指的特別是記憶、過去的情緒、銘刻在心靈與細胞上的古老創傷與失落、根深蒂固的壓力與焦慮，這無法透過幾分鐘的靜坐或改變生活環境而消除，像安全毯一樣被我們緊緊握住的悲傷與嫌隙；對自己的看法——自己的身分、能力、應得或不應得的事物，在人格形成期逐漸確立。就像醫學界不願開啟自癒的黑盒子，我們多數人也對自己心中的黑盒子避而不談，不曾檢視這些關於自己、他人、世界的潛意識信念。

我這裡所談的黑盒子不只是譬喻，而是真有這種東西，比較科學的名稱是**預設模式網絡**（default mode network，簡稱ＤＭＮ）。基本上，ＤＭＮ包含大腦幾個鬆散相關的部位，包括大腦深處較古老的結構以及大腦皮層較新的部分，當你進行特定類型的思考時，這些部位會啟動，或是亮起來。之所以說「亮起來」，因為這就是透過功能性磁振造影所看到的模樣，大腦原本呈現銀灰色，而啟動的部位會像營火中餘燄未盡的木塊一樣閃現火光。

什麼事情會點亮ＤＭＮ呢？做白日夢、想著自己和他人、在社群媒體上被點「讚」、想起過去所發生的事、想像未來可能發生的事、自省、察覺到自己的情緒的時候。基本上，當你沒有想著外在世界的事物，而是關注內心，進入較為自省的狀態時，ＤＭＮ最為活躍。ＤＭＮ渴望敘述，透過連結過去、現在以及我們認知中未來可能發生的事來協助我們譜寫關於自己的故事[*4]。

我們以自己獨有的方式來解讀發生在自己身上的事，並根據自己的認知來「記錄」這些事件。我們常一再想起重要的事（尤其是負面或感受強烈的經驗），當我們腦中回想起這些事件時，我們就以同樣的模式一再啟動ＤＭＮ，生成神經路徑，其上的「溝槽」會隨時間加深。你小時候在學校是否曾在書桌上寫字？我記得書桌原本是平滑的米色木頭，我在上面寫字時，鉛筆滑過光滑的桌面。不過一次又一次描著同樣的字跡之後，書桌上的凹痕愈變愈深、難以移除。不用多久，我就只能沿著原本的凹痕寫字，描著不斷加深加黑的線條。當你一再回想創傷、壓力、記憶、悲傷等各種關於自己的信念時，大腦的ＤＭＮ也會發生同樣的情況。

ＤＭＮ是神經科學領域中相對新穎的概念，因此醫界對於這個虛無縹緲又極為重要的腦部系統到底包括哪些部位還沒有明確的共識。不過醫界一般認為ＤＭＮ應該包含前額葉皮質（負責計畫、決策、調節行為的中心）、扣帶皮質（屬於大腦邊緣系統，負責情緒與記憶的形成）以及下部頂葉皮質（負責**解讀**成形的情緒並處理語言與感官資訊），這些部位共同造就了旁觀者眼中的「你的個性」，或是你自己眼中的「我」。神經科學家為ＤＭＮ取了個暱稱：**我網絡**（**me network**），這是自我在神經生物學方面的根基；這些部位造就**你的本性**。

這裡我得暫停一下，我要說明的是，你的本性不全來自ＤＭＮ，構成身分認同的因素不只有ＤＭＮ，單一神經網絡無法表現一個人的全部。特別是在徹底療癒方面，身分認同遠不僅止於此，但ＤＭＮ仍是很重要的一個起點，這是「你之所以成為**你**」的建築藍圖，你的生命、身分認同、自我意識、處事方法都是根據這份藍圖所建造。

那如果你的自我意識（也就是你的身分認同藍圖）是構築在負面、有害、受限的想法之上，那會是什麼情況？自己加諸己身的負面或限制信念會對大腦化學、對體內的壓力循環或戰或逃狀態、對生物系統、對細胞、對你的患病機率、治療能力造成什麼影響？你的黑盒子中是否有東西阻礙你治療，甚至提高你的患病機率？

你的黑盒子裡有什麼？

一九八五年，一位研究人員的口誤開啟一項研究，後來進而改變了現代醫學的景貌。文森．

＊麥可．波倫所著《改變你的心智》中有清楚的說明。

費利帝（Vincent Felitti）是加州聖地牙哥凱薩醫療機構（Kaiser Permanente）預防醫學部門的主任，他想知道為什麼患者一直退出他的減重門診。減重門診是預防醫學部門很成功的一項舉措，不過奇怪的是，這裡的中輟率高達百分之五十。參與者一開始的減重過程都很順利，穩定朝預設的減重目標邁進，不過之後卻經常突然退出，再也不來門診。到底為什麼患者總在**即將**實現目標時紛紛退出？

減重門診曾有一位模範患者，她在一年內減去三百磅（約一百三十六公斤），之後卻突然退出減重計畫，費利帝醫師看著預先寫下的訪談問題訪問她，卻出現口誤。費利帝醫師問（或以為自己是這麼問）：「你幾歲開始有性行為？」患者回答：「四十磅（約十八公斤）的時候。」費利帝醫師對回答感到疑惑，於是又問了一遍，患者還是給出同樣的答案，然後突然放聲大哭。

費利帝醫師突然明白，他把兩個問題合併成一個句子了，他原本是要問患者開始有性行為的年紀，卻問成「**體重多重**的時候開始有性行為？」而患者脫口而出的答案，則透露出在別的情況中可能永遠無法說出口的真相：她小時候遭到性侵，第一次性經驗是在四歲的時候和家庭成員發生的。

這是一個真相大白的時刻。之後費利帝醫師調整訪談問題，擴大訪問範圍，很快就發現患者成功減重，正是他們退出減重門診的**原因**。有一位女性在短短三週內復胖近四十磅，因為有一位同事稱讚她的外表，邀她出去約會，她說：「過胖讓我受到忽視，而我需要的就是被視而不見。」因為她也曾有受虐的經歷。

由於口誤，費利帝醫師意外發現治療患者的祕訣。童年遭受性侵與肥胖之間的關聯相當深遠，而且後來發現其實也相當普遍。由於小時候經歷過創傷，這些人可說是把增胖當成生存策略。因此，醫師為患者擬定減重策略時不能只著眼於現在；這些患者必須回到自己的童年，治療當時的創傷，這樣才能減掉體重並維持不復胖，真正獲得健康。費利帝醫師與傑出流行病學家理察・安達（Richard Anda）合作規劃一項大型的縱貫研究，擴大調查童年創傷與現在健康狀況的關聯，他們發現問題遠超過性侵與肥胖，遠遠超過。

費利帝和安達醫師區分出十種童年壓力與創傷類形，他們稱之為**童年不良經驗**（adverse childhood experiences，簡稱ＡＣＥ）。他們在兩年期間內檢視一萬七千名研究受試者，研究方法包括身體檢查與訪問受試者的過去與童年經驗。他們發現童年創傷經歷與眾多疾病類型間都存在顯著關聯。虐待及忽視、喪親、目睹家暴、與精神病患者或藥物依賴者同住，或即便只是情緒忽視所帶來的持續、少量慢性壓力，這些種種經驗都是肥胖、糖尿病、癌症、心臟病等各類疾病的重要預測指標。或者，從端粒研究者布雷克本和艾波的角度來看，這會縮短你的健康年限。

那這些過去經驗到底是如何轉化為成年的疾病？

乍看之下，ＡＣＥ研究結果顯示的是，童年早期的創傷與壓力容易培養出致病的**行為**。比方說，根據美國疾病管制與預防中心（ＣＤＣ）的說明，ＡＣＥ與疾病之間的關聯是：生命早期的創傷或慢性壓力會阻斷神經發展。其後果是至成年時，我們有時無法做出最好的決定，例如飲食選擇、同居對象、是否吸菸等，而這些行為會提高罹患糖尿病、心臟病、癌症等各種疾病的機率。我們通常把這類疾病稱為**生活型態病**，因為其病因和生活方式息息相關。我們許多選擇與習慣的根源可能來自童年時期的經驗，這是一項大發現，而現在醫界終於開始據此改變檢查與治療疾病的方式。我之所以說「終於」，是因為這些變化早該出現了。

費利帝和安達醫師於一九九八年首次發表研究結果，而國內所有醫師早在當時就該正視這項結果，重新評估自己行醫的方式，但多數人根本不屑一顧、置之不理。他們說：**相關性不等於因**

果關係；他們認為童年創傷與成人時期患病只是巧合，因此不願接受研究結果。不過ACE研究的設計相當精良、一絲不苟，而且發布之後陸續獲得其他研究的印證，因此我懷疑醫界起初不願採納的真正原因是：這個問題**太過龐大**，假如我們認同ACE研究的結果，就必須徹底改變醫療方式，思考如何改造整個醫療業的基礎體系，這項工作規模龐大，令人不知該從何著手。

文森．費利帝描述這項開創性研究所受到的負面反應時說：「沒有人想要知道這件事，可是這是確實存在的[5]。」

你看到CDC所闡釋的關聯途徑（童年經驗、神經發展受阻、危害健康的行為）後，很容易想說：喔，我沒有ACE的問題，因為我沒有那些不良行為。也許你做過ACE測驗，發現自己符合一或兩項描述，但你現在的習慣很健康。這樣很棒，不論是完全靠自己或生命中有他人的協助，這代表你成功培養適應力或應對策略，但不幸的是，這不代表ACE對你毫無影響。不健康的行為只能解釋**半數**與ACE相關的疾病，那另外一半的原因是什麼？壓力和創傷可能改變DNA，使身體更容易患病，而這種基因甚至可能遺傳給下一代。我們已經知道，有害的壓力可能改變身體的化學與生物狀態，影響直達細胞。ACE不僅會培養出致病行為，甚至會直接帶來疾病。

那如果你做了ACE測驗後發現自己**不符合**任一項描述？這也是一大好消息，但仍然不代表過去壓力、創傷、悲傷等經驗並沒有刻入DMN中，不代表你目前的健康狀態或治療能力完全未受影響。ACE研究證實有十種創傷會影響健康，導致疾病，但不代表其他類型的創傷不會造成影響，只能說我們還沒加以研究。

我研究自癒到這個階段，我知道我不能只看已獲得科學充分證實的證據。ACE研究著重於童年經驗，並證明這些經驗會影響健康。不過就某方面來看，ACE研究只是初步的工具，只是起點，無法完全囊括過去經驗對目前身分認同與健康狀態影響的全部面向。我不禁想知道，那其他從未有人研究過的經驗呢？ACE研究沒有含括的經驗呢？像是生命早期我們所接收到關於自己的概念、關於自己值得（或不值得）擁有什麼、關於自己有哪些示是或過錯？關於悲傷和心碎、關於心中對曾傷害自己的人所放不下的怨恨？這些經驗又會如何影響我們？我們對這些經驗的感知和解讀埋藏在體內，長達數月、數年、甚至數十年，這對我們有什麼影響？這會如何形塑我們的DMN，影響我們對自己的認知與定義？

我第一次讀到ACE研究的時候，我覺得自己的未來一片黯淡。如果你的黑盒子中裝了一些晦暗的過去，後來得知防止這些經驗內化，扭轉神經發展與生理發展的最好方式是早期療癒，那你大概感到毫無希望。我知道我自己就是這樣。我在心中回想自己的童年與青少年時光，想起這些很可能使我罹患各種疾病的經驗以及多年累積的有害壓力。我做ACE測驗的時候，我發現我符合其中七項描述。

七項。

看到這樣的結果，很難不覺得自己注定疾病纏身。我那時才發現，我的父母都會對小孩的身心施虐，我們每天的生活都像是戰場，我和弟弟都會被打。父母以宗教之名逼我們過著匱乏的生活，母親要求我吃下腐壞的食物、發酸的牛奶，製造各種極端情境，藉此展現她能全面掌控我的身、心、靈。我認為她也承受著未曾妥善處理的失落經驗，也許因為如此，她和我（她最大的兒子）的關係特別惡劣。她曾說我們之間的問題始於我兩歲的時候，她週末出門返家後呼喚我時，我沒有回應她。她放不下這件事，因此我們的關係從未獲得修復。隨著我逐漸長大，她試圖灌輸我，我內心有某種劣根性。她差點成功了。很久以後，在我脫離原生家庭後才知道，如果當時有人了解我們家是什麼情況，社會機構一定會把我和弟弟妹妹帶走安置。

回想起來，我發現我是手足中受害最深的一個，不過他們現在也都罹患各種慢性疾病。研究本書中提到的這些顯著康復者，是改變我自己生命軌跡的一大重要因素，尋求治癒心靈的正道一直是非常貼近我內心的一趟旅程。對我來說，放下童年創傷，確保自己的身體沒有陷於慢性戰或逃的循環中，同時也能脫離原來的DMN。

新的經驗是塑造新DMN的一種方式，當你脫離每日例行公事，創造新的經驗，大腦就能脫離DMN，跳出預設的行為模式，這對改變思考模式並促進健康來說都是一大良機。脫離DMN後，你就有機會創造新的神經路徑，隨著時間一再強化，之後就能覆蓋掉現存的路徑。

DMN全名**預設模式網絡**，聽起來雖然很機械化，不過比起我們過去常說的**自我**（ego），其實是更為精準的說法。自我在大眾文化中的定義很不明確，不過基本上指的就是個人的身分認同或自我意識：我們如何整合無意識與有意識的自我、協調高等與低等衝動、判斷生命中真相的方法。不過我們提到自我時，常認為這是固定或永久的，但其實身分認同不是固定不變的。而**預設模式網絡**這個詞的優點在於能準確表現出，身分認同其實可說是神經突觸與路徑的一種功能，可以加以編輯或重新設定，就像地圖也可以隨著地貌的改變修改或重新畫定。

脫離DMN

我們倚賴固定的思維模式來過生活。想像一下，假如你每次坐上駕駛座都得重新想一遍該如何開到雜貨店，重新思索油門、方向盤、方向燈等等平常無意識操作的細微步驟，那會是什麼模樣。我們要能不太費心就完成例行工作，這在我們學會走路、講話、騎腳踏車、開車的時候早就輸入DMN之中，如果我們想要在世界上生存、正常運作，這是絕對不可或缺的思維模式。如果是要開車到鎮上另一頭，我們會希望能交給DMN就好；但我們可不希望DMN自動把自己視為受損、錯誤、破碎、無力、不值的人。

日常生活和例行公事方面倚賴DMN合情合理，但我們不能放任這些模式定義自己。要先以全新的角度發現、了解自己，大幅的改變以及徹底療癒才有可能實現。也許這就是為什麼人類數千年來總會想出各種儀式或文化來阻斷DMN，祈禱、靜坐、舞蹈、旅行、藝術都是打破DMN的方法。大概也因為如此，阻斷DMN很可能在自癒過程中扮演重要角色。

米瑞開始黑色素瘤的化療療程後，她感受到一生從未有過的疲憊感。她一天可能躺在床上二十小時，但仍然虛弱得無法下床遛狗。她總感發燒、噁心、口渴，彷彿喝下幾加侖的水都不夠；她全身痠痛、關節發熱作疼；有時候她分不清自己是因為發燒而顫抖還是痙攣抽搐；她無法控制膀胱。她懷疑自己是不是失去意識了，而且奇怪的是，她眼前會看到栩栩如生的畫面，她開始重複做同樣的夢：一雙手會出現在她面前，厚實而溫柔的手。不知怎麼地，她認得那雙手，手散發著家的光芒。在某一場夢裡，那雙手拿起一本書，慢慢地翻頁，好像要讓她讀，但她看不太懂字句的意思，而且書中應該要有圖片的地方，也只是一片空白。

她把這些現象歸咎於化療，那些化學藥劑大概擾亂她的睡眠節奏。但她總感覺這些夢好像是要傳達某些訊息，夢的內容大同小異，鮮活生動，彷彿現實一般，和她之前做過的夢都不一樣。

她再次夢到那雙大手，這時翻的是樂譜，不過她看不懂。這一次，有人說話了，那個聲音說：「你的人生就像樂譜，你的人生頻率是優美的音樂，只是你的耳朵還聽不到。」

米瑞醒過來，抓起一疊紙，把這句話寫下來。那次之後，她會把自己醒來之後的想法與感覺一一記錄下來，包括：

- 我的計畫沒有圖片，因為計畫的樣子和呈現的方式是由我決定。
- 計畫不能在恐懼中揭曉。
- 目前還不能透露計畫，要有信心。
- 這都是我計畫的一部分。
- 我天生稜稜角角，不安於框架之中。

她記錄夢境內容和對自己的啟發，逐漸地，她開始「以第三人稱的方式」審視自己，她能夠退後一步，從上方的視角俯瞰自己生命的全貌。在幼時家庭的環境中，她總覺得自己「是個錯誤」、「頑劣」、「不夠好」。不過這是有史以來第一次，她可以清楚地看見自己。某方面來說，她的一生就像一場戲，而她扮演著舞臺上的某個角色，這個角色是她和家人早就決定好的。從一開始，她就負責扮演「叛逆者」。她一直覺得自己壞透了，但她現在知道自己根本不是那個樣子，她只是在扮演被別人賦予的角色。某方面來說，她的家人正需要她扮演這個角色，她有缺點，不過正好適合這個家庭環境，以米瑞的話來說，她是「完美的瑕疵」。

她逐漸了解，她一直在為生命中的每個人表演，而沒有好好扮演真實的自己。雖然她獨立又有抱負，但她也花了大半生討好別人：父母、老闆、兒子，但從不顧念自己。她說：「不論那是夢還是幻覺，對我來說很有療癒效果，我不再感到自己做錯事，我終於發現自己很完美。完美地有缺陷，恰好符合我自己的人生經驗。」

在此同時，她也和其他經歷自癒現象的患者一樣，在獲得令人絕望的診斷後開始做出艱難而劇烈的改變。她改變自己的飲食方式，開始思考營養攝取。化療令她胃口全失，就算吃下去了，也常常吐出來，所以她只吃營養密度最高的食物，而且盡可能多吃。她也了解到自己必須更改飲食方式，她放慢速度，細細體會進食過程，想像養分進入她的身體。她也徹底改變生活作息，向公司請長假，藉此降低壓力，讓自己可以關閉慢性的戰或逃反應。

這裡我想要暫停一下說明一點，米瑞很幸運擁有請長假的條件：她有存款，而且公司非常感謝她多年來的辛勤工作與加班，因此給予她很大的自由。她才剛為公司敲定一筆鉅額商業交易案，因此公司讓她需要休多久就休多久。不是每個人都有請長假的餘裕，而我們必須認知到這一點，對多數人來說，維持生計的同時很難脫離原本的作息，這可能提高治療的難度。

不過外在的環境比較不是治療的重點，內心的狀況才是關鍵所在。不一定要辭掉工作才能改善健康或獲得徹底療癒，你也不需要一大筆可支配收入。最富有的人可能病情最嚴重，擁有較少財富的人也可能經歷急遽的好轉。部分患者所運用的策略的確有一定的財務門檻，例如瑜伽課、魯爾夫治療法、有機飲食，但自癒不是有錢就買得到的。自癒沒有特效藥，沒有單一來自外在的改變能夠徹底反轉你的健康狀況。當你退後一步，綜觀自癒的全貌時，你會看到每個人都自己找到通往終點的方法。

米瑞相信，帶來差異的並不是那些花費高昂的方法，向公司請假當然有幫助，這讓她有時間睡覺、休息、反思，不過休假的核心意義其實是設定界線。她開始拒絕使她感到招架不住、左支右絀的不必要事務；她不再為錯過會議道歉；不再為沒有每時每刻待在公司感到不好意思，她不再對此懷有罪惡感。

她說：「最重要的一點是，我發現自己不欠任何人任何東西，我欠身體好好休息的時間。」

米瑞知道醫師期望達到的目標是縮小腫瘤體積的三成以便進行手術，她知道這很難實現。她也知道，腫瘤如果繼續成長就會傷害到頸部的重要維生器官，所以她開始用布尺來測量小黑的體積，監測兩次掃描之間腫瘤有無任何變化。她很擔心小黑繼續變大，不過小黑突然開始縮小，縮小的速度很快。她打電話告訴醫師小黑每週大約縮小半吋，達到且超過縮小三成的目標，醫師原本不相信，直到米瑞來到診間，醫師親眼看到小黑的變化，他茫然不知所措。

後來醫師終於說：「一定有很多人在為妳祈禱。」他也沒有其他的解釋方法。

單一樣本

大家心中的第一個問題是：米瑞單純是化療藥物的「高反應者」嗎？

的確，每個人對化療的反應會不一樣，不過米瑞的反應遠超過這種藥物已知的可能最佳成果，醫師無法將發生在她身上的事歸因於療程。米瑞的腫瘤像熱爐上的冰一樣消融了，它們踏上了未知的領域。

數週、數月之後，小黑的體積已經縮小到從外表看不出來的地步。米瑞的醫療團隊很震驚，想不透到底是發生什麼事，只有一個方法可以知道。

外科醫師按原計畫進行頸部手術，成功自米瑞的頸部右側移除三十三個淋巴結。由於癌症經常透過淋巴系統擴散，所以醫師會透過摘除淋巴結來評估擴散的程度。外科醫師希望能藉此移除腫瘤殘存的部分，不過腫瘤已經完全消失了，病理報告顯示沒有疾病的跡象，這是不可能發生的結果。而從腫瘤原先位置取下的組織也只殘留些微的黑色素，透露腫瘤曾經存在於此。小黑——那塊複雜又美麗的惡性腫瘤，曾經迅速腫起，壓迫米瑞重要的中心動脈，現在消失無蹤。

任何人一旦問起，米瑞一定會說她在華盛頓大學（Washington University）的醫師提供她最好的照護。他們醫術高超、富同情心、盡職盡責，米瑞非常感激他們所做的一切。但她很驚訝，他們對於診斷出無藥可癒的轉移性癌症和發現完全緩解這之間七個月中她可能的所作所為不感興趣，這之間發生的事很可能和她意外的康復有關。他們的確對康復嘖嘖稱奇並以米瑞為題發表一篇研究，他們在研討會上報告這個顯著的案例。醫師看到她的時候，會和她擊掌，他們幫米瑞取了個綽號：「奇蹟之女」，不過似乎對康復背後的原因不以為意。米瑞只是他們口中的「單一樣本」，在統計學上的意思是自成一格，沒有其他可相比較的資料點。

我們無法確定米瑞經歷顯著的康復時，體內到底發生什麼事。我們也還沒想出能如何預測自癒發生的時機，以便觀察其中變化。我們現在能做的只有盡量拼湊線索，雖然還少了幾塊拼圖，不過整體圖像已經逐漸浮現。

我們知道ACE這類創傷經驗以及其他類似的壓力或負面經驗很可能會成為DMN的一部分，這份大腦地圖為我們設下限制。找出破解DMN的方法不僅能改變你的思考方式，也能影響身體在化學、甚至分子層次的運作方式。因此雖然我們無法改寫過去，但我們可以改變自己對這些經歷的感受，更改往後的預設模式。

該怎麼做呢？一切從感知開始。

米瑞曾對我說：「感知創造思想，進而創造感受。」我們感知、詮釋世界（包括我們自己、他人、事件等）的方式決定我們體驗、記憶世界的方式，決定我們身處其中時的感受，最終更影響到自身生物方面的反應，這樣的影響層層遞進，直達細胞。我們之前提過要改變對壓力的態度，把威脅壓力調整為挑戰壓力，也說明過這對身體的生物狀態有何影響。而我這裡要談的是把相同的概念提升到下一層次。當你改變的不只是看待生命中壓力源的方式，而是改變如何看待生命本身、如何看待你自己，那你就更有機會全面地扭轉健康狀態。

那我們該如何脫離過去的預設模式，改變自己的感知方式？很簡單，我們可以從經驗開始。要以全新的角度看待自己與周遭世界，基本的第一步通常是嘗試新事物。從某方面來說，脫離慣常的作息可以讓你從新的環境脈絡中看見自己，藉此你可以自然而然地挑戰你對於自身的認知，對你的本質與能力提出挑戰。有些人透過靜坐、瑜伽來脫離DMN，有些人出門旅行，而我一直很看重教育和追求新體驗及新的思考方式，未來也將是如此。脫離DMN的方法多不勝數，不過不是有新體驗就夠了，你要能從中獲得啟發，你必須主動以實際的方式將這些新發現融入生活中。如果米瑞沒有依據自己的新信念來調整日常生活，那她的夢和新信念就只會是逐漸消逝的記憶。經歷過自癒的患者打破預設模式，跳脫過去經驗刻下的「溝槽」，以全新的方式看見、感受自己，然後努力將這份啟發融入生活中。

對米瑞來說，這個過程是由夢境所催化發生，但夢不是我們能控制的，你無法強迫自己做充滿啟發的夢。有些經驗是無法強求或計畫的，但你可以自問一些問題，重新認識自己，例如：我的故事是什麼？我怎麼對自己說明自己的故事？別人又是怎麼說這個故事？這些故事哪裡說對了，哪裡又說錯了？

你也應該對這類經驗保持開放的心胸，當機會來臨時要能盡量把握。米瑞沒有對自己潛意識所要傳達的訊息置之不理。你的潛意識、身體、免疫系統是否正試圖呼喚你的注意？米瑞注意到了，她學會傾聽、正視身體所傳達的訊息並記錄下來，透過日記來釐清自己的想法與感受。米瑞在很根本的面向上抱持開放的心胸，願意重新評估自己的一些根本認知，包括自己的本質和生命的目的。

然後，很重要的是，她把所獲得的啟發應用到日常生活中。她開始把照顧自己放在優先地位，與伴侶聯繫交流，安排時間來實踐許久以前拋諸腦後的目標與夢想，過去的她把事業「成功」與自我價值畫上等號。和茱妮普、珍等許多人一樣，米瑞治癒自己的身分認同並重新認識自己，這讓她有機會重寫過去恪守的原則。她表示這段時間「徹底改變一生」。

也許這些經歷顯著康復的人找出方法，挖掘出關於自己的認知——這是許久以前就銘刻在鋼鐵之上的概念，並想辦法重新熔鑄。他們還是同樣的自己，只不過拋開了別人告訴他們的故事，修補內化的創傷，放下所背負的壓力源與負擔，翻出埋藏在這一切之下的真實自己。他們找出跳脫DMN的方法，並以全新的角度看待、體驗自己與世界。

全新的你會怎麼看待這個世界？哪些事是你的優先事項？你會做出什麼生活改變來降低壓力、提升快樂感？面對壓力荷爾蒙與其對細胞的影響，你全新的身體會如何因應？全新的你要深層而全面地維持副交感神經模式會有多順利？

當我們深入挖掘這些醫師還不了解或無法解釋的緩解案例，我們發現身分認同與免疫系統之間有非常強烈的連結。也許，在層層表象、各種「應該」、被賦予的期望、你為自己與世界戴上的各種面具及角色之下，你在**最真誠的層次上**有多認識自己，這才是決定身體「土壤」健康狀態的因素。因為來自深處核心**身分認同**所發出的漣漪會往外擴散，影響一切，包括你的思考、感受與看待自己的方式，例如是否為自己空出時間；是否活動身體、走到戶外、深呼吸；是否注重攝取的食物品質；身體啟動壓力反應的方式、時機與頻率；傾洩而出的壓力荷爾蒙量；特定細胞對於大量荷爾蒙的反應模式。

米瑞的醫師欽羨地稱她為「單一樣本」，基本上意思是，她自己就是一個獨特的類別，獨一無二。嚴格來說，在醫學文獻中，這個詞指的是一種只有一位受試者的臨床試驗。這類研究中的所有介入手段和策略都高度個人化，為特定的患者量身擬定，而且也只對這位患者進行測試。就某方面來說，這是醫學極為個人、私人化的一種形式。也許我們每個人都該仿效米瑞，把自己當成單人試驗的受試者，進行自己的臨床試驗，找出自己所需的個別改變，然後全力以赴。本書之後將會討論到更多執行策略，引導讀者仿效本書所提到的康復者，進行自己的迫切健康試驗。

我們可以應用在本書第一部所學到的知識，比方說強化並關注免疫系統、減少攝取促炎食物、多吃富含營養的食物、改變自己處理壓力的方法、學習關閉心中的紛擾、進入副交感神經模式，藉此協助身體重獲天生的治療能力。我們可以採取上述方法，這會對健康相當有益，我們朝此方向做出大幅的改變後，也許也能獲得湯姆、茱妮普、珍所經歷的緩解。不過多年來自癒現象的研究帶給我的最大啟發是，我們多數人必須更進一步，我們必須潛入一切的核心，**探究自己的本質**。因為到頭來，能否治療自己的身分認同，可能會影響你有沒有能力使用上述提到的各種工具與策略並真正維持在副交感神經模式中，促進健康與康復。

米瑞體內現在已經沒有癌症了。由於她的結果大幅偏離預後，所以她還是會定期回醫院做檢查，隨著時間過去，她需要回院的頻率愈來愈低。起初是每個月一次，再來是每半年，後來米瑞終於說服醫師讓她一年檢查一次就好。最後，多年來的掃描一切正常，米瑞的腫瘤科醫師驚奇地搖搖頭說：「看來，我有生之年還真的能看到這種疾病獲得**治癒**。」

Chapter 10

你不等於疾病

每個人都是天才，但如果你用爬樹的能力來評斷一隻魚，那魚終生都會以為自己是笨蛋。

——美國理論物理學家，愛因斯坦

看著下方這張圖，你看到什麼？

你可能會看到一位老太太，包著白色頭巾，毛皮大衣稍微遮掩下巴線條。老太太有著鷹勾鼻，眼睛小而透露著哀傷，嘴角下垂。不過再看一次：這次盯著鼻子，把它想像成側臉的線條，彷彿賭氣地把臉轉開。老太太的眼睛變成耳朵，嘴巴變成頸圈項鍊，你現在看出畫中的年輕女子了嗎？

這張圖出自一八八八年一位無名藝術家

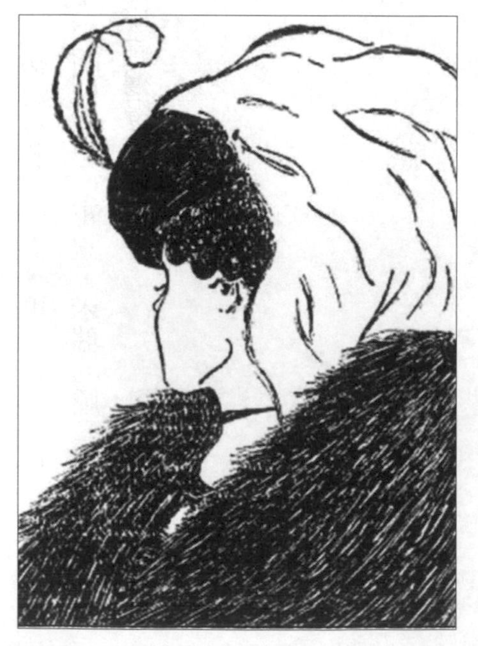

之手，印在明信片上，當成新奇玩意分發。幾年後，一位報社編輯偶然看到這張圖，覺得有趣並刊登在報紙上，標題是「我太太和我岳母」，圖片說明是：她們都在這張圖片裡，你找得到嗎？

現在快轉到一九三〇年，心理學家艾德溫・鮑林（Edwin Boring）發現這張圖，當時他正在撰寫一篇關於感知的期刊文章，於是就借用了這張圖片。鮑林對於人類觀察視覺錯圖時為何會看到特定影像深感興趣，也對於我們很容易（或很難）改變感知感到驚訝。通常人們看見某一個圖像後，就很難看到其他的版本，如果你一開始看到的是老太太，你可能會覺得圖片中哪有年輕女士。鮑林發現，觀看者必須「變換主題與背景」（figure-ground shift）才能看到就在眼前的另一個圖像。變換主題與背景時，我們讓圖像中的部分元素變成背景，並讓原本是背景的元素變換為主題，然後我們眼前就突然浮現另一幅景象，這個圖案一直都在我們眼前，只不過現在才看出來。

獲得自癒的人看待自己的方式也經歷一種主題—背景變換。對許多人來說（例如米瑞），這種變換來得非常突然，就好像過去盯著那張圖看到的一直是老太太，然後下次抬起頭時，突然就看到了年輕女士。米瑞用「面紗被掀開」來形容她人生首次清晰看到自己的人生故事，而且和她以前的認知完全不同。她經歷到非常劇烈的前景背景變換，同一個人生、同一位女子，但完全不同的圖像浮現出來。

我們看待自己和疾病的方式也都需要發生前景背景變換。以鮑林期刊中的那張圖來說，一旦你能看出兩種圖像，就可以輕易地隨意來回切換。可是你一次只能看到其中一種，不是老太太就是年輕女子，你無法同時看到兩種圖像。因此假如你把自己當成病人，你就無法以別的眼光看待自己。

我到俄亥俄州遇到的腦性麻痺年輕患者凱倫就是一個很好的例子。凱倫和雙胞胎妹妹都是一出生就罹患腦性麻痺。腦性麻痺一般是胎兒在子宮中發展異常或出生時缺氧所造成，患者的身體肌肉、行動與協調性會受影響，肌肉可能過度收縮或收縮不足。凱倫腿部的問題尤其嚴重，她走路時腳跟無法著地，伸腿也有困難。我們訪談時，她說到以前在學校時要抓著樓梯扶手慢慢往上爬，而其他小孩則飛奔經過她身邊。所有人都視為理所當然的能力你卻沒有，這樣的童年並不好過。

後來她終於求診於尼梅醫師，醫師執業的地方離她家不遠。才看診幾次，凱倫就開始感覺身體出現變化。有人形容尼梅醫師把手放在他們身上後出現過熱或奇異的感覺；有人顫抖，有人昏倒。凱倫感到一股精力湧現，她從椅子上跳起來，跑出診察室。她這一生從來沒有奔跑過。

新的醫學試驗正在研究腦性麻痺的治療方式，包括臍帶血和幹細胞療法，腦性麻痺是腦部神經細胞受損所導致，醫師推論這些療法也許可以取代受損的腦細胞。不過雖然研究人員對於未來發展懷有很高的期待，腦性麻痺目前仍是不治之症。然而凱倫現在是一位充滿活力的年輕女子，她成功克服了大部分先天的腦性麻痺症狀。我上一次見到她時，她很快樂、健康，每天慢跑二、三英里，努力鍛鍊前半生無法使用的肌肉。最近她註冊入學，立志未來也成為物理治療師。全新的未來如地毯一般在她面前展開，這是她從未想像自己能踏上的路途。

凱倫的雙胞胎妹妹也和她一同參加訪談，妹妹坐在輪椅上安靜地聆聽。她當然也親眼見證了姊姊身體的顯著變化，但她不願去看尼梅醫師。基本上，她向我傳達的意思是，她覺得自己不值得醫師的注意力，她確信自己所做的任何努力都會失敗；她覺得自己充滿缺陷，因此不值得任何人的關注。聽到這段話我覺得心痛極了，我永遠也忘不了她的故事。這件事提醒我，對所有人來說都是這樣，相信負面的事物要容易得多。我們有多少人也是這麼想，認為自己有瑕疵，因此不值得真正的痊癒和美好的一生？我們該怎麼翻轉這樣的印象？拋下或病或殘的念頭，開始真正認識自己？

感知的力量

我在印第安那州的鄉下長大，我家四周都是廣袤的農地和無際的藍天，但我仍總感侷促，被嚴厲宗教家庭所設下的諸多限制與批判團團包圍。我日常穿著母親手縫的衣物，我們兄弟姊妹都是在家剪頭髮。我們操著鄉下口音，讀者大概會覺得落後又陌生，我們的口音比鄰居都還要明顯。我永遠忘不了那一天，那時我七歲，站在教堂大廳裡，一個朋友對我說：「你爸講話像土包子。」我們明明都住在印第安那州極為窮困的一郡，但他居然覺得我爸（而不是他自己的爸爸）像個土包子。我們不應該在意這種事，不該在意自己的外表或最流行的衣服；我們只應關心有沒有被上帝接納。

當我發現真實世界遠大過父母口中的世界，比那個世界更寬廣、更美好，我知道自己無法再待在那個小而處處受限的範圍中。我也知道，如果我想要實現目標、追求高等教育、獲得碩士或博士學位，甚至有朝一日成為醫師，我就必須做出改變。大學開學前，我換掉土氣的膠框眼鏡，戴上隱形眼鏡，「叛逆地」去找理髮師剪頭髮，然後買了時下流行的衣服。那個暖洋洋又帶著些許悶熱潮溼的九月，我走在中西部的校園裡時，我感受到驚人的差異。人們對我的想法完全不同了，這種感覺極為明顯。大家對我的態度由批判變為接納，他們以為我和他們一樣，而不是某種「異類」。鬆了一口氣的感覺幾乎讓我喜極而泣，我知道自己內在和以前完全一樣，但他人的接納協助我逐漸重新認識自己。

所有人都是這樣，在真正的自己與外表之間總存在一段差距（有時甚至是很大的差距），了解到這一點對我很有幫助。這是不好過的童年的優點之一。

人們常以為在意別人的看法很膚淺。的確，了解自己真正的價值，不受別人左右很重要。不過在一定程度上，別人對你的觀感也很重要，這會影響你是否錄取工作或能否成功約心上人出去約會，甚至會影響你康復的能力。我們多少會受別人看法的影響，事實上，我們會引導別人怎麼看待自己。如果**別人**認為你生病或有殘缺，你很可能感到病懨懨或有缺陷，你會把**我就是這樣**的概念深深刻進DMN中。如果你認為自己「病了」，或是周遭的人這麼看待你，那你的康復之路將會更為漫長、艱辛。

我們已經看到信念、身體健康與治療三者緊密交纏的關係，也了解我們自己的個人感知會從根本形塑我們理解周遭世界的方式。比方說，兩個人可能肩並肩坐在中央公園裡，可是對於周遭的感知可能截然不同。有人可能會對永不間斷的繁忙交通感到焦慮，或是被頭頂上不時傳來的直升機螺旋槳噪音嚇到；走近的人看來都不懷好意——他們想幹嘛？而坐在這個人身旁的人則可能注意到別的事物：一位母親慈愛地為嬰兒車中的寶寶蓋上毯子；一對情侶牽著手，互訴衷曲，彷彿周遭沒有旁人；樹葉隨風飛散，在陽光中閃耀著紅色與金色。兩個截然不同的世界。假設這兩種天差地遠的感知在這兩人身上持續數年，你猜這對他們身體的化學與生物狀態有何影響？

感知甚至可能影響感官，影響你的味覺與聽覺。著名的麥格克效應（McGurk effect）是由麥格克於一九一六年首次發現，發表在題為「聽唇見音」（Hearing Lips and Seeing Voices）的論文中[1]，他發現我們的**視覺**常會大幅影響**聽覺**。這很有趣，你可以用手機或電腦查一查，你會找到一段影片，影片中的人會一直說：「巴、巴、巴」，接著換成「發、發、發」。當他變換發音時，「ㄈ」的音會相當明顯。不過，其實影片播放的聲音檔完全沒變，只是一直重複同樣的語音：巴、巴、巴，但因為我們**看見**說話者的嘴唇做出發ㄈ音的形狀，因此就聽見了ㄈ的音。我們不假思索地想像出ㄈ的音，聽起來俐落、清晰又確定無疑。

視覺盲點也是一樣的道理，在視神經與視網膜的交接處完全沒有錐狀細胞與桿狀細胞，但大腦會自動產生某種「銜接」影像，填補視覺的盲點，製造出連續無縫的視野。雖然看不到，但大腦會自動想像，你不會意識到大腦的這個動作。

研究發現，受試者如果以為施加疼痛的人是故意的，那受試者就會感覺**更加**疼痛。另一項關於疼痛的研究發現，你傷到自己的時候如果咒罵，那疼痛程度會**降低**。從這裡我們可以了解情緒對痛覺感知的影響：如果我們感覺被針對，那就更感疼痛；如果我們用言語堅決地對抗疼痛，那疼痛程度就會稍微降低。不過另一項研究更加顯露出感知的科學有多麼神奇[2]：在同一間飯店工作的女傭被分為兩組，雙方的工作職責是一樣的，都包括「運動」，不過研究人員向其中一組說明，美國衛生署建議國民每天運動；但沒有對另一組做額外說明。研究結束後，第一組的女性明顯變得更健康，體重、腰臀比、身體質量指數（BMI）、標準化血壓等各個數值都顯著下降，而第二組受試者完全沒有變化。在這個案例中，「運動」有益健康的認知有改變身體的力量。

再舉一個很好的例子，我猜想我們多數人都不太想要變老，隨著老化，我們可能開始覺得自己變得破敗無用，可能只看見老化的缺點。這種負面心態雖然完全正常，但其實非常有害。哈佛大學教授艾倫．蘭格（Ellen Langer）和耶魯公衛學院教授貝卡．李維（Becca Levy）的研究發現，發自內心對於老化抱持正面的態度可以促進健康[3]、延年益壽，效果甚至比運動或戒菸還好[4][5]。此外，關於老化的負面想法還會提高罹患阿茲海默症的機率。原理是什麼呢？研究人員發現，負面的自我知覺所產生的慢性壓力會消耗海馬迴，這是大腦中一個小型海馬狀的器官，負責記憶、情緒，甚至掌管心跳。

之前關於物理的段落已經討論過，我們的心靈不只是客觀外在現實的被動觀察者。觀察者效應顯示，我們的感知也許可以在某種程度上型塑外在現實，改變我們的經驗，有時甚至影響實體身體。而人之所以為人，就在於我們擁有選擇感知的能力。人類不像動物，我們可以選擇如何解讀經驗，藉此達到顯著的超越。哲學家喬瓦尼・皮科・德拉・米蘭多拉（Giovanni Pico della Mirandolo）在文藝復興之初嚴肅地指出：我們不是神靈就是野獸，不是天使就是惡魔[6]。我們可以看到正面的希望，也可能只看見缺失或令人恐懼的部分。你看待自己與疾病的方式，也可能為康復能力設下難以突破的限制；另一方面，也可能開啟一條通往治療的意外途徑。

阿拉摩之戰的吉姆・包威

二〇一四年，我接到赫伯・班森的一個請求，他就是放鬆反應的發明人，也是身心醫學的開拓者之一。那是一個很棒的消息，只是稍微令人緊張——麻省總醫院邀請我以自癒現象為題向醫院職員演講。那時候我已經上電視節目數次，也曾在TED發表演說，我不該感到緊張，但我仍然直冒汗，因為我將向最難說服、懷疑論調最堅定的聽眾演說——就是我的同行。

演講過程很順利。我盡量讓內容著重在科學、可量化的部分，臺下聽眾似乎很感興趣。演講之後，我發現一位醫師不小心忘在演講廳裡的一張筆記，她記下我講的某段話，還畫底線、加上驚嘆號和笑臉：經歷顯著康復的人都是自我照護方面的佼佼者，別人看到不便與疾病，他們看到行動與機會，因此達到非比尋常的結果。

隔天，我收到麻省總醫院精神病科助理主任寄來的電郵，對方提到一個腎臟細胞癌自癒案例，這是一種腎臟癌，致死率很高，不過出於不明原因，發生自癒的機率也較其他癌症高。信件寫道：

傑瑞德．懷特（Gerald White）是德州的工程師，他有很棒的個人經歷值得分享。

傑瑞德（平常大家都叫他傑瑞）是那種會對著電話大聲說話的人，不過不是生氣，只是很激動，情緒飽滿。他有很棒的故事要講，他想要對世界大聲說出來。我打電話給他的那天，原本是要聽他患病與康復的經歷，不過那天他有另外一個故事要先講，是關於野豬的故事。

傑瑞住在德州中部的鄉下，布拉索斯河（Brazos River）河岸的一個小鎮。小鎮中心充滿歷史氣息，磚造的店舖門面都搭著遮陽棚，街上流露著舊西部的情調，無邊無際的德州天空令人回想起這個獨立不羈的一州曾經自成一個共和國。每年，傑瑞都會參加阿拉摩之戰（Battle of the Alamo）的歷史重演劇，那是德州脫離墨西哥獨立的最後一場戰役。他扮演吉姆．包威（Jim Bowie），一位傳奇的邊境拓荒者，以高超的近戰用刀技巧聞名，即便重病下不了床仍奮戰到最後一刻。據說他死前仍在病床上開槍射殺步步逼近的敵軍，用掉手槍中的最後一顆子彈。

傑瑞告訴我他在德州灌木叢中經歷的傳奇僵持故事後，我很快就明瞭，讓傑瑞扮演吉姆．包威再適合不過了。他說，有一隻野豬經常跑進他的院子，踐踏花朵和草坪，而且嚇到他的家人和寵物。八十五歲又兩次戰勝癌症的傑瑞可不願被這隻大野豬威嚇，拿出古董手槍追了上去。他以勝利之姿從草叢中探出身子，就像他歷經與癌症的奮戰，仍然挺身矗立。

他說：「一切都是從一個裝病的園丁開始。」他雇了一個人來除草，可是對方一再拖延。怒氣沖沖的傑瑞終於告訴自己，如果想要把事辦好，那最好還是自己來。於是他和鄰居借了除草車，然後「在盛怒之下把草除完」。在高溫下待了數小時，他終於除完寬廣的草坪，準備上樓沖澡。當他要擦乾身體時，他嚇了一跳：傑瑞左邊的睪丸突然腫成葡萄柚一般大。

隨後便是一連串看診檢查，包括進行電腦斷層掃描，查看傑瑞的腹部是否有東西為身體系統帶來壓力，以致睪丸發炎。醫師把掃描片子放上發光板時，連毫無受過醫學訓練的傑瑞都能馬上看出哪裡出了問題。在電腦斷層掃描上，左腎應該呈現灰色的團狀，不過這個位置卻出現一個龐大的膠狀腫塊。

醫師沉默了幾分鐘，兩人都盯著掃描結果看，傑瑞靜靜地消化他眼前的景象，並為醫師接下來要說的話做好準備。後來，當傑瑞回想起人生驟變前的那一刻，他很感激醫師給了他這一小段時間，讓他平靜地做好心理準備。傑瑞心裡明白，他正處於生命的轉捩點——**之前**與**之後**之間，奇異而平靜的暴風眼。醫師宣布初步診斷後，傑瑞的家人開始問問題，而他本人則安靜地坐在那兒，沉思著。他說，他一開始的反應也是否認，他並沒有感到太傷心。也許他能夠和疾病共處，放輕鬆，會沒事的。

他轉向醫師，他的家人安靜下來，傑瑞問：「如果我什麼事都不做呢？」

醫師說：「那這會要了你的命。」

傑瑞剛從最初的震驚中恢復過來，醫師的話並沒有讓他太沮喪，事實上，他很感激醫師直白的回覆。

他說：「我覺得他的坦率令人耳目一新。」

醫師的診斷是腎臟細胞癌，或稱腎臟癌，而且已經是發生轉移的末期。不接受治療的話，醫師評估傑瑞只剩三個月的時間，但接受治療的預後也不會改善太多。那時是一九九〇年代，罹患轉移性腎臟細胞癌的患者沒有太多選擇，轉移性腎臟細胞癌對化療和放射治療這些當時可行的傳統療法反應不佳。當時已測試過超過七十種藥劑（化療化合物的種類），而反應率令人大失所望，連一成都不到[7]。

但不論傑瑞之後要不要嘗試這些沒把握的治療方式，當下的首要事項是把對腎臟系統造成龐大壓迫的腫瘤移除。位於德州達拉斯貝勒大學醫學中心（Baylor University Medical Center）的醫師馬上就為傑瑞動手術。手術歷時七小時，醫師移除了傑瑞的左腎還有傑瑞口中「重達二十磅的龐然大物」。

傑瑞說：「醫師說，這還不是他們移除的同類型腫瘤中最大的，但我查過，我找不到證據顯示有比這更大的腫瘤。」

傑瑞率直的好勝心讓我笑了出來，他聽起來真的很失望！這個人扮演阿拉摩戰役的指揮官，他會衝進德州的灌木叢林中追逐野豬，他總要一爭高低，就算對手是癌症也不例外。

恢復過程很艱難、漫長且意外地痛苦。傑瑞每天都逼自己在健身腳踏車上再騎久一些，而且不時提醒自己外科醫師在漫長手術後所說的話：「我把腫瘤全切掉了。」

但可惜他沒有。

傑瑞不論做什麼事都一定全心投入，他也一直在搜集腎臟細胞癌的資料，他發現這種癌症難以預測、反覆無常，可能快速擴散到身體其他部位。手術後一年，追蹤電腦斷層掃描發現傑瑞左腎的位置有一小塊腫塊。雖然腫瘤科醫師告訴他，腎臟細胞癌「從來不會在腎的位置復發」，不過放射科醫師強烈認為這同樣是惡性腫瘤，而活體組織切片證實他的想法。

傑瑞沒有主流醫學的治療選項了。他第二次接受手術移除復發的腫瘤，不過癌症仍會再次復發，而市面上唯一針對末期腎臟癌的藥物仍在試驗階段而且充滿爭議性。傑瑞的兒子找到一些關於新藥的研究，那是一種名為間白素－2（Interleukin-2）的免疫療法藥物，這給了傑瑞希望。可是當他拿這些研究給醫師看時，醫師怒不可遏。

傑瑞說：「他真的從椅子上跳起來，拍桌子吼道：『叫你兒子別再看這些該死的書了，間白素會害死人！』」

從最初被診斷罹患腎臟細胞癌至今已過了一年半，雖然醫師都全心診治，但傑瑞知道由自己主導醫療照護方式有多重要。比方說，電腦斷層掃描又發現腹部的小腫塊時，傑瑞要求一定要做活體組織切片，雖然醫師原本認為那不會是惡性腫瘤，可是實際上卻是。

傑瑞是一位受過訓練的工程師，同時也是發明家，在多國申請過專利，他相信自己搞懂事物的運作原理絕對是上上策。他開始埋首研究間白素－２，這次他認為醫師的觀念落伍了。化療與放射治療這兩種標準的癌症療法對腎臟細胞癌不太有效。間白素－２和迪皮質醇（史蒂芬．鄧菲用的藥）等藥物會利用免疫系統內天生的傳訊蛋白質來瞄準癌細胞。這種藥物過去**的確**存在爭議；一九九〇年代中期，免疫療法仍處於新興階段。雖然美國食品藥物管理局後來核准間白素－２，但這種藥物的副作用很嚴重，而且成功率只有偏低的兩成。已經百分之百被宣判死刑的傑瑞覺得兩成的生存機率絕對值得一試，而且，機率渺茫這件事從來嚇不倒他。要知道，這可是傑瑞．懷特，阿拉摩戰役中的吉姆．包威、野豬的夢魘。後續追蹤電腦斷層掃描在傑瑞的肺部發現黑點，癌症已經從原發部位發生遠處轉移並開始成長，醫師終於妥協，同意進行免疫療法。

傑瑞形容間白素－２的副作用就像「最嚴重的流感」，發燒、冷顫、嘔吐。免疫療法在傑瑞全身啟動強烈的發炎狀態，企圖藉此消滅癌症，傑瑞忍耐不適副作用的同時決定要更進一步。自從獲得診斷後，傑瑞就開始拚命研究，閱讀他所搜集到的一切資料，包括腎臟細胞癌、癌症與治療選項以及康復者經歷。營養、靜坐、祈禱，他開始一一實行，努力輔助他所嘗試的免疫療法，試圖提高成功率。

間白素療法最艱辛的部分是要定期注射藥物。多數患者必須大老遠前往醫師診間，就為了打一針，但傑瑞的女兒就是護理師，所以她可以為父親在家裡注射藥物。幾個月過去，傑瑞找到一套把身心調整到最佳狀態的流程，來為免疫強化藥物的注射做準備。他會先泡澡放鬆，理清思緒，趕走擔心與焦慮。他花很多時間靜坐並從事「引導式心像法」（guided imagery），也就是在腦海中栩栩如生地想像白血球在血管中衝刺，找到具破壞性的黑色癌細胞，然後將之吞噬殆盡。準備好後，傑瑞的家人會圍在床邊為他禱告，他們把手放在他的身體上，把治療能量傳送給他，傑瑞信誓旦旦地說他能感受得到。

傑瑞說：「就連我的小孫子，他們才四、五歲，都會大聲要求要和大家一起禱告。有一次，其中一個小傢伙祈禱針筒就像長劍一樣會刺穿癌症。他的童言童語讓我好窩心。」

藥劑的效果總讓傑瑞極為不適，但他還是在他和家人共創的儀式中發現價值，事實上，家人在「打針夜」相聚的時光是他最珍視的回憶之一。

傑瑞說：「至少我們找到辦法把通常是冷冰冰、沒有人情味的經驗變成一件美好的事。」

八個月後，傑瑞受夠了。藥物的副作用讓傑瑞非常虛弱，而且追蹤的電腦斷層發現間白素沒有達到預期效果，癌症仍持續進展。

傑瑞決定在間白素療程結束前停掉這種治療，他決定把重心完全放在過去一年開始練習的靜坐與引導式心像法。這是一個激進的決定，但他覺得這是最有機會成功的選項。

傑瑞說：「這能把身心運作提高到生死交關的層次，我認為這就是我要全力以赴、全神貫注的方向。」

傑瑞所說的「引導式心像法」到底是什麼？在不同情境下有不同的操作方法，跟據傑瑞的描述，引導式心像法是透過專心致志地想像，「以意象來溝通左腦半球的意識與右腦半球的潛意識」。我知道部分神經科學領域專家認為把大腦拆分成「左右半球」來理解過於簡化，沒錯，大腦不只是左／右半球的二分法那麼簡單，不過不論是在解剖學或譬喻上，這樣的區分仍然相當重要，提醒我們身處這個世界並體驗各種事件可以有非常不同的方式，而我對傑瑞的做法深感興趣。其中的重點是，他試圖透過專心的視覺冥想向身體傳送訊號，由有意識的自我發送訊號給體內更深層次負責協調的智慧體，使後者改變免疫系統的運作。傑瑞所選擇的想像意象是點亮每一個癌細胞的抗原，彷彿信標一般，以便免疫系統細胞（自然殺手細胞、巨噬細胞、T細胞）能發現癌細胞並一舉消滅。

這個方法奏效了嗎？當然！傑瑞中止免疫療法，展開靜坐練習的三個月後，醫師為他做檢查並宣布「無疾病證據」（no evidence of disease，簡稱NED）。

對我來說，傑瑞非常特別：他衝勁十足、擁有工程師的務實態度、為醫療選擇注入自主性，還有他永遠保有幽默感。另外一點就是他看待疾病的方式，他把疾病和自我區分開來，疾病是他要對抗的敵人。回想我們的對話、他寄來的電子郵件，以及他描述疾病的長篇文字，我注意到他用字的獨特之處。他正參與一場「戰役」；他和癌症的搏鬥是一場「戰爭」；癌症是「怪獸」或「入侵者」；癌症會「發動攻擊」；當小孫子用了「長劍刺穿癌症」的譬喻時，傑瑞很感動且精神為之一振。

很多人談論惡疾時都會使用戰爭相關的譬喻，這已經是人類談論疾病的共同修辭法。我們起身對抗，可能贏得或輸掉戰役。我們把疾病當成應征服的敵人、待消滅的敵軍，這種方法當然很激勵人心，但可能並不適合所有人。對有些人來說，把疾病當成帶敵意的入侵者可能弊大於利。比方說，克萊兒就把疾病當成身體想要傳送的訊息，身體喚起她注意力的方式。對她來說，傾聽與**回應**訊息才是關鍵。對傑瑞來說，癌症則是敵方軍隊，悄悄潛入阿拉摩，使他在病床上驚醒；癌症是野豬，亂翻他家花園的土壤，逼他拿出古董手槍驅趕。

疾病對眾人的意義不同，因此適用不同的譬喻。在我們的心靈深處，我們所用的字詞與譬喻的意義可能都稍有差異，所以適合別人的方法不一定適合你。不論你採取哪種策略，這必須要能引起你的共鳴、充滿力量與生命；你必須能**感受**到那股力量與生命。不過不論你把疾病當成訊息、敵人，還是別的事物，最重要的一點是，你不能把疾病當成**自己的一部分**，你不等於疾病，疾病不能定義你。

當你身患重病時，這個想法可能很難堅持下去或徹底執行。假如你所罹患、對抗、傾聽的疾病已經長期影響你的生活並成為你核心認同的一部分，那該如何擺脫這樣的想法？

當患病成為身分

疾病在我們的生活中可能扮演許多不同角色。有時候，疾病可以帶來你迫切需要的喘息機會。也許你的生活中出現無法控制、難以招架的壓力，因此身體停擺，讓你能趁機休息。對許多人來說，患病可能是他們人生中第一次感覺受到照顧，他們終於可以把自己置於第一優先。病人不必自己做決定，甚至可能無法主動要求受到照顧，疾病直接為他們安排這個選項。這可能是疾病的意外優點，這部分不是我們所能控制的。

但如果疾病給了你較長時間的喘息機會，讓你能選擇擺脫這種令人招架不住的生活，重拾某種平衡，那你心中連自己都沒有察覺的某部分可能會抗拒康復。如果你遠離真誠的生活方式，忙於照顧他人、取悅他人，早就忘記真正的自己，不知道該如何真誠地生活，那麼疾病不只是一記警鐘，更是一個出口。

也有時候，疾病可能與我們的身分認同交織交纏，成為自我知覺的一部分，使我們難以區隔自我與疾病。我每天都會在醫院看到類似的情況，不論是在一般醫學或精神醫學科，患者最深層的希望、恐懼、需求與渴望常透過疾病表現出來，這是因為其他表達管道都已經被堵住。你該捫心自問：疾病對我來說意味著什麼？如果疾病已經變成你認同的一部分，或是你心目中自己的一部分，那麼揮別疾病彷彿就失去部分的自己。因此治療身分認同的第一步就是，了解到自我和疾病是可以區分開來的，少了疾病的你仍然是完整的，而且自患病中學到的經驗甚至能在往後助你形塑新的自我意識。

在日常生活中，為了自己也為了他人，我們常輪替換上不同的身分角色。請想像一個玻璃稜鏡：小巧、透明，看似簡單。不過對著光看，稍稍旋轉角度，稜鏡就會接連變換不同的顏色：粉紅、藍色、紅色。你有眾多不同版本，你是某人的先生或太太、兒子或女兒、兄弟或姊妹；你也是某人的老闆、愛人，或是童年老友。你對待小孩的方式和對待爸媽非常不一樣，但這不代表你沒有做自己或不真誠——這只是人類生活的正常樣態，這是長時間與他人經營不同關係所必要的深層互動方式。我們的身分會隨情境而改變。

有時候，我們會故意旋轉稜鏡，呈現出特定的身分樣貌。比方說，我注意到有時候患者會希望我擺出權威醫師的角色，展現出膽識與嚴厲，不過也有時候，我會察覺到他們需要我暫時脫下醫師的白袍，以友人的身分和他們對談，展現我自己的擔心與害怕。我執業多年才逐漸知道什麼時候該扮演什麼角色，如何拿捏平衡。

有時候我們會自動變換不同身分，但不會特別意識到這個動作。比方說，你可能哄小孩睡覺後走下樓陪伴配偶，這時候你無意識地從**媽媽**的身分轉換為**妻子**。我和患者相處時，我會稱呼這個動作為**變換面具**。我們身分的個別面向就好像面具，露出一部分，隱藏另一部分：**露出**我們身分中的某一個特定面向，**隱藏**其餘所有面向。

我們身分的面向也像是世界為我們貼上的標籤，有時候並不是我們自己選擇的。不論你把身分中的各個面向當成**面具**還是**標籤**，一定要謹記的重點是，這不是你的全貌，也不能準確表現出你這個人。疾病可能會變成我們脫不下來的一副面具、撕不掉的標籤，長期的慢性疾病或絕症更是如此。治療身分認同的先決條件在於看穿表層的標籤或面具，了解這之下你真正的本質。稜鏡雖然有無限多個面向，但最終仍是一個美麗的物件，你也是如此。

眼睛所見之下還有更深層次的我們，靈性傳統長期以來試圖以心靈的文字來捕捉這個面向。著名的神經外科醫師懷爾德．潘菲爾德（Wilder Penfield）描述他進行腦部手術的方式：移除部分顱骨後，這時患者保持清醒，他會以小型電擊觸碰患者的腦部，刺激大腦不同部位掌管的觸覺、味覺、記憶、感官知覺、動作。潘菲爾德醫師研究出大腦與身體各部位的關聯，繪製所謂的皮質小人（cortical homunculus）腦功能圖像。但另一個為人所知的軼聞是，潘菲爾德醫師沒有找到掌管自我的部位。醫師刺激大腦不同部位引發各種動作與感官知覺時，患者總是說：「那是**你**弄的，不是我。」

當前文化中，我們的身分認同常受他人觀感左右，最後反而讓別人來定義自己，不過實際上我們真正的身分認同更為深層、完整而根本。我們的所作所為或過去的行動都不能定義我們；我們也不一定是親密愛人眼中的我們，我們更不等於疾病。真正的自我看不見、摸不著，隱藏在所有標籤與面具之下，那我們要如何經歷到所謂的前景背景變換，看見並體會到真正的自我？我們該如何改變感知，袪除一切面具（尤其是疾病的面具）並看見真正的自己？

卸下疾病面具

這整個情況的核心矛盾在於，我們無法**強求**前景背景變換。在我研究的眾多案例中（包括米瑞），患者描述自己經歷的自我認同前景背景變換就和自癒一樣「自然」發生。不過我們已經看到，自癒不一定如肉眼所見的那麼自然，許多案例都顯示在發生緩解之前有長期的準備工作。

我一直把這個問題放在心裡，反覆思考。那天，有位患者的母親進到診間，等待與女兒一起進行家庭治療。她走進來，和我握手，她的笑容很真誠，眼神溫暖，看起來就和任何一位寬裕的中年家長一樣：勻稱、沉著、衣著雅致。我們等待她女兒到來時，這位母親簡單講述了自己的經歷。她說，許多年前，她陷入一個自我毀滅的循環中：多次婚姻失敗、擺脫不了童年性侵的陰影、物質濫用、失業，不管再怎麼努力都脫離不了這個循環。她的人生受**童年不良經驗**嚴重影響。她告訴我，一直以來她都認為自己的根基已經損壞，注定要做出不健康的決定並走向疾病、甚至死亡。這一切似乎已深植於她的身分認同核心，即便她非常想要戒癮、健康、快樂，她無法想像那個模樣的自己。不過坐在我面前的女士沉著而健康，一點也不是她所描述的那樣子。

我非常好奇什麼原因導致這種顯著的反轉，我有好多患者都努力想要改變，卻一再失敗，於是我問她：「哪裡變了？」

出乎我的意料之外，她能夠精準指出自己頓悟的那一刻，那一刻她突然領會到她一直誤解自己的人生故事。我馬上就知道，這就是許多人描述過的身分認同前景背景變換。

她告訴我：「我還記得我突然領悟的那一刻，那是在瑜伽課堂上，我正在做嬰孩式，額頭抵著地板，那時領悟突然襲來，我發現：我沒有殘缺，雖然過去我一直這麼相信；我不該被我做過的事、犯過的錯定義，我已經夠好了，我值得擁有美好的一生。」

我不太懂瑜伽，說實話我不太擅長（至少現在還不擅長），不過這次談話後，我查了什麼是「嬰孩式」，發現這是最簡單的一種動作，只要跪坐在地上，然後俯身把胸部貼在膝蓋上，蜷縮著身子，像是小孩呈現胎兒姿勢一樣。我很能理解她是做這個動作的時候突然對自己的人生改觀。她回到負面人生經歷的起點，像除雜草一樣把壞根連根拔起。

她起身，走出瑜伽教室，依照對自己的全新認識徹底改變生活。那是十二年前的事了，她現在的人生和當時大不相同，過去的她一定認不得現在的自己。她的事業接連獲得成功，結縭十年的丈夫坐在她身邊，我看得出來他愛著她。她還是同一個人，可是在許多方面又是大大不同。她能夠看穿世界貼在她身上而自己也深信不疑的有害標籤，卸去限制發展、招致疾病又掩蓋真我的面具，重拾這一路來所迷失的自我核心。

而這一切並不是在瑜伽課堂中的剎那之間「突然發生」。這位女士之前已為她即將經歷到的前景背景變換做了許多準備。不久前，經歷多年來不斷找藉口拖延，她終於決定要認真看待自己的心理與身體健康。她嘗試過諸多策略，試圖改掉壞習慣，但苦無成果。最後，亟需改變的她報名了瑜伽課程，希望能往健康邁進一步。所以那天當改變往後生命的頓悟來臨時，她正在做嬰孩式。她並不是碰巧在對的時間來到對的地點，這一切都是她一手安排的。

我進一步檢視我研究過的諸多自癒案例發現，這些人也不是「突然緩解」。在每一個案例中，不論是茱妮普、珍、米瑞、克萊兒還是傑瑞，他們都認真思考、用心感受生命的目標以及想要（或不想要）的治療方式。在某些案例中，患者做出重大的人生改變，而且在改變前夕都經歷過黑暗而艱辛的飄忽階段，不過這一個階段也給予他們重新評估或看清事理的機會、擺脫DMN的機會。

共通的模式逐漸浮現：洞悉人生或是前景背景變換的一刻無法強求，但我們能為此做好準備。要達到這個目標，我們必須整好土壤，做好迎接頓悟的準備。我們在前一章討論過，這包括讓自己接觸新環境，以便擺脫DMN，並從全新的觀點體驗世界與感受自己；深思疾病對自己的意義，為什麼自己似乎在某種程度上依賴疾病？是因為患者的身分讓自己能獲得喘息或逃離什麼情境嗎？你的生命缺失了什麼？你是否花費太多時間照顧他人而沒有關注自己的真正需求與夢想？又或者你試圖達到他人的期望，而無法好好過上自己的生活？你在什麼情況下不敢出口**拒絕**？你知道最深處的自己想要**答應**什麼嗎？問自己這些問題，採取措施做好準備，你也許就能找到方法，把自己置於優先並真誠地過生活，不再被疾病定義。

有時候在找到真正的自我之前，我們必須意識到，這個自我終有一死，不論我們是否生病都終將面對死亡，不過多數人都只是一再拖延死亡的問題，直到無路可退。可是實際上，直視生命的有限可能擁有強大的改造力量，也許有助於催化前景背景變換，而這正是治療身分認同的關鍵。

克萊兒．海瑟拒絕惠普式手術後幾週，她開車到波特蘭住家附近的賣場，她是自己一個人。

她上一次是和媽媽一起來，那是在獲得診斷之前。她們一間一間逛，邊聊天、邊試穿，克萊兒記得她看著更衣室鏡子裡的自己，思考要不要買某件毛衣。現在，面對生命的終點，回想起當時自己還能夠輕易地思索未來，想像自己穿著那件毛衣的場合，用手指摩挲布料，評估穿多久會起毛球，這一切感覺好奇怪。現在的克萊兒也會思索未來，不過情境非常不一樣。她現在想像的是一個自己不存在的世界。

她在讀的一本書——《今生：若只剩一年可活，你要做些什麼？》（*A Year to Live*）要求讀者練習想像自己已經不存在的世界。克萊兒走過店面，和她平常為自己和丈夫購物時走的是同一條路線。她用手拂過一架衣物，她意會到，當她死後，這一個架子還會在這裡，只是換上不同的衣服；還是會有感到無趣的丈夫無精打采地坐在更衣室外頭的長椅上。在美食街排隊的人還會在這個世界上照常過日子，開車上班、親吻小孩、吃冰淇淋。但克萊兒沒辦法了。她開始相信自己就像鬼魂一樣，沒有人看得到她，她已經真的走了。這種空洞的感覺纏繞於心，她描述那次想像練習「讓我清楚了解到，世界沒有了你還是會照常運轉，那種體會像穿入心中的箭一樣令人心痛。」

那是個痛苦的經驗。不過克萊兒告訴我，要說到推動治療，那麼面對自己的死亡並接受這個事實絕對是第一要務。對許多人來說，這是啟動前景背景變換的關鍵，這種體會給了他們全新的觀看角度，頓時使他們澄澈清明，終於看清自己想要什麼生活方式，希望成為什麼樣的人。這是引發一連串改變的第一塊骨牌，影響的漣漪擴及他們的生活、靈魂、身體、細胞。

不過這是一個棘手的矛盾情況，如果你最迫切渴求的就是生命，那該如何真正接納死亡？

Chapter 11 治療死亡

醫生，你醫治自己吧！

——《路加福音》第四章第二十三節

我大學二年級時，我向初戀女友簡求婚，她答應了。我記得那時的感覺——快樂得像要飛上天。我童年過得很辛苦，但現在我可以和簡一起組建自己的家庭，不會讓小孩經歷我童年的遭遇。

春假的某天早晨，我們爬上一輛老旅行車，和另四位學生一起從芝加哥出發，前往簡位於康乃狄克州的家。我、簡和駕駛坐在第一排。簡在讀一本我送她的書《一個嚴苛的恩典》（*A Severe Mercy*），書中描述夫妻之間的關係，我覺得非常感動。我望向窗外，看著俄亥俄州的田地不斷消失在身後，然後到了太陽下山時，賓州綿延起伏的丘陵出現在眼前。偶爾，遠方會出現一處光亮，是一座農舍，裡頭住戶還醒著。時間已經晚了，我記得當時想著那些還點著燈的人們——他們怎麼還醒著？如果他們是一個人，那在週六晚上會想些什麼或擔心什麼？

正當我們經過洛克哈芬（Lock Haven）附近的山口，前方有一輛聯結貨車在結冰的橋面上打滑，貨車車尾的部分離橋梁護欄只剩幾英尺的距離。我記得自己大喊：「往右！」那之後，我的記憶就像車子的擋風玻璃一樣破碎。

撞上貨車之後，起初有一陣詭異的沉寂，彷彿世界都暫停了一般。後來，所有事情紛至沓來，貨車司機走下駕駛座，咒罵、咆哮，他嚇呆了。我們後座一位學生跑下車，衝入黑暗之中尖叫。我馬上就發現我們的駕駛約翰已經當場死亡。簡奄奄一息，脖子上深深的切口不斷湧出鮮血。我把她抬下車，那時她的脈搏已經逐漸微弱。

周遭冰天凍地又一片漆黑。我自己也受傷了，但我沒有察覺。我抹去噴到臉上的血，幫簡做心肺復甦術，持續一兩個小時。由於路面結凍，救護車難以抵達，救援直升機也無法前來，所以我只好一直做下去。我在醫院打雜的時候學到，只要一開始做心肺復甦術，在救援抵達前就不能停下來，所以我繼續做下去，機械式又麻木地繼續下去。一直到急救員終於抵達，把我從她身邊拉開。簡已經死了。

那天晚上，我躺在急診室裡，有人打給我爸媽，原來是我在蒙大拿州的祖父突然因心臟病發過世，他是家族裡唯一真正關心我的人。我永遠忘不了整形外科醫師一邊和護理師聊天打趣，一面縫合我臉部的傷口，而我卻發現自己所認識的世界已在我身旁崩解。所有聲音都離我好遠，好似我在井底一般。

兩天後，我不理會醫囑，執意離開加護病房，也不顧醫院的建議，為自己辦理出院。醫院請我簽署文件表示我知悉風險，並寫明醫師認為我的肺部有穿孔現象，如果發生肺塌陷我就死定了。我簽了。對我來說，唯一重要的事就是及時趕到康乃狄克州參加簡的守靈和葬禮。我固執、生氣、困惑又悲傷，不管任何人怎麼說，我都要參加喪禮。這場意外動搖我的根基，生命的脆弱展露無遺。前一刻，簡還依偎在我身旁，翻著書頁；下一刻，他們就把她帶走，我手中只有那本沾滿血的書。

我為什麼還活著？這一切到底有什麼意義？一直到這一刻以前，我的人生一直充滿痛苦與疑問，為什麼還要發生這種事？我深愛的兩個人，居然在同一天過世？我們死亡的時機與方式有任何原因嗎？宇宙的運作有任何規律或理由嗎？生命的閃現與消逝，能量匯聚成物質，而後又再消解為能量，其中有任何意義嗎？

這次意外帶來的陰影就像一隻一直尾隨著我的狗，如影隨形，久久不去。我心中的疑問纏繞；我生命的基本假設崩解，徒留一個深淵。我不知道還能相信什麼，好長一段時間我都無知無覺。我照常上課、工作，擺出堅忍的外表，但內心已然結凍。有人的悲傷來得猛烈，但消失得也快，而我則需要長時間消化。不過在日常的機械式動作中，我心裡某些地方開始攪動。

因為有陰影的地方，必有亮光。面對這個世界上我最敬愛的兩個人接連離去，而且自己也與死神擦身而過，但如果說這場意外有任何光明之處，那就是我獲得解脫。當我從冰冷迷濛的悲傷中逐漸甦醒，我發現自己不再在乎別人的期望。我問自己，**我**對生命有何期許？

我人生第一次開始用功讀書，我必須努力工作才能讓思緒和注意力不再陷於童年的創傷之中。我心中的疑問需要解答，而我決心要找到答案。這些疑問驅使我進入普林斯頓神學院（Princeton Theological Seminary）就讀，在那裡我遇到一位導師。我攻讀神學位，鑽研科學哲學與信仰本質，後來又進入醫學院，學習身體的科學知識。我走上了自己的路，人生第一次過著真誠的生活。過去，我狹隘的人生四周都圍著牆，而那次意外以及簡和爺爺的離去在牆上敲穿一個洞，洞外是一個嶄新的世界。洞外的世界存在痛苦，因為簡不在我身旁，我自己也曾與死亡擦身而過，不過這場意外後來引領我踏上**自己的**人生道路，我不再為別人過活，不再想要取悅任何人。這場意外以再真實不過的方式開啟我人生的可能性；這場意外讓我擺脫過去無法逃離的牢籠，以前我甚至沒有察覺到自己背負著枷鎖，死亡居然反而讓我踏上真正的人生。

不論你當下是否身患重病，面對死亡都是人生中關鍵的一刻，而這件事並不容易。我們全身上下的每一部分都天生抗拒死亡。厄內斯特．貝克（Ernest Becker）在榮獲普立茲獎的著作《拒斥死亡》（*The Denial of Death*）中相當有說服力地指出，我們的文明就是建立在抗拒死亡之上。為了日復一日保護人類免於面對己身死亡的恐懼，我們據此建立複雜的文化。我們心中有一部分相信不朽，因此透過宗教、子女、成就追求它，我們建造種種「紀念碑」，相信這能在我們的肉身消逝後繼續存在。身為醫師，我每天都看到類似的情況，即便自己所愛之人躺在病床上，生命品質糟糕透頂，已經不希望繼續醫療程序，他們仍拒絕為家人簽署「放棄施行心肺復甦術同意書」，忽視家人的意願；也有很多人早該放手讓親人走，但仍利用維生系統支撐所愛之人的性命。比起面對必然發生的死亡，拖延要容易得多。我們醫師也會這樣，我們會說：「別在我輪班的時候死掉。」

可是本書中戰勝不治之症的人大多表示，面對自己的死亡是他們通往治療的路途上很重要的一步。

克萊兒說：「面對自己的死亡後有很多好處，你不再感到害怕，你覺得身上的重擔消失了，不論還剩下多少日子，你可以無拘無束地過活了。你活在當下，你覺得感恩，從中你會體會到很多。」

有時候，在治療自己的認同、找到真正的自己之前，你必須先通過這道困難的關卡，也就是面對並接受自己的死亡。

死亡的奇蹟

面對死亡，堅持不退卻這件事有某種超越的力量。不迴避，而是直接穿過死亡的熊熊大火，這能燒掉一切外在，只留下最重要的核心部分。突然之間你能明白自己最想要什麼、你的內心是什麼樣子、你要把在世上所剩的時間拿來做什麼。沒有什麼東西比死亡更能讓你看清「治療身分認同」的意義，並激勵你為自己的餘生譜寫新的故事。

你可以這麼想，在譬喻的意義上，虛假的自己「死了」。許多戰勝不治之症的人用這類話語來描述這件事，而且一再對我說，生這場病是最好的禮物，因為他們終於可以解放真我，他們透過死亡重獲新生。他們面對可能的最糟結果並接受事實，藉此擺脫限制所有人的「恐懼之病」，然後意外地了解到，他們其實可以自由自在生活。

克萊兒對我說過，面對自己的死亡後，她才能重新評估自己的身分認同，認真思索自己想要用剩下的時光做些什麼，最後做出徹底的改變，真誠地過活。米瑞也說過，癌症診斷「讓她可以」不再擺出別人期望的樣子，做自己真正想做的事。

面對死亡讓我們可以成為自己想要成為的人，做真正的自己，而不是過著其他人想要我們過的生活。這可能是敦促我們治療身分認同的最後一步，幫助我們轉換至真誠、充實的人生，讓我們更永久、全面地進入副交感神經狀態。許多人受絕症診斷啟發，了解自己終有一死，這可以是帶來重大轉變的催化劑，幫助我們認識一切表象之下真正的自己。這可以是翻轉一切的開關，帶來前景背景轉換。突然之間，我們第一次真正看清自己。其他事物都模糊遠去，真正的自我獲得解放。

當我們擺脫舊的生活模式，那我們就擁有打造或重拾新身分的完全自由，不必再遷就於疾病或殘缺。你可以用自己正面的部分來當作自我意識的根基，而不是負面的部分。

當然，絕症診斷也有可能為你帶來局限而非自由，這些人可能默默地接受了預後並照著醫師的劇本走。那麼同樣是接受死亡，為什麼有些人受到局限，有些人獲得解放？「治療」死亡又牽涉到哪些具體事項？面對死亡到底是什麼意思？

我們先從什麼不叫做面對死亡開始談起。首先，接受自己終有一死不代表蜷縮起來等死，不代表默默接受不一定符合自己獨特個人情況的預後。不論是罹患慢性病或絕症，這些經歷自癒現象的人有一個重要的共通點：他們心中有一股力量升起，宣告他們是獨特的個體，而不只是透過平均得出的預後。

拒絕準時死去

預後是醫師對於疾病進展的評估，人們很容易聽取預後，把這當成準確無誤的預言。但醫師沒有水晶球，他們無法預知未來。

預後只是醫師根據經驗及紀錄來預估最**可能**發生的情況，不是百分之百確定的。檢視某種疾病所有可得的資料並取其平均就能得到預後。預後就落在點圖中資料點最密集的地方，不過同時也有許多資料點散落在兩邊，展現出所有可能性：有些不幸的人剩餘生命比醫師的預期還要短，也有人遠超乎醫師的預測。就像雲朵是由無數小雨滴聚集而成，雖然這份圖表是預後的根據，但在這之中我們卻看不到每一個資料點其實都是獨特的個人，每一個小黑點都代表一個人生，而且有好多好多資料點落在平均範圍之外。定義上，預後將這些極端值化約為平均，掩蓋其光芒。

因此我的疑問是：多數人之所以符合預後，是因為預後真的是無法避免、可能性最高的結果嗎？還是因為我們聽信這種預後？我們之所以符合預後的預測，是不是因為我們預期會有這種結果，因此反過來驗證了這種平均？

也許我們只是繼續沿著原本的生化軌跡前進，醫師會評估軌跡，並透過邏輯來預測落點，就好像看著球棒揮擊棒球，讓球在空中畫出一道弧線，你利用自己身為球迷的經驗、關於球賽的知識以及對物理與重力的基本認知來猜測球的落點。但當克萊兒、茱妮普、帕羅、麥特、珍、派翠西亞和傑瑞在生活中注入深層的心理與靈性變化時，這也影響身體的生化狀態，改變病程軌跡。因此球並不如大家的預期落在外野，而是乘著一股上升氣流，飛到球場之外。

在醫學界中，關於告知患者預後是否會影響疾病的結果也有諸多爭論。有些研究顯示，告知患者一個時間範圍等於告訴他們生命的期限，意味著他們應該順從地遵從指示，「準時」死去。身為醫師，我們傾向盡量告訴患者所有資訊，但我們真的該這麼做嗎？假如希望是良藥，而且信念可以改變身體的生理狀態，那倘若我們不給予一絲希望，讓患者以為自己真的不久於世，我們是否辜負了身為照護者的職守呢？

四月某個下雨的週日，我開車上班途中打開收音機開始轉臺。我塞在車陣中，盯著吱吱作響的雨刷，感到非常無趣，我碰巧轉到《美國眾生相》（This American Life），節目內容馬上就吸引我的注意。這集主題叫做「無知無罪」（In Defense of Ignorance）[1]，討論的主題是，在部分情況下，無知可能是福。有時候，不要知道某件事是有益的，甚至可能救你一命。

製片人王子逸（Lulu Wang）講述祖母的故事，她的祖母是中國大家庭中精神奕奕的大家長。王子逸都叫祖母「奶奶」，她描述奶奶「是一位五呎高、有著一頭燙捲白髮的女士。雖然個子小，但只要奶奶一走進房間，大家都會聽她的話。」八十歲時，奶奶去醫院做例行的健康檢查，醫師發現她罹患第四期的末期肺癌。醫師預估奶奶只剩不到三個月可活，建議這種情況應立刻住院治療。

在某些文化中（比方說這則故事發生的中國），民眾對於患者權利的觀念和美國不太一樣，在這些地方，家屬對於照護方式有很大的決定權。如果診斷或預後是壞消息，一般看法會認同，甚至**建議**不要告訴患者某些資訊。關於病情與後續處置方式的決定經常是由家人共同做成，醫師通常會先告知患者的家屬，交由他們決定如何（或甚至**是否**）告訴患者病情的細節。在美國等西方國家，我們採取比較重視個人的做法：患者會是第一個，也通常是唯一一個和醫師溝通的對象。我們極重視隱私及自主。

許多人可能認為向當事者隱瞞絕症的決定駭人聽聞又違反倫理，不過王家就是這麼做的。王子逸的祖母沒有親自進到醫師診察室聽取健康檢查結果，是她的妹妹代替她去。開了家庭會議之後，王家共同決定不要告訴奶奶這個診斷。

醫師非常反對，他們認為不讓病人住院接受治療是極為不負責任的做法，癌症已經進展到非常末期了。不過要讓祖母住院，就得先告訴她診斷，而奶奶的妹妹（王子逸的姨婆，她稱呼為「小奶奶」）擔心讓姊姊知道診斷後，她可能大受打擊、一蹶不振。小奶奶認為，不要讓姊姊知道自己病危也許反而能延長她的性命。王子逸在廣播電臺上講述：「小奶奶不只是不想讓姊姊因為這個消息傷心難過，她是真的相信，**不要**告訴姊姊，能讓她活得更久。小奶奶熟知自己姊姊的個性，因此擔心她會因為這個消息而心生恐懼與憂鬱。她會不吃不睡，喪失求生意志。中國人很相信心理與情緒狀態與身體健康緊密相關。」

王家徵詢第二位、第三位醫師的意見，希望最初的診斷有誤，不過診斷無懈可擊，預後也是一樣：「三個月，可能更少。」王家假造了一份健康檢查報告，把癌末的部分塗掉，再影印偽造的檢驗結果騙過奶奶。王家還辦了場婚禮當作幌子，藉此舉辦家族聚會，讓大家能在奶奶死前見她一面而不會引起她的疑心。婚禮的新郎和新娘原本預計隔年才要結婚，不過為此提前舉辦，好讓大家齊聚一堂，又不會讓奶奶覺得奇怪。聚會上，大家臉上都掛著笑容，不過心裡都默默說出道別的話，而王子逸的奶奶「仍然一心想著未來，有她參與的未來」。

王家預期奶奶的身體狀況會快速惡化，然後過世，但她沒有。

醫師預測的「期限」過了一年後，奶奶身體還是一樣硬朗。她看起來很健康，今年她不想再去做檢查，她說她感覺身體很好，何必再去？又一年過去了，這次她去做檢查時，診斷還是一樣，第四期肺癌，只剩三個月。再隔一年，還是一樣。不過奶奶的身體似乎停駐在一個靜止的狀態，疾病沒有進展，也沒有緩解。好幾年過去了，一直沒有變化。她的身體似乎沒有接收到應該要生病惡化的訊息，所以一直好好的。

王子逸透過無線電訪問姨婆，姨婆說了一個中國人熟悉的笑話，情節大概是這樣：有兩個人去做健康檢查，一個人很健康，另一個患了絕症，可是醫院職員不小心調換了兩人的檢查結果，因此兩人都拿到對方的預後。後來健康的人死了，患絕症的人還活著。

王子逸問她姨婆：「這真的是笑話嗎？沒有很好笑。」

姨婆笑著說：「當然是啊。」

那天晚上巡房的時候，我思索著，到底得知絕症診斷是好是壞？我們該不會一直以來都做錯了？當我們告訴患者經過縝密研究、精心計算的預後，從圖表中擷取而出的平均，是否使他們注定邁向這樣的結局？

根據我身為醫師和精神科醫師的經驗，我看過很多人清楚了解自己的預後之後都深感抑鬱。絕症的診斷壓垮了他們，他們感到害怕、無望、注定死亡。可是大家的反應也非常個人化，每個人的回應方式都不同。有些人得知診斷、聽取醫師對於疾病病程的預測後似乎反而獲得力量。對他們來說，知識就是力量，他們知道自己的處境，看清當前情勢，因此能夠自行掌握健康狀況，開闢出自己的一條路。他們面對死亡的現實，然後把這堵牆化為通道，走到另一邊。

隱瞞診斷的相關研究並沒有得出共識，畢竟我們無法做實驗向患者隱瞞真正的病情然後觀察結果，這樣違反倫理。即便是在這種做法較為普遍的文化中，大眾觀念也逐漸趨向給予患者更多能動性，讓個人擁有更全面的資訊。最終，我認為不應對患者隱瞞資訊，不該讓他們對自己的身體狀況一無所知，這些年來我所研究的自癒案例中，無知或拖延沒有對任何人有幫助。至少人們應該要有機會知道，他們在世上的時光可能比原先所以為的更短暫，並以自己想要的方式度過剩餘的日子。同時，我們身為醫師應該要以能夠賦予患者力量的方式來傳達預後，而非帶來限制感。我們不應該因為擔心給出「不切實際的希望」，反而未能全盤告知可能的情況。

史蒂芬．傑．古德（Stephen Jay Gould）是一位傑出的演化生物學家，在哈佛大學任教多年，四十歲時被診斷出間皮瘤（mesothelioma），這是一種發生於腹膜的癌症，致死率相當高。醫師預測他大約只剩八個月，醫師告訴他八個月是存活期的「中位數」，所以他可以合理預期自己的壽命大約剩下這麼久。古德大受打擊，不過後來他開始自行搜集資料，發現「中位數」只傳達了部分可能的結果。沒錯，的確有較多案例數聚集在中間，不過光譜的兩端也散落不少案例。

古德了解到其實有更為多樣的可能性，情況不一定如醫師所預測的那麼希望渺茫，因此他寫作一篇題為〈不要只看中位數〉（The Median Isn't the Message）的文章，鼓勵其他面對黯淡預後的患者。古德在論文中主張：我不只是一個數字，我不是統計數據，我是人，而我的生命並不遵循醫學圖表所標示的路徑。古德認為他有充分、合理的理由相信自己會落在存活期較長的那一邊，超越中位數的預測。後來他戰勝間皮瘤，完全康復，又活了二十年才因與此次罹癌不相關的原因過世。

也許重點不在於是否告知預後，而是揭露**什麼樣**的資訊：是只告知中位數，把各式各樣的人限縮在「平均」範圍內？還是提供希望？告知「平均」或是各種可能性，哪一種更能賦予人力量？我們能否在保持坦誠、明確、實際的同時也提供患者實現顯著康復的機會？

一九五四年世界紀錄中最快跑完一英里的時間是四分兩秒，截至當時為止已有將近十年沒有人能比這個數字更快。事實上，有些醫師甚至認為人類在體能上不可能打破四分鐘的紀錄。不過就在一九五四年，一位名叫羅傑・班尼斯特（Roger Bannister）的醫學生在牛津大學的田徑賽道上跑進四分鐘。那是體育界重要的一刻，全世界各大報都刊登了班尼斯特越過終點線的照片，以三分五十九秒刷新世界紀錄，他的表情如釋重負，身體因疲憊而癱軟。但這個紀錄沒有保持太久，四十五天後又有人打破了一英里四分鐘的紀錄，比班尼斯特快了一秒半。在那之後不斷有人超越這個紀錄，至今有超過五百位運動員能在四分鐘內跑完一英里。一旦有一個人證明這是可能的，就有更多人追隨他的腳步，原先大家以為這是生理上的限制，原來其實是心理設下的障礙。

王子逸的故事很有力量、令人信服，我們在研究疾病在什麼情況下會進展或緩解時當然值得考慮這一點。但我不認為向病人隱瞞診斷是最佳做法。除了我們無權替別人單方面做出決定外，此舉同時也剝奪了可能帶來徹底轉變的機會：面對死亡可能是劇烈生活變化的催化劑。只有死亡才能帶來這種澄澈清明，不僅能扭轉健康狀況，還可能翻轉人生。當我們綜觀自癒現象的全貌並尋找規律時，其中並沒有無知或否認這一個因素。反而，我們看到這些經歷自癒的人都積極面對自己生命的有限。我們看到這些人面對死亡，經歷掙扎，最終能夠平心接受。雖然這違背直覺，但其實比起面對死亡，試圖逃離死亡反而會帶來更大的傷害。

逃離死亡反而消耗生命

西方文化不善於死亡，我的意思不是西方人不會死，我們當然會死，人都終有一死。我的意思是，我們的文化傾向把思索死亡擱置一旁或無限拖延。直到人生盡頭時，我們才發現自己還沒認真思考過想要如何死去，甚至沒有好好思索過想要如何過活。

我們不常談論死亡。我們總是對自己說：還不到時候，現在還不必想這個。我們的文化公開迷戀青春與美麗，只會在私底下以壓低的聲音談論死亡，就連哀悼儀式都變得疏遠、冷淡。多數人是在醫院過世，我們聘僱陌生人來替我們處理後事，將屍體運走，準備埋葬或火化。在許多文化中，親愛之人的死亡涉及許多親密的儀式，目的不僅在向死者致敬，同時也協助家屬走出失去所愛之人的震驚與哀傷。舉例來說，許多文化都保留了在埋葬之前為死者清潔身體的儀式，但我們卻已拋棄這項習俗。我們的祖先發展出哀悼儀式是為了貼近死亡的現實，對逝者保持親密感，不過現今的西方世界存在普遍的文化斷裂、集體的否認。我們沒有正面面對死亡，反而把這項工作外包出去。我們以為替自己省去痛苦與哀傷，但這樣一來我們錯過了什麼？我們為自己的身體與靈魂帶來何種間接傷害？

如果我們以為還有大把時間，那就愈不容易好好珍惜這些時光。我們不願面對死亡，不僅使我們無法過上自己真正想要且必需的生活，此外還可能有害身體健康。以**安寧療護**的矛盾為例，你讀到這個詞可能馬上就出現負面聯想，這可能立刻令你想到死亡。的確，安寧療護就是臨終照護。安養院或其他機構都可能提供安寧療護，也可能是在患者家中。總而言之，接受安寧療護代表疾病已進展到末期，病人已經放棄治療，因此這類療護的重點在於讓患者感到舒適。對許多患者來說，這意味著疼痛管理，而安寧療護機構對於緩解疼痛相當熟練。不過安寧療護的功能遠不只有這樣。除了讓患者在情況許可的環境下盡量感到舒適外，機構也會協助患者充分利用剩下的時間，安寧療護有時也包括物理治療和設定目標，不僅照顧患者緊急的身體需求，也關懷他們的情緒與心靈需求。

因此我們也不感意外，安寧療護有時可以**延長**生命。雖然有些人對安寧療護的想像仍是垂死之人躺在病床上，吊著嗎啡點滴，但實際情況其實並不是這樣。幾年前，醫學期刊翹楚《新英格蘭醫學期刊》發表一篇研究顯示，肺癌末期患者若在診斷後立即開始安寧療護，他們的壽命平均比對照組多了三個月。（請注意，我說的是「平均」，所以要知道有些人的存活時間遠超過這個數字。）而且他們不僅平均活得較久，生活品質也比較高。

雖然這篇研究中似乎沒有真正的自癒案例，不過患者的病程明顯減緩，舒適程度大幅提升，這可能是線索所在。我發覺接受死亡會帶來重要（甚至是關鍵）的差異，也許這能帶來平靜，減緩焦慮；也許這能幫助患者擺脫他人的規矩與期望。這些戰勝不治之症者一再顯示，了解自己一生的短暫與可貴具有某種顛覆與解放的力量，而或許安寧療護高度個人化並以患者為中心的原則能扮演重要的角色。

你仔細觀察會發現，安寧療護是很棒的照護模式。當然，並非所有安寧療護的水準都一樣，各間機構的原則、措施與技術可能大相逕庭。不過安寧療護仍是醫學中很特別的一個領域，在這裡我們不只治療表面的疾病，而是治療表面之下的人，兼顧患者的身、心、靈。我們依據獨特的個人來制定照護方式，把患者特殊的需求、期望與目標納入考量。想像我們把安寧療護的原則**全面應用**到醫學上，想像醫學的預設模式就是考量每一個患者獨一無二的特殊情境與治療目標；思考副作用嚴重到什麼程度會侵犯他們不容妥協的底線；照顧他們對於患病與死亡的深層焦慮以及在世期間的希望與夢想。這麼做的成果會是以患者為中心的醫學哲學，考量全人的需求，而非只是精密鎖定疾病本身，以致無法綜觀全局。

不過安寧療護設有使用門檻：醫師認定生命不到六個月的患者才能接受安寧療護。我們知道，醫師其實也不確定患者的存活時間範圍，他們只能根據這種疾病正常的病程與數據來判斷，假如平均存活期小於六個月，那麼你就符合使用安寧療護的資格。

不過有些人不願接受安寧療護，他們拒絕這個資格。雖然對他們來說，安寧療護是合適的選項，可以稍微延長生命並提升生活品質，有些人仍無法接受自己不到六個月可活的事實，拒絕承認自己即將死亡。

真是個殘忍的矛盾情況：接受安寧療護可能延長剩餘壽命，但要得到這項好處，患者必須先接受自己即將離世。對許多人來說，這太困難。

患者愈早開始接受安寧療護，延長生命並改善生活品質的效果就愈好。不過根據一項二〇一二年的調查，有超過**半數**的患者終於接受安寧療護時，剩餘生命已不到十二天，許多人甚至只有幾天。我和克萊兒・海瑟聊天訪談時談過這件事，她說：「我有一位朋友是安寧機構的喪親輔導員，她說過：『克萊兒，多數人不願進到安寧機構，即便已經垂死還是不願意，除非病情嚴重到沒剩幾天時，他們才願意接受安寧治療。』」

不論是醫學或是更廣義的文化方面，關於談論死亡以及了解死亡的意義，我們還有很多可改進之處。

二〇〇四年，一位瑞士社會學家伯納德・克雷塔茲（Bernard Crettaz）在家鄉納沙泰爾（Neuchâtel）的一間餐廳主持休閒聚會。他結褵多年的太太最近過世了，而他對於西方文化對死亡的「霸道隱密」做法感到驚恐不已。他希望舉辦一種類似開放式沙龍的聚會，地點選在公共場合，例如餐廳或咖啡館，任何人都可以自由參加。聚會沒有設定議程或明確的主題。大家可以自由出席，談論死亡，不論是因為失去所愛之人、自己面臨死亡，或單純只是想要在遇上這些狀況之前探討這個議題。

克雷塔茲在書中寫到關於他發起的死亡咖啡館運動：「在這幾場晚會中，我發現自己從來沒有那麼貼近事實。而且我覺得，多虧了死亡，我們組織的聚會誕生於真誠之中[2]。」

不論你處於生命的哪一個階段，你必須先面對死亡，才能真正釐清自己的本質並思索要如何利用在世上的時間。當然，經歷自癒現象的人最終還是得面對生命的有限。

每個故事都有結局

我們很容易忘記，**自發性緩解**不代表**永遠治癒**。醫學上的自發性緩解指的是，未經任何正規治療，但病症自發性消除，病徵消失。如果漸進性疾病或不治之症病程停滯或倒退，當患者偏離平均表現，成為離群值、顯著的個案，那就是自發性緩解。

還記得萊特先生嗎？他的病情如溜溜球般經歷奇異的起伏，先是因為相信克力生物素的療效而意外緩解，雖然信心動搖時疾病復發，但這個案例仍然符合自癒現象。儘管萊特先生最終仍死於這種疾病，他仍然屬於驚人的自癒例子，時時提醒我們無限的可能性。他也是希望（以及絕望）威力的明證，我們仍會拿出來檢視、研究，試圖從中學習。我也認為珍奈・蘿斯自狼瘡末期康復也算是自癒現象，雖然她有時仍會感覺狼瘡對心臟造成影響。她把症狀解讀為身體傳來的訊息，要她放慢腳步、降低壓力，把健康放在第一順位。她令人難以置信地從鬼門關前走回來，恢復的程度超過所有醫師的想像，並學會觀察復發的跡象，用來提醒自己應隨時注意健康。

假如我們追求的是永遠的康復，那到頭來只會是一場空。自從人類出現在這個世界上，就不斷在追求永生的幻象。神話和故事中充滿追尋永生的情節：西班牙征服者尋找青春之泉；古代中國皇帝派遣艦隊出海尋找「永生之藥」；美索不達米亞戰士國王吉爾伽美什的故事，他在戰場上見到朋友戰死，突然第一次意識到自己的生命也有終點，開始想方設法騙過死神。就連現代也有人將自己冷凍起來，待未來科技進展到可以提供治療的時候再解凍喚醒他們。

不過永生的追尋似乎從未成功。比方說，古代中國皇帝聽信醫師的建議，吞下據說能延年益命的水銀藥丸，不過因服藥過量而中毒身亡。文學中也不乏這樣的故事：獲得永生的人物後來才發現，有終點的生命才有意義。追尋永生的結局似乎總是一樣：追尋者總是苦尋不得，卻浪費大半寶貴的人生。

我自己是不是也在追尋永生？這些年來，我東奔西跑做研究，時常搭機奔波，閱讀長篇電子郵件搜尋真正的自癒案例。我花了多少小時、多少天、多少禮拜聽患者說話，然後拚命做筆記？也許我心裡也有一小部分希望可以找到方法騙過死神吧。假如我解開自癒的祕密，等我生病時就可以派上用場，假如死亡以不治之症的形式出現，那我就可以拿出這張「免死金牌」。我的研究難道也是在尋找永生之藥？

我研究自癒到現在已經有十七年了，這麼長時間的研究有一個好處，那就是我能夠追蹤這一路來所認識的患者的後續發展。舉例來說，派翠西亞．凱恩之後再也沒有特發性肺纖維化的跡象。患病之後，她改變與自己的關係，為了報答社會，凱恩醫師主要服務手頭不寬裕的患者。她每週會寄發電子報，題為《醫師的每日一笑》（*Doc's Daily Chuckle*），收錄笑話、小故事和名言，希望能讓讀者會心一笑，提振他們的心情。她相信歡笑就是良藥，感恩可以治病，為社區服務能賦予她生命的意義與目標，這些都有助於抵禦疾病。我訂閱凱恩醫師的電子報，而這些趣言的確讓我會心一笑，以下是最近其中的一則笑話：

米奇坐在候診室，不斷禱告，但內容很怪：「我希望我病了，我希望我病了……」

另一位等候的病患問他：「為什麼要祈禱自己生病？」

米奇回答：「因為要是我身體健康還感覺那麼差，那就糟了！」

帕羅．凱利和麥特．愛蘭這兩位年輕患者罹患無法治癒的腦癌——多形性神經膠質母細胞瘤，在我寫作本書時仍維持緩解狀態，扶養著年幼的小孩，希望這樣健康、從容的日子可以持續下去，但同時也心知這種狀態可能不會永無止境。我發現，這些案例不只是膚淺地追求永生，我也不是。

聆聽這些故事使我謙遜，這些人大方地與我分享，就和多年前的那場車禍意外一樣令我感到渺小。你會發現，即便一切都做「對」了，你還是可能生病；你也可能和大家一樣犯下明顯的「錯誤」，但仍然獲得緩解。或者像我寫作本書所訪談的某些對象一樣，你可能經歷自癒之後又再度遇上病魔。還有好多事我們不了解、無法掌控。治療的另一邊是生命，但生命也伴隨著如影隨形的陰暗：總有一天生命將走到盡頭。

每個故事都有結局。本書開頭所介紹的克萊兒．海瑟退休後搬到夏威夷，實現自己的夢想。她和丈夫在檀香山附近買了一棟房子，女兒和女婿也搬過去一起住，他們是音樂家，會在市區巡迴演出；傍晚時，克萊兒和丈夫會坐在門廊上，聆聽女兒女婿在屋裡練習的樂音。

克萊兒診斷出末期癌症後原本應該不久於世，卻快樂健康地和家人在夏威夷度過十個年頭，後來，二〇一八年初的時候，例行的掃描又在她的肺部發現病灶，看起來很像是癌症轉移。

不過病灶小而穩定，沒有快速成長，這讓醫師感到很疑惑。如果這次轉移和她最初的胰臟癌有關，這麼多年後才復發很不尋常，而且發展狀況也不應該是這樣。不過醫師進行活體組織切片後證實的確是胰腺癌。

這是個壞消息，而且很詭異。這十年來都沒有一絲患病的跡象，然而癌症還是回來了。不過克萊兒寫信告訴我的時候，她提到這件事：對我來說，復發的一線光明是，我的新醫師終於相信我以前真的得過胰臟癌。腫瘤科醫師、外科醫師，所有醫師都譏笑我當初的診斷，他們說一定是誤診，不然就是我解讀病理報告的方式錯了，他們說我一定是得了別種病，反正不是胰臟癌就對了。這一次，醫師向我說明病理報告時，告訴我肺臟上有胰臟癌的轉移，我心裡鬆了一口氣，他們終於會相信我，而不是摒棄我的說法了。不被醫師取信是一顆苦澀的藥，有時候我覺得，醫師就像癌症一樣，都是我的敵人。

我們應該不意外，克萊兒決定不要接受積極治療。她已經七十三歲了，目前在等下一次掃描。她認為自己可能已經接近生命的終點，不過她說：「我之前也曾走到這一步。」同樣地，考慮診斷、預後及治療選項之後，她決定不要把剩餘的時光花在接受治療上，因為這會讓她身體極為不適，換來的也只是多幾個月。這是一項相當私人的決定，每個人都必須考量自己的特殊情況、疾病與治療選項才能判斷。對克萊兒來說，假如延長的時間必須浪費在放射檢查臺上或是燈光刺眼的候診室中，還充滿化療副作用，那意義不大。

她說：「我確定對別人來說，接受治療可能是正確的決定，只是不適合我。」

克萊兒最近經歷一段低潮期，渾身感到病懨懨又疲憊，疲倦感令她難受。她接受一項肺部手術以便得到更準確的診斷，術後身體卻極為不適。她說，現在好一點了。和以前一樣，這需要不斷試誤。她嘗試服用一種藥物，應該要能幫助她呼吸順暢，但如果不管用，她就停藥，之後就覺得好多了。有些日子比較難受，有些時候比較輕鬆、自在。她還是罹患第四期癌症。面對死亡並不容易，她寫信告訴我，她正接受心理治療，「幫助自己接受這個事實」。她重拾十年前看過的那本書《今生：若只剩一年可活，你要做些什麼？》，她說這是「她的聖經」。

克萊兒苦笑著說：「死亡本身不是障礙物，死前的這一段路才是。」

奪走簡的那場意外之後，有好長一段時間我一直在想，我對簡或我自己的死亡有沒有正確的認知。我想，也許我誤解了死亡真正的意義，死亡不一定可怕，不一定病態或令人抑鬱。有很多方法可以讓自己逐漸接受終有一死的事實。我只知道，我在那場意外之後，第一次開始注意到要真誠地過生活。就和米瑞所說的一樣，當她意識到自己以前一直誤解自己的本質和生命的意義，頓悟的那一刻彷彿「掀開面紗」。我對於自己和未來有了非常不同的看法，我不再覺得自己必須按照別人的規定過活，我只須依循自己的原則。

面對死亡不等於向死亡屈服，你可以接受自己終有一死的事實，同時努力求生；你可以面對死亡，同時選擇生命。

選擇生命

米瑞．邦諾診斷出無藥可癒的轉移性黑色素瘤後，心靈度過無數黑暗的夜晚。她手足無措，不知道接下來該怎麼走。她心中有一部分想要放棄抵抗。醫師說她會死，她想說，那大概就這樣了吧。

米瑞說：「我和我男朋友坐在餐桌旁，我記得和他說，我記得一清二楚，我說：『我覺得我還有選擇，我知道我可以決定要不要求生，但這真的很難，我不確定我想要拚拚看。』但我男友覺得很受傷。」

米瑞說，放棄掙扎有某種迷人之處，只要接受自己即將在幾個月內死亡的事實，然後「靜靜走入長夜」。米瑞說，她的男朋友為她的話感到沮喪，因為「他沒有經歷過，他不知道，但只要你離死亡夠近就會知道，那感覺就像回到家。」

接下來兩晚，她熬夜到凌晨，清楚意識到自己的大限。最後，她終於做出決定，她不再害怕死亡，但她選擇求生。

帕羅．凱利同樣處於無法解釋的緩解狀態中，讓他的醫師摸不著頭緒，帕羅也知道自己的多形性神經膠質母細胞瘤隨時可能復發。疾病可能永遠消失，也可能明天就找上門來。在一通來自英國、音質斷斷續續不清楚的電話中，他說：「我不再把死亡視為問題，我好幾年前就該死了。」

帕羅現在的生活清楚表明他求生的態度。他很早就決定不要接受多形性神經膠質母細胞瘤的標準療程，因為治療的一大副作用就是不育。帕羅一直有養兒育女的打算。雖然醫師還沒詢問帕羅的意願，但就醫師提出的選項來看，他的答案已經很明顯。這種療法可能可以救他一命，但也會使他養育後代的夢想破滅。帕羅很快就決定不接受治療。他說：「如果要活下來，那我就要好好過生活，我想要養兒育女，如果辦不到的話，那活著有什麼意義？」

帕羅仍處於緩解狀態。他仍維持嚴格的飲食，他相信這是他保持健康的原因。這並不容易，尤其是當身邊的所有人、整個社群的飲食方式都不一樣。帕羅每天努力不要把專注力放在恐懼之上，他之所以奉行這樣的飲食原則，並不是因為他害怕死亡，而是因為他想要活下去。

他的女兒今年六月出生了，非常健康。

他成為父親的那天寫信告訴我：「我幾乎把眼睛都哭出來了。」

想著帕羅時，我突然想起死亡咖啡館的創辦人伯納德．克雷塔茲說過的一句話。在最後一次接受採訪時，他宣布之後將停辦死亡咖啡館的聚會，當時聚會已經風雨無阻地舉辦十年了。採訪者詢問原因時，克雷塔茲說停辦令他非常難過，好像心中缺了一大塊，但聽聞這麼多人努力面對死亡，他決定他也該好好思考自己的死了。小時候他被灌輸很多宗教關於死亡與罪孽的觀點，因此現在他必須為自己治療死亡。他說，死亡咖啡館的初衷就在於此——對抗小時候所吸收的死亡相關負面聯想。克雷塔茲說，他最初舉辦聚會時「曾重翻希臘古籍，而希臘智者說：『把生命的每一刻都當成最後一刻，就這樣，盡你最大的努力認真生活。』」[3]

盡你最大的努力認真生活。我們有多少人能說自己真的做到這一點？

克雷塔茲退下死亡咖啡館主持人的身分，開始思索自己的生與死，並在最後一次訪談的兩年後過世，享年八十歲。在訪談尾聲，克雷塔茲說，他不在乎自己是以什麼方式或在何時何地死去。他說：「這不重要，只要你全心全意活在當下，那你就算是活過了。」

經歷自癒者所付出的心力無與倫比，我認為拿偉大的運動家來相比很恰當，他們都是高成就者，超越眾人認知的體能極限。打破體能紀錄的運動員也全心投入訓練之中，將自己推到極限——然後又再更進一步。某種程度上，戰勝不治之症者不也像頂尖運動員一樣嗎？

Chapter 12

破釜沉舟

我總覺得，如果我選擇放棄，我不會受到傷害，沒有什麼好難為情的，也不會受到批判，但如果我想要求生，如果我選擇活下去，那會是很艱難的一條路。

——轉移性黑色素瘤患者，米瑞・邦諾

如果我遵循醫學法則，那我十五年前就該入土為安了。

——特發性肺纖維化患者，派翠西亞・凱恩

我接受診斷，但我不接受預後。

——關節黏連性脊椎炎患者，茱妮普・史坦

我知道醫學之外存在某種力量，醫師放棄我了，但十五年後，我還好好地活著。

——多形性神經膠質母細胞瘤患者，麥特・愛蘭

要記得，如果你不自行掌控治療方式，
別人就會替你做主，而你八成不會滿意結果。

——腎臟細胞癌患者，傑瑞·懷特

一五一九年，西班牙探險家暨征服者荷南·寇蒂斯（Hernán Cortés）抵達墨西哥海岸，維拉克魯斯（Veracruz）附近，準備以西班牙的名義占領阿茲特克帝國。他率領十一艘船、十三匹馬和五百位士兵。當時的阿茲特克帝國領土自墨西哥灣向西延伸至太平洋，是中美洲有史以來最大、最強盛的帝國，人口逾五百萬人。阿茲特克帝國的士兵向來驍勇善戰、所向無敵，人數遠超過寇蒂斯所率領的少少人馬。

寇蒂斯根本不該來到墨西哥。指揮官已經撤銷航向墨西哥的命令，但寇蒂斯執意前往。寇蒂斯帶著單薄的兵力抵達墨西哥灣沿岸的沙灘，根本不是眼前帝國的對手，後頭也沒有支援軍力。停泊在港灣的十一艘船就是失敗的唯一退路，有鑑於這懸殊的兵力，失敗大概是最後的結果。不過士兵一下船，寇蒂斯就發出令人震驚的命令：把船燒掉。

乍看之下，這不算是太聰明的軍事策略，不過仔細想一下寇蒂斯此舉背後的原因：讓手下沒有退路，只能求勝。燒船的時候，他就屏除了撤退的可能性。

據說他對著手下大喊：「奪下城市，不然就死路一條！」

我並不認同當時的征服者，他們不尊重原住民文化。不過荷南·寇蒂斯及其手下的故事一直留在我的心中，兩方兵力懸殊，西班牙士兵的對手是驍勇善戰又名聲顯赫的阿茲特克帝國。故事總把寇蒂斯當作主角，不過我想請讀者把自己想像成他手下的士兵。你有自己的人生、家人、目標和夢想，不過這時你站在沙灘上，看著港灣中的十一艘船在熊熊火焰中燃燒，你的撤退計畫付之一炬。想像那是什麼感覺：發現前進是唯一的選擇，你只能賭上一切，不然就會失去所有。

荷南．寇蒂斯在墨西哥灣燒船的故事引起我們的共鳴*，因為在某方面，我們都知道，我們可以克服不可能的挑戰，不過**先決條件是不要為自己留後路**。這就是「破釜沉舟」的意義：不要給自己逃生出口、沒有後備計畫，除了勇敢面對逆境以外沒有其他選項。

說到治療方面的破釜沉舟，我想到湯姆，他遵循嚴格的飲食計畫來治療糖尿病；我曾問他有沒有不老實過，偷吃一些不怎麼營養的食物，他的答案是「從來沒有」。我還想到不斷練習瑜伽的茱妮普．史坦，她逼迫身體維持特定姿勢，強忍疼痛，她知道這會帶來效果，打破黏著關節的鈣化組織，現在她是我認識的人中數一數二健康、有活力的人。我也想到珍，她終於放下子女，讓自己和對方都能獲得自由，對家長來說這是極其困難的事，不過這麼做似乎救了她一命。我想到米瑞，她坐在餐桌旁，思考要不要努力求生。當這些人找到適合自己的健康關鍵時，他們都全力以赴。

我們自己可能沒有察覺到，但多數人都會為自己開一道「後門」，方便重拾舊行為、習慣、信念系統或對自己的認知。我們會制定新計畫、下定新決心，但內心深處都留著撤退出口，就像停在港灣中的撤退船隻，當壓力升高時，我們隨時可以回到過往的生活，重拾以前的感知與思考方式。停留在港灣的船隻可能是一種撫慰心靈的習慣，對某些人來說可能是酒精或藥物；可能是一段關係，不一定是浪漫關係，但總之這種關係無助降低壓力或促進健康；可能是垃圾食物；可能是放手把自己的人生與健康狀況交到別人手中（醫師、家人），而不是自己掌控方向；也可能單純只是維持現狀，因為進行徹底生活改變的初期階段實在太難了，即便這是維持健康與活力所必需的改變。

戰勝不治之症者沒有為自己留後門，他們一發現大幅改變能讓身體變好、更快恢復，他們就立刻堵起回到舊習慣或舊生活的通道。方法可能包括丟掉家中食品櫃裡促進發炎、無助治療的食物，克萊兒在治療旅途的第一步就是這麼做；或者也可能像珍一樣，離開妨礙自己真誠做自己的關係。為了擺脫狼瘡末期，恢復健康之身，她必須完全斷絕過往生活，包括離開有毒的婚姻、辭掉壓力龐大的工作、度過經濟困難、放開與年長子女的緊張關係，在他們心目中，珍就只是一位長年為病痛所苦的女士。她前往巴西，跳脫原本的生活，就好像抓著降落傘逃出一架即將墜毀的飛機。身體稍微恢復後，她嘗試回到原本的生活，但病情馬上復發。若要獲得徹底療癒，她就必須打造一個完全不一樣的新人生。

本書所記錄的每一個人都發展出自己獨特的治療之道。他們找到自己的方法來治療身分認同，就像探險家在森林中開闢出一條道路，取徑不同，但終點是一樣的。一旦抵達終點，他們不讓自己走回頭路；他們破釜沉舟，不再回頭。

掌控自己的健康

自癒研究的一大阻礙是，我們無法量化人們投入各種治療方法的程度。有數百萬篇研究都只

＊寇蒂斯以及燒毀船隻的故事很可能是杜撰的，但我想要感謝東尼·羅賓斯（Tony Robbins）讓我想起這個古老、令人深感啟發的寓言故事。

調查某人**是否**參與某項治療計畫，卻無從得知他們**如何參與**或**投入程度**。受試者的努力程度大相逕庭，有人彷彿自己的性命全繫於此，有人只是想要得到實驗結束後的五十美元酬勞。

科學提供標準化的實驗方法，確保各項研究的主要框架保持一致，以便互相比較，這成為科學及研究的重要範本，用來測量藥物、療法、生活型態改變的成效，但並非所有事物都能如此測量。

傳統科學研究方法照一般的實施方式就只能研究我們可見可觸的事物。比方說研究某種藥物的影響時，我們能清楚知道受試者服用的藥丸中含有幾克藥物；可是我們也以類似的方法來研究靜坐的影響，追蹤受試者每週靜坐的次數與持續時間，記錄某人每週靜坐三次，一次二十分鐘，然後拿這位受試者的身體狀況數據與完全沒有靜坐的對照組相比。可是我們並不了解這位受試者，他／她靜坐時有多專心致志？他／她個人的投入程度？他／她的靜坐技巧對於舒緩戰或逃狀態並啟動放鬆反應的效果？他／她有多深入？靜坐練習對他／她有何意義？是只想撐到時間結束，還是以認真、開放的態度來參與這項活動？

對照量化實驗無法觀察到這些細節與內在因素。我們制定的科學方法定義狹隘，目前無法容納這些因素，因此未能一一檢視。目前的研究設計可以告訴我們，茱妮普．史坦每天練瑜伽兩個小時，但卻無法顯示她比隔壁練習蓮花式的學員還要認真多少；研究結果可以呈現派翠西亞．凱恩祈禱幾個小時，但從研究中我們無從得知禱告對她來說有何意義。

檢視自癒現象會發現，顯然投入某項治療策略的**用心程度**可能是最重要的因素，但多數研究不是無法將此納入考量，就是直接忽略這個變項。我們時常看到接受同一種醫療介入（例如化療、飲食改變或藥物）的患者，反應卻大不相同。我想到，影響結果的自變數可能不是有無使用某種醫療介入，而是當事人的使用方式。我年輕時離家上大學前，我記得別人對我說過：「大學的價值取決於你自己。」他們的意思是，我不能只是坐在教室中就期望能獲得改變一生的豐厚學識，這部分有賴我自己的努力。

因此關鍵問題應該是，人們對於各種不同治療方式的投入程度為何？這能造成什麼樣的差異？醫學界雖然不太情願，但已逐漸開始承認心靈在身體的康復過程中占有一席之地。有些醫師終於開始建議患者練習減壓技巧，因為他們了解到戰或逃狀態的致病能力。不過還是有東西拖慢我們的腳步。我們多數人，不管是醫師或患者，都習慣尋求特效藥，我們想要找尋簡單的療法而不是大幅改變生活。但是自癒給我們的啟發是，喚醒深層的價值與力量泉源可以改變我們的生理狀態。假如我們認同心靈強大，承認心靈可以扭轉病程，那麼重大的心理改變也許就能帶來顯著的生理變化，在某些案例中甚至能帶來緩解。

一九八〇年代晚期，史丹福大學的大衛．斯皮格爾（David Spiegel）所做的一份研究顯示[1]，每週參加兩次團體治療的女性乳癌患者，平均餘命多出十八個月。這份研究獲得許多評論與關注，廣受引用，至今仍具有指標研究的地位。可是其他研究者無法複製出這樣的成果。

後來阿勒斯特．坎寧漢（Alastair Cunningham）也嘗試進行類似的研究。坎寧漢是教授暨心理學家，主要研究領域是行為醫學與健康心理學的交互關係，他設計一項研究來調查心理治療與生存率之間的關聯。坎寧漢教授於一九九〇年代在多倫多大學（University of Toronto）擔任癌症診所主任。他自己在四十七歲時診斷出第三期大腸癌，醫師說他的存活率只有三成。坎寧漢教授有幾點不尋常之處，而正是這些特質使我注意到他。傳統上心理學家的訓練過程著重心理研究，與醫學無涉，同樣的，醫學院的訓練過程也較少談及心理，不過坎寧漢教授是一位任職於癌症醫學診所的心理學家，他自己也曾得過癌症。因此這項研究不只是抽象概念或職業興趣，而是他切身關注的議題。

坎寧漢教授於一九九八年展開調查[2]，不過結果不同於斯皮格爾的研究，坎寧漢教授並未找到心理治療與康復或剩餘生命之間的關聯。坎寧漢教授總結寫道，團體治療對於病程或存活率沒有顯著影響。

不過他注意到一個有意思的現象：研究對象中有非常少數受試者**確實**在接受心理治療後顯著改善健康狀況。在接受介入的受試者中，有七位女性的存活期間顯著長於其他受試者；其中兩位在研究開始的八年後仍然在世，似乎處於緩解狀態。不過由於樣本數太小，在統計上不具顯著性，坎寧漢教授的總結只能寫「並未發現顯著效應」。不過回顧這些患者對於參與過程的描述時，坎寧漢教授開始懷疑個人投入心理治療的心力與結果之間存在重大關聯。

以下是他對這七位受試者的發現：除了所有受試者都參與的心理治療外，她們還積極尋求其他治療手段。存活期較長的受試者自行採取研究規定以外的措施。她們的投入程度很高，從成果也看得出差異。她們自述認真執行靜坐、瑜伽、寫日記、刻意感謝等活動。基本上，她們不僅為自己的治療負起責任，也願意大幅改變習慣、作息，甚至是廣泛的生活架構。坎寧漢承認可能有其他解釋方法，不過他推論「積極進取」的態度可能和存活率及緩解有關。

他沒有料想到研究會發現這樣的結果，原本根本沒有想到這種因素。不過坎寧漢無法忽視他所發現的事實：存活期較長或獲得緩解的患者就是那些更進一步的人，他們全心投入自己的照護工作。

後來坎寧漢教授設計了一份目標更明確的前瞻性縱貫研究[3]，調查他所謂「心理工作」（psychological work）與轉移性癌症患者壽命之間的關聯。心理工作這個詞涵蓋的範圍相當廣，本書中康復者所運用的許多方法都包含在內。心理治療等自助策略當然屬於坎寧漢所說的心理工作；我立刻想到的是米瑞、派翠西亞等人對自我的深度探索過程，他們重新評估自己的身分認同、目標與想望。坎寧漢這次的研究鎖定鬥志高昂的患者，他們原本就對自助策略感興趣。坎寧漢發現「自助積極度」與存活期間存在顯著相關性，他的下一項研究想要更進一步檢視對受試者來說，何謂「自助積極度」。

坎寧漢教授二〇〇二年的研究題為《求生：轉移性癌症患者使用心理治療輔助的自助過程量化分析》（*Fighting for life: a qualitative analysis of the process of psychotherapy-assisted self-help in patients with metastatic cancer*）[4]，罕見地深入調查，試圖發掘參與這種類型研究的患者，其生活在量性與質性方面的變化。研究規模雖然小，但是執行非常仔細，投入每位受試者的研究時間高達一百多小時，很少有研究投入的心力能與之相比。坎寧漢教授發現有九位他歸類為「高度投入」的患者每天例行撥出時間進行靜坐、心像練習、認知監控、日記書寫或是放鬆活動，通常一天長達數小時。這九位患者中，有八位維持高生活品質，且比預後多活了至少兩年。而這八位患者中，有兩位獲得意料之外的完全緩解，在研究發表的數年後仍保持健康。

在光譜的另一邊，坎寧漢教授發現有八位受試者的投入程度顯著低於平均。根據他們自己的陳述，他們不相信自助策略能改變病程，要不就是受其他因素阻撓，例如自尊低落。換言之，他們覺得沒必要付出心力。這組受試者沒有人維持良好的生活品質，只有一人在診斷之後兩年仍然存活，因此整體落在存活率曲線的左半邊，雖然在治療開始之初，他們的預後不比「高度投入」組差。

整體來說，坎寧漢發現，高度投入他所謂「自助療法」的受試者的存活期是低度投入者的三

倍。值得注意的是，坎寧漢教授所指明的自助療法與自癒者所從事的靈性、心理與生活改造非常相似。

坎寧漢教授將他的研究濃縮為以下的基礎架構，區分與高低存活率相關的情況與特質：

與低存活率相關的情況：

- 低自尊或僵化世界觀造成的固執
- 對自助策略抱持懷疑論調，或是無法實行
- 其他活動的優先順序更高
- 習慣向個人以外的外在來源尋求意義
- 對於靈性概念保持強烈的對立觀點

與高存活率相關的情況：

- 強烈的求生意志
- 思想與活動習慣的實際變化
- 實行放鬆、靜坐、心像練習、認知監控
- 開始搜尋個人生命的意義

戰勝病魔者與戰敗者心理上有何不同？為什麼會有這樣的差異？為解答上述問題，坎寧漢教授進行一項研究[5]，他發現存活者通常比其他人更早開始實行心

理自助策略。另一系列針對瑜伽對癌症康復影響的研究發現，少數實際康復的受試者與未能康復者相比，前者與瑜伽練習的關係更為深厚，瑜伽在他們生命中的地位更重要。上述研究與先前類似研究的結果讓坎寧漢教授相信，這類「身分認同治療」可能是影響康復與否的一大關鍵。不過因為真正實行的受試者人數太少，公開發表的研究很難呈現自助策略帶來的影響。研究本質上就只看平均，而平均結果會掩蓋掉突出的現象，因此坎寧漢教授所要探討的介入手段在研究中所呈現的效果就只有「微乎其微」。

儘管坎寧漢教授想盡辦法，仍然無法克服科學研究傳統途徑的核心問題，研究設計本身就否定他所要回答的問題。坎寧漢發現，個人投入特定活動的程度高低會帶來巨大的差異，但要使實驗設計表現出受試者的參與程度非常困難，幾乎不可能。投入程度的依據全賴受試者的自我陳述與坦誠，而且語言與感知也難有客觀標準。

要克服這個問題，阿勒斯特．坎寧漢是再適合不過的人選。他現已退休，不過仍為想要自行掌控治療方式的患者主持心理治療團體。更重要的是，他身兼兩種身分，他是心理學家，**同時**也是患者。

坎寧漢花費大半生涯進行相關研究，他見識到患者投入治療的程度對於病程有極大的影響。這其實也符合常理，我們總期待體育表現能反映自己所付出的心力多寡與認真程度，但在健康方面，我們常忘記這一點。

但我必須指出的是，為自己的治療過程負責，不代表生病是你的錯。當然，我們要懂得更多才可能做得更好；但在家庭、文化背景與天生的基因結構方面，我們沒什麼決定權。主流醫學抗拒「身心醫學」的一部分原因就在於，他們認為這種治療途徑「責怪」患者患病。他們首要的理論是，身心醫學使患者以為是因為自己做了某些事或沒做某些事而使疾病找上門來，而這項缺點會壓倒所有可能的效益。雖然我不同意他們的觀點，但我承認這種看法也不是全無根據。的確有些患者會歸咎自己，認為掌控自己的健康與治療這項任務太過艱鉅。而身心醫學運動有時沒能妥善釐清「究責」與「負責」之間的差異。

生病不是你的錯

現行醫學模式的一大優點是，你通常可以直接走進醫療院所接受治療，不會受到批判的眼光，也不會感到壓力。有時候，你希望感冒只是感冒，心臟病就只是心臟病，酗酒問題或躁鬱症也可以理解為單純的疾病。這種觀點意義重大。瑪西婭・安吉爾（Marcia Angell）在《新英格蘭醫學期刊》刊登的一篇文章[6]言簡意賅地闡述這個論點。雖然她同意探討疾病與心理之間的關聯存在一定價值，兩者之間也確實可能存在關係，但她認為不值得進行相關研究，因為如果患者因患病而自責，這種後果可能的傷害太大。

安吉爾醫師嚴厲批評疾病反映心靈狀態的觀點。她舉了許多歷史例證，包括過去認為肺結核是由心理因素造成，後來才發現是由結核分枝桿菌（mycobacterium tuberculosis）引發，服用立汎黴素（rifampin）即可治療。梅毒和淋病的治療也是一樣，過去這兩種疾病曾被認為是道德瑕疵所引發，但其實罪魁禍首是大自然中的細菌，可以輕易透過抗生素來治療。不過生物層面不等於生物因素，也就是說，牽涉到生物層面不代表生物就是主要致病原因。

安吉爾駁斥的重點似乎不在於探討疾病與心理之間有無實際關聯，而在於擔心患者會因為生病而自責。她主張患者不應該因為無法康復而責怪自己，這種看法有憑有據，而且非常重要；但這無關以下問題：我們對於自己與世界的深層信念能否左右健康與疾病。我們不該混淆兩者。我們**應該**採取的立場是：患者的確不應該因為生病而受到責怪，不過在治療疾病方面，我們所擁有的力量比我們所以為的還多。就像歐普拉說的：「我們懂得愈多，就能做得愈好。」

約翰．薩諾（John Sarno）醫師就是一個絕佳例子。薩諾幾年前才於九十三歲高齡去世，他是紐約大學（New York University）的醫師，他治療慢性疼痛的方法可以說很有爭議性。他認為多數慢性疼痛都有心理病因，他並沒有把病因當成過錯，而是機會。傳統療法起不了效果的患者他都能夠接手，他常說約有八成的患者會逐漸好轉[7]。

《紐約時報》刊登薩諾醫師的訃聞時，詳細寫到他紐約大學的同仁「午休閒聊時會在他背後貶低他……可是自己碰上小病小痛時又會私底下來找他治療。」我也經歷過這種情況，醫學界的政治角力使人們必須在公開場合上採取特定立場，而這違背了科學探究的真諦。但我們也要知道，有很多專業人士希望能有更多談論這類議題的自由。

時至今日，薩諾醫師的看法終於在他死後獲得驗證。經過多年的懷疑，相關研究不斷浮現[8]，顯示慢性疼痛背後多半**存在**情緒因素。薩諾早就知道，超前一切研究，沒有任何「黃金準則」、雙盲研究或醫學界的背書，他透過檢視慢性疼痛背後的情緒與焦慮因素，協助患者徹底康復。他的直覺沒錯。

我認為身為醫師，我們必須更常傾聽患者，不只是在診察室裡，而是要聆聽來自四面八方的訊息，來自全國、全世界的眾多聲音。患者對於自己的身體、疾病與治療擁有一股直覺，而我們應該傾聽。有好多人向約翰．薩諾寫下自己的證言，表示薩諾醫師的方法救了他們一命。不過醫學界的反應卻是：「沒有研究證明這件事。」現在終於有了。

我記得有一位病患曾對我說：「我知道我的傷康復得比其他人慢。」這句話一直留在我腦海中，現在我終於知道原因了：這句話完美呈現有多少人能直覺、本能地知道自己身體康復或緊抓病痛不放的原因，但醫學卻未能接收這樣的訊息。如果我們想要在醫療照護領域取得大幅進展，那就該開始關注全局，而不是只看符合自己的偏見及懷疑論調的部分事實。不論是主流醫學或身心醫學，只偏重一邊是不會有成效的，目前兩邊時常彼此妖魔化，無法看清對方治療策略的**可取之處**。如果我們因害怕讓患者受到責怪而不敢探索康復高成就者的真正祕訣，這樣對大家都沒有好處。

那誰有能力改變這種現象？

就是**你**。

這些年來，我發現雖然科技進展日新月異，但實質改變的腳步太慢。我們手邊能輕易取得令人驚奇的新資訊，不管是穿戴式科技或免疫療法先驅，前者運用大數據讓我們一窺身體的內部運作，後者能為體內細胞重新編程，讓細胞搖身一變成為全新、強化的抗癌戰士。這一切都令人十分期待，其中可能藏有健康與治療的開創性新方法，但我們能把握機會嗎？這類變革會需要我們重新評估醫學的根本結構，意味著向我們行醫治病的部分基本認知提出質疑。推動改變的人不會是醫師或其他執業人士，而是你和我，決定不要坐等專家想出解決方法的人們。進步的推動者感受到來自更高層次的感召，你的選擇不僅能改善自己的健康與活力，更能影響醫學領域。

如果你接收到的訊息讓你感覺受到指責，或是要求你為患病負責，請忽略這些話語，不要理會，這不適合你，置之不理也不要緊。這類訊息並不是一體適用，並非所有訊息都能引發共鳴或激勵人心，成果並非一蹴可幾。有時候我們的確需要疾病來充當喘息機會，讓我們謹慎調整、好好休息、重新評估。有時候要揮別某部分拖慢康復腳步的自己並不是那麼容易；有時候我們需要時間慢慢來，就像米瑞和其他許多經歷自癒的人一樣，請給你自己一段時間。這些步驟沒有既定的時程，你該把這個過程當成機會，而非負擔。如果你感覺到負擔，那也許現在還不是破釜沉舟的好時機，這也沒關係。這是你自己的路，不是別人的。

往前邁進的過程中不要覺得受批判、責怪或覺得自己應該負責，你要記得的是，到頭來，這無關疾病、無關對錯，也無關做了或沒做某件事是否影響治療。重點在於過著有意義的人生，認識並體驗到自己的價值，明瞭自己的目標與人生目的，不論人生長短。

三十八歲的莎拉進入麥克林恩醫院時情緒狂躁不安，她人生大半日子都受躁鬱症所苦，最近更酒癮復發。她住在母親家裡，失業，入不敷出。她的家人已多次給予財務支援，並在她症狀失控時送她入院。莎拉須服用多種藥物，但似乎無法像以前一樣發揮效果。

莎拉的雙胞胎妹妹泰瑞莎要求我進行家庭治療。她青少年時被診斷罹患躁鬱症，也受疾病折磨好幾年，她切身了解莎拉的經歷並想要伸出援手。治療的那一天，泰瑞莎走進診察室，我嚇了一跳！這兩位雙胞胎姊妹幾無相似之處。莎拉渾身都是伴隨心理疾病與憂鬱症而來的大病小痛。躁鬱症會在許多方面影響身體健康，可能原因是症狀發作時大量壓力荷爾蒙襲擊身體細胞與組織，造成肥胖、心臟病、甲狀腺病等問題。莎拉看起來年長好幾歲，艱辛的生活、憂鬱症、狂躁症等因素為她的身體帶來沉重負擔。

泰瑞莎和我分享她自己的故事。二十幾歲的時候，她和姊姊的歷程相仿，她們看同一位精神科醫師，醫師不斷讓她們試用某種藥物、停藥，然後再換另一種，不過這些藥物似乎都無法控制住症狀。泰瑞莎開始注意到一些較能穩定病情的方法，比方說戒酒、注意飲食、觀察晚上外出玩樂或待在家好好睡覺的差別。二十八歲時，她下定決心：夠了。

泰瑞莎說：「我決定到此為止，我不想再經歷永無止境的藥物試驗、談話療法和不斷復發。我的人生由我自己掌控。」

她戒掉加工食品，沉浸在佛教的冥想練習中。當然，靜坐並不是什麼神奇療法，這不能治療嚴重的心理疾病。不過對泰瑞莎來說，這是穩住她症狀的關鍵，讓她得以實行之後的其他改變。我一點也不懷疑，以她專心投入學習的程度，靜坐為她的腦部帶來深遠的影響，並進一步改變身體。

實質的改變並不容易，有時候甚至令人痛苦。頭兩年非常艱難，不過泰瑞莎的靜坐練習引導她實行其他劇烈改變，最終迎來富有成就感的職業生涯及充滿關愛的婚姻。時至今日，自我照護已為她建構飽滿的能量儲備，即便遇上挫折也不會使她再度掉入惡性循環中。過去八年來她一直維持健康快樂的生活，也已停用一切藥物。她對姊姊說：「妳做得到的，只要下定決心就可以。」這一對姊妹肩並肩坐著，彷彿來自兩個完全不同的世界。她們的年齡只差了大約六十秒，不過健康狀況卻有數年的差距。

這對雙胞胎的狀況顯示，生物並不能決定你的宿命。同卵雙胞胎有百分之九十九的DNA吻合，不過身體狀況卻大相逕庭。莎拉和泰瑞莎的健康報告差異極大，醫師光看書面病歷大概猜不到她們兩人是姊妹。泰瑞莎經歷「破釜沉舟」的一刻，但莎拉沒有，而從那一刻起，兩人的生命走上分岔路。

緊抓著老習慣、作息、思考或生存模式不放並非人格缺陷，這只是人類的本能。我們已經討論過，DMN能提高生活效率，但也可能在我們努力求善的過程中扯我們的後腿。就算人們正進行挽救生命的改變，朝健康與康復邁進，還是可能為自己留一道後門。這時常是不經意的選擇，你為自己留下一些宣洩管道，允許自己重拾不健康的習慣，不管是什麼原因，這些習慣似乎能幫助你撐過艱困或壓力龐大的日子。如果你是在壓力小或情況好——打勝仗的時候留一艘船在港口裡，那也許還說得過去；不過情況變得艱難的時候、節節敗退、你開始質疑作戰決定的時候，這時就會出現問題。這時如果你有撤退餘地，那你就會撤退。身體依戀舊有的恆定狀態。

為了獲得你心目中的生活（尤其是在生病的時候），你得找出還停泊在港口中的船隻，下定決心，破釜沉舟。之前我們稍微提過「船」會以什麼形式出現，可能是習慣、食物或是成癮物質。成癮（酒精或菸癮）是一個顯而易見的例子，不過其他會在腦中形成刺激—酬賞反應的事物也算。食物、活動、作息，甚至某些人都可能啟動多巴胺迴路，使你陷於不適合自己的模式中。可是有時「船」很難辨明，比方說，「不行動的理由」也是一種常見的船。

當我們面對大幅度、艱難的改變時，我們可能搜尋各種理由，像是「這種改變沒有用」或是「不值得做這樣的改變」。你明知需要做出改變，卻說服自己無所行動，這也是一種船。你可能沒想到，關係也可能是船。有時候，就連令你感到心滿意足的友誼、浪漫或家庭關係也可能變成你不做必要改變的理由，因為我們可能過於擔心改變對這些關係造成衝擊，因此裹足不前。的確，當我們做出劇烈改變時，有時候我們生命中的人會不知該如何是好。這樣一來，他人的情緒與期待就變成那艘船，你用這個看似充分的理由來說服自己不要做出劇烈改變，因為你害怕失去這樣的關係。

要想出不行動的理由非常容易，可說是輕而易舉。要辨別這類船隻的一個方法就是，想像你做出自己需要的改變後會獲得什麼樣的人生，然後注意飛入腦海中的不行動理由。你會擔心其他人生氣或失望嗎？你害怕未知事物嗎？你想像的生活要是沒了現在倚靠的模式，你會感到憤恨、抗拒嗎？

當我們做出劇烈的改變，有時我們的確會失去某些東西。當我離家追求我心知適合自己的人生時，我失去很多。我失去家園、社群與大部分家人。我失去某部分的自己，那將永遠留在遍是玉米田的小鎮中。但我獲得的更多。在故事中，寇蒂斯的軍隊失去一列艦隊，但獲得一個帝國。要鼓起點燃火柴的勇氣，我們必須著眼於可能的收穫，而不是損失。

點燃火柴

為了徹底改變並持之以恆，人們尋找各種動機。克萊兒．海瑟告訴我，起初她主要的動機是恐懼。獲得診斷後不久，即將死亡的恐懼總令她噁心想吐，她在網路上找到一些研究，指出鹽可能引發胰臟癌。她說：「我原本很愛重口味，但我對自己戒掉鹽分的速度感到驚訝。」不過，把恐懼當作動機不是長久之計。

恐懼驅使克萊兒起步，不過這種燃料很快就會燃燒殆盡，對抗慢性疾病或不治之症的漫漫旅程不能光靠恐懼。對克萊兒來說，她思考自己希望如何度過剩下的人生，這種種為面對死亡所做的努力讓恐懼蒸發，並給予她持續下去的動機與力量來源。她開始提出這類問題：「癌症想要教導我什麼？這種疾病想要傳達什麼訊息？疾病為我帶來什麼樣的機會？」克萊兒傾聽身體的聲音，配合身體的腳步，調整生活與思考方式，讓身心靈都感到舒適自在，藉此追求她所想要的生活，這就是她不容妥協的動機。

茱妮普．史坦曾說：「我接受診斷，但我不接受預後。」她承認自己的確患病，但她不接受的是外界預期她面對疾病的**方式**。她不想要當一個坐在輪椅中的新婚女子，她不希望體能受到限制，她不想要變成家人的負擔。她想像自己**想要**的事物：家庭；能正常運作的身體，能夠承載她遊覽世界、完成一切目標的身體；不必受到疼痛持續打擾的生活。在她努力撐過艱難而痛苦的瑜伽練習時，她沒有忘記自己的願景——她所想要的一切事物。

米瑞．邦諾說，理性上明瞭自己需要做出哪些改變並不難，難的是說服自己的心。大腦總感抗拒，陷在刺激—酬賞的回饋迴路當中，這是一種化學物質的愉快路徑，藉由釋放多巴胺和血清素來強化舊有模式。米瑞說：「好像談判一樣，我的身體告訴大腦需要怎麼做才能治療並保持健康，但大腦對於遵守貫徹執行所需的紀律躊躇不前。」

當壓力升高時，我們很容易重拾過去深植於腦海中的應對機制。大腦運作的科學已清楚指出這一點，在壓力或情緒波動之下，大腦會捉弄我們，試圖說服我們舊有行為、熟悉的方法就是最好的辦法。我們告訴自己：「就這一次就好」，然後還信以為真，大腦的影響就是這麼強大。從成癮的例子最容易看出來，神經路徑追求立即的愉快與慰藉，但這在其他各方面都會損害我們的健康與徹底療癒的能力。我們之前提過成癮，成癮對象可能是酒精、藥物，也可能是食物、習慣或作息，就連特定的思考模式也可能使人上癮。比方說，你可能習於負面或限制性的思考，妨礙自己發展有益治療的心理迴路。要破除舊有的思考模式、習慣與信念並重新設定，這和克服成癮一樣困難。你的生理和神經機制會盡一切可能阻止你做出改變。

那在面對這種邪惡對手（自己的心理和身體）的情況下，我們該如何做出徹底改變並貫徹執行？

有些人會以儀式來標誌改變；有些人是一下子就做出劇烈改變，像是珍搬到巴西，帕羅快速改變飲食內容且從未回頭；克萊兒等其他人則需要學習摸索的過程，逐漸了解自己的深層需求，慢慢取代舊有、不健康或過時的行為。他們原本用不健康的信念或習慣來「填補靈魂中的空洞」，一旦空洞獲得滿足，就不再需要這些東西了。

當你退無可退，即將重拾舊習慣、信念或選擇時，當下你很難做出正確的判斷。因此你必須預先擬定計畫，設想這種情況中的應對策略，否則承受壓力的危急時刻你容易受大腦（DMN）矇騙。你現在可以問自己以下問題：

- 什麼事情容易引發我的負面情緒？在什麼情況或環境下我最難堅持信念？我能預防這些狀況或為自己做好準備嗎？
- 我對人生有什麼願景？有什麼激勵人心的夢想能讓我願意犧牲當下的愉悅？什麼事物能幫我實現願景？什麼又會阻撓我？
- 在這種情況中，我能信任誰的勸告？這時候我該打給誰？誰會支持我，而不是落井下石？
- 為了鼓勵自己堅持下去，我可以給自己什麼「獎勵」？要有意義又能立即獲得滿足。聯絡你關心的人？播放最喜歡的歌曲？只要能讓你心滿意足的事都可以。
- 什麼事物能幫助我認識自己的價值和優點，引領我看見自己為世界帶來的意義與美好？
- 我決定要做這項改變的原因是什麼？回想自己的理由，回想你的人生願景、健康的身體、真切想要的事物，好好感受這一切。

大腦的編碼方式會妨礙我們真正地破釜沉舟、全力以赴，這些存在已久的神經突觸會把我們拉回可能有害的舊習慣、作息及信念中，妨礙治療，拖慢我們的腳步。畢竟如果林中已經有行走多次的路，何必再另闢蹊徑？想像溪水流過河床，在地表刻印深深的凹痕，而思想就像大腦中的電流，會選擇一條阻力最少的路徑，就像水會沿著已經形成河床的地貌流動。隨著時間過去，河床會愈來愈深，而水流也愈來愈難改道。我們已經知道，ＤＭＮ會使你的思考模式與習慣逐漸僵化固定，進而決定你的人生與健康，在你不知不覺的情況下為你的未來畫好藍圖。但我們也知道ＤＭＮ可以改寫。

打造新的神經路徑需要你縱身一跳，放手一搏。好消息是，我們的大腦並非不容改變，我們可以建立新的神經聯想，將健康的習慣與愉快與酬賞連結在一起，只是這不容易。要先徹底拋棄舊有的神經聯想，如此才能創造新的。印第安納．瓊斯在《聖戰奇兵》（*Indiana Jones and the Last Crusade*）片尾穿過寺廟中的重重危險障礙，後來他走到一處廣闊而無法逾越的深淵之前，通過的唯一方法就是在完全不知道會發生什麼事的情況下踏入深淵中。印第安納．瓊斯就這麼踏出腳步，那一刻，腳下出現一座堅固的橋。橋一直都在那裡，隱蔽難見但確實存在。當大腦產生新的神經突觸，神經傳導介質也會這樣縱身一跳，朝空無之中伸出腳，而後便搭起橋梁、建立連結。當印第安納．瓊斯通過峽谷後，他往橋上拋了一把沙子，顯現出橋梁輪廓，方便下一次能輕易看到道路、快速通過。大腦中神經聯想的運作模式也一樣，下一次需要時就能更輕鬆找到這條熟悉的通道。

要建造一條新的神經路徑需要四十五天，也就是一個半月。與人的一生相比，一個半月根本不算什麼，但實際開始改變某個終身奉行的習慣、思考模式或信念時，你可能會覺得度日如年。

要撐過這四十五天，你可以利用制約反應，你現在的職責是把自己當成實驗室的小白鼠，進行神經制約。只要做出任何有助於維持在治療正道上的舉動，那就給予自己大量立即的愉快感當作獎勵，比方說辨識出負面或限制性的思考模式，或是選擇有助治療而非促進發炎的食物，這些事都值得好好獎勵自己。你可以自己列出一份獎勵清單。

過程中要記得，你正在譜畫一張全新的地圖，開闢新路的過程必定艱辛，充滿挫折。不過你正在前進，你已經將海灘抛在後頭、遠離港口，那裡已經沒有船隻在等待撤退，你沒有走回頭路的選項，**奪下城池，不然就死路一條！**

這四十五天，你可以養成任何新習慣，因為這四十五天之後，新習慣就會跟著你一輩子。

過去十五年來，我看過很多驚人的康復案例，而且就如我們在這本書中看到的，每一個案例都獨一無二，沒有任何人的經歷和克萊兒或米瑞一模一樣。不過從個人的經歷中，我們也找到共通的元素，而我相信這就是前進的方向。醫學要邁出關鍵性的下一步，當務之急就是將自癒案例給予我們的啟發付諸實行，如要獲得更深一層的康復，我們必須從以下項目著手：飲食、免疫系統、壓力反應與身分認同。我所檢視過的每一個康復案例幾乎都是由這四條主軸編織而成，這也可以是醫學革新的基礎所在。不過我們可以先從較小規模的革新開始，從我們自己出發，仿效本書所描寫的康復者，破釜沉舟。

當我離家上大學時，我永遠離開了家。過去好多年來，我過的並不是完整的人生，面對家人對我的希望、期待以及我自己的目標，我只能設法妥協，但我**需要**自己的目標才能成為一個健全的人。我的家人深陷於特定模式中，被懲罰性的規定與狹隘的信仰包圍，我無法再忍受那樣的環境。同時，離開也令我痛苦，因為風險很高：我一旦離開，就回不來了。我從此走出他們的生命，對他們來說，我已經不存在了。

這是我所做過最艱難的一件事，但後來卻成為最正確的一項決定，因為在我下定決心之後，他們並沒有為我留下任何後路。我下船上岸，而他們把船燒了。人生中艱辛的日子（例如患病）通常就是決定破釜沉舟的機會，以寇蒂斯的例子來說，他下令燒船，士兵們沒有選擇；有時候，疾病會逼你把船燒掉。問題是：你是會躺在沙灘上還是努力往前邁進？

沒有人知道自己在世還有多久時間，沒有人擁有永生的祕訣，就連自癒也不會永遠持續下去。本書所記錄的戰勝不治之症者接受凡事總有盡頭的事實，不過在走到那一步之前，他們知道要盡量活得精采、真誠、充實。他們做出大幅而深層的改變，讓自己感覺更健康、更有活力，並貫徹執行這樣的改變。如果這代表他們必須重整人生，他們願意這麼做；如果必須放下處處設限的關係，他們也放下了。他們看著鏡中的自己，捫心自問：*我過去怎麼述說自己的故事？哪裡出了錯？*沒有一個人是從半路展開旅程，也沒有人以為自己可以騙過死神，他們的目標單純是在剩餘的日子裡掌握自己的人生，而在此過程中，身體獲得治癒。他們修正自己對待身體的方式，調整面對人生中壓力與挑戰的反應，拋棄有毒或有害的世界觀，重新思考可能與不可能，最後，他們治癒了關於自己的故事，找到實行改變、救自己一命的自由與力量。

米瑞描述自己的康復過程：「這是心與靈的奮鬥過程，但身體會隨後跟上。」

結論　希望與可能性的醫學

在邊緣，你可以看到各種中間看不到的事物；
龐大而意想不到的事物，都是身處邊緣的人首先發現。

——美國小說家，馮內果

希臘海岸：西元前三〇〇至三五〇年

假設我們回到過去，暫時想像你生活在古希臘，住在鄉間小村莊的磚造房屋中，房子裝有木頭窗板，用來抵擋地中海中午的豔陽。你的孩子在院子裡玩擲距骨，類似現代的紙牌遊戲，不過是用清理乾淨並經過拋光的山羊或綿羊骨製成。你的家人從庭院中的井挑水，用家裡的磚爐烘烤蜂蜜無花果蛋糕。

你的家人都是農人或漁夫，太陽下山時你也上床休息，你辛苦工作，日子並不輕鬆。生病或受傷的時候，地方的醫師可能會開藥草處方或為你祈禱；你也可能會拜訪神廟，向治療之神阿斯克勒庇俄斯捐獻金銀（大概是你勉強湊出的金額）；如果病情嚴重，你可能還會長途跋涉到位於海岸邊的宏偉醫神神殿。

醫神神殿供奉的就是治療之神，這裡是古希臘社會的治療中心，結合情緒、靈性與身體照護。你一到神殿，工作人員就會引領你前往「引夢室」（incubation），你在這個類似宿舍的地方和其他患者一起過夜。到了早晨，神職人員和你會面，你向他報告夢境內容，而這位神職醫者會為你擬定治療方案。療程通常會從淨化開始，內容包括清淡、營養的飲食和澡堂的療癒時光。神職醫者甚至可能為你安排藝術療法，讓你透過創造來洗滌自己或發洩情緒。他可能會為你設計個人的禱詞或特音，囑咐你銘記在心中並重複誦念，幫助你維持積極展望。而如果你需要更嚴謹的治療方式，像是手術，也會在醫神神殿中進行。你會服用鴉片類的麻醉藥，進入半夢半醒的狀態，由受過訓練的外科醫師替你進行手術。他們甚至會把你的名字刻在大理石板上，永遠記下你的出生地、病情與療法內容。數千年後，尋求更好的治療方式的人們會找到這塊石板。

我覺得有一點很有意思：這些古代儀式和許多經歷自癒的人所採取的措施極為相像，比方說立即而徹底的飲食改變、內省的過程、移除壓力與日常瑣事，前往治療聖地，這個社群的成員都在努力求取身體與心靈的健康。從夢境、禱告和靜坐可以看出來，古希臘人了解治療通常要從比身體更深層的地方開始著手。

我不是要倡導回到古代，我的重點不在於回到過去，因為當時人類對於身體、疾病還有好多未知。古人還會往聖泉丟硬幣祈求康復，我也會往噴水池丟銅板許願，但我不認為這能治好疾病。不過值得思考的是，我們匆促往前邁進的同時，是否把寶貴的智慧忘在過去呢？如果我們翻開歷史，重拾遺忘的知識，應用於我們今日所擁有的科學、創新與科技之中，那現今的醫學會是什麼模樣？未來的醫學無疑會重新拾起遺留在過去的部分，為了實現全新的治療可能性非這麼做不可。

夏威夷檀香山：二〇四九年

「克萊兒，早安。歡迎來到健康診所，你今天覺得怎麼樣？」

克萊兒踏進她在診所預定的房間，影像感測器掃描她的臉部，辨識出她的身分，然後立刻調出她所有的病歷資料。系統從眾多來源匯集資料，包括環境中的追蹤器、穿戴式產品、應用程式、數位化病歷等。人工智慧親切地向克萊兒問好，彷彿她是一位老友，同時將上述資料匯集成鉅細靡遺的個人檔案，速度比人類神經突觸快上百萬倍。人工智慧比任何人——包括克萊兒自己和她的醫師——都還了解她的健康狀況與病歷紀錄，而且記得一清二楚。它知道克萊兒有癌症的家族病史，她的姨婆在她出生之前就因癌症過世（克萊兒也是命名自這位姨婆）。現今癌症罕見得多了：醫療體系徹底革新之後，過去稱為**生活型態病**的癌症、糖尿病、心臟病等慢性疾病、自體免疫疾病、憂鬱症數量銳減，很難隨時存有精準的數據。

克萊兒安坐好之後，人工智慧以令人平靜的語音引導她換上病袍，同時運用獨特的演算法匯集克萊兒的資料，搜尋有無任何健康漏洞或是提升健康的機會。人工智慧輕而易舉地彙整這些資料，過去人們可是要花上一**生的時間**才可能稍加洞悉。人工智慧熟知克萊兒的習慣，知道她做了什麼改變，或是正在嘗試什麼改變，並運用超人的能力匯集數十萬筆資料，根據這些資訊來提供建議，協助克萊兒增進健康。人工智慧可以運用剛發表的新興科學資訊來解讀這些資料，經過同儕審閱的研究一放上網路，人工智慧就能立即擷取下來，收錄至可能可以應用的患者檔案中。

人工智慧也知道過去的建議是否適合克萊兒；它知道克萊兒是否遵照建議，或者無法貫徹實行；它可以稍加調整、提供新的建議，或是分析資料並提出更可行的全新起點或計畫。人工智慧絕對不會妄加批判。此外，在克萊兒走進診所之前，人工智慧就已經掌握一切；它持續在搜集資料，毫不費力地將所有數據彙整成健康檔案，克萊兒不需要揭露或坦承任何事，因為人工智慧原本就知道了。這就是人工智慧的職責：擔任永遠公正、無懈可擊的旁觀者；它只為你而存在，唯一目標就是協助患者建構更有活力、更健康、欣欣向榮的人生。

等等，那克萊兒的醫師在哪？人工智慧已經取代人類醫師了嗎？

當然不是。

在二〇四九年的未來，人工智慧讓醫師能**真正**當一位醫師。醫師的英文 physician 結合了拉丁字根和古法文。拉丁文的 Physica 意指**和自然相關的事物**，而古法文 fisicien 可以翻譯成**治療的藝術**。二〇四九年的未來，醫師成為真正的治療藝術家，他們是無可取代的。

克萊兒可以輕輕鬆鬆地在自己房間裡與人工智慧連線，只要打開筆電的視窗就能瀏覽這些資訊，不過今天是親自看診的日子。雖然與克萊兒房內電腦連線的人工智慧可以快速查看她的目前的營養攝取量、目標攝取量、壓力水準，也能快速感測到她處於副交感神經狀態的持續時間，但克萊兒今天需要的不只是快速檢查。今天克萊兒需要與她的長期健康教練進行面對面的深入交談，醫師認識克萊兒也非常關心她，與人類醫師互動的感覺和良善且資訊豐富的人工智慧非常不同。

克萊兒不太認識和她同名的姨婆，不過她媽媽和姨婆很親近，時常談起她。她的姨婆一直是家族中溫暖的明燈，總是清楚事情的優先順序，待人坦率，不會哄騙或胡說八道。她寫了一本胰臟癌的康復指南，後來逐漸受到重視。一開始是以電子書的形式在網路上自行出版，收錄姨婆在部落格中發表的短篇文章。姨婆的筆調直率且坦承，她記錄自己面對致命疾病，以為只剩下幾個月生命時所採取的步驟與決定，然後結尾突然出現轉折：姨婆並沒有因病過世，癌症消失了十多年。醫師大感疑惑，為了解釋這無法解釋的現象，只好攻擊她最初診斷的正確性。但姨婆了解自己的身體，她知道疾病曾經真實存在。經過不可思議的長期緩解後，癌症還是復發了，這時醫師終於相信一開始的診斷，醫學界開始正視這個案例。

而且克萊兒並不是唯一的這類案例。全國、甚至全世界不斷有聲音冒出來，聲浪愈來愈大。

人們不再接受醫學的標準見解，不再覺得自己只是離群值，不再相信自己驚人的康復經歷沒有辦法解釋。他們決心要把自己的故事說出來，希望別人可以從自己的試誤過程中受益或是複製自己的成功經驗。

他們的故事發揮效果了，現在有愈來愈多人行走在克萊兒姨婆所開闢出的道路上。許多人跟隨她的腳步，也有不少人就和她當年一樣，獲得徹底療癒。現在選擇這條路輕鬆多了。回想二〇〇〇年代初期，克萊兒走上這條路並沒有獲得太多支持，她孤單一人挺進蠻荒之地，每踏出一步都遭遇懷疑與抵抗的聲音。不過由於有愈來愈多人要求不同的治療途徑，醫界也逐漸開始改變。

科技也日新月異，進展快速，現在可以在血液中注射奈米機器人，用來搜尋並消滅新生成的癌細胞、修補血管壁、移除衰老細胞、修復受損的甲狀腺或心臟。而且這類技術愈來愈容易取得，眾多穿戴式產品可以搜集重要資料，記錄血壓、血氧和壓力水準，價格愈趨便宜、普及。就像姨婆當年的電腦和應用程式一樣，隨著數位產品的非物質化（dematerialization）和去貨幣化（demonetization），產品效能提升而成本降低[1]。演算法一旦寫成，就能複製數十億次而不需額外成本，因此相關服務得以普及。

這類科技輕巧且佩戴上毫不突兀[2]，可以流暢地整合至克萊兒的生活中。雖然克萊兒自己不會察覺，但這些科技知道她處於副交感神經狀態還是戰或逃模式中，也會知道各個狀態的持續時間；科技知道什麼情況有助克萊兒進入副交感神經模式，什麼狀況又會有負面效果；甚至能提醒克萊兒將當下感受到的壓力由威脅壓力轉變為挑戰壓力。克萊兒早上喝著咖啡，輕觸手機上的應用程式圖示，觸控式螢幕上跳出視覺化日曆，一天當中的大小事件以不同顏色標示，提醒克萊兒某件事可能是進入副交感神經模式的機會（例如午餐時間在辦公室附近散步並與朋友碰面），或是提醒她可以把壓力化為挑戰（與一位愛爭執的同事開會，對方經常貶低她的想法）。

一整週下來，人工智慧替她把購物清單與飲食方案下載到手機中，方便她把清單傳送給超市，商家會事先把商品打包好，克萊兒可以直接取貨，甚至也可以寄送到家，克萊兒下班後可以直接返家看小孩。一天當中，智慧手環會時不時發出震動，提醒克萊兒要補充水分或放鬆休息。克萊兒很容易頭痛，對她來說，保持水分充足和調控壓力是預防頭痛的好方法，避免發作時需要以藥物來壓制疼痛。

克萊兒的醫師走進來，她感到催產素湧升，這是看到親近好友或愛人的正常現象。她很喜歡和醫師碰面聊天，她每隔幾個月會約診一次，看診時間沒有限制（至少她不會感覺受到催促）。克萊兒記得小時候和媽媽一起去看醫師時，多半時候是護理師替她量身高體重、檢查無數身體指標，當醫師終於進入診間，他最先查看的是電腦螢幕而不是患者本身，沒幾分鐘又匆匆離去。

不過克萊兒感覺和現在的醫師很有默契，這位女士在克萊兒生產時親自替她接生，引導她度過健康方面的低潮期。醫師精通人際溝通的藝術，溝通技巧是所有頂尖醫學院的重點課程。克萊兒說明自己的顧慮：最近工作壓力很大，這筆生意非常有挑戰性，但她覺得自己的身體不太能夠應付這樣的壓力。她開始出現消化問題，體溫忽高忽低，難以入睡。考量克萊兒的年紀和家族病史，她罹患自體免疫疾病的風險稍高，她擔心這些症狀就是早期的警訊。

醫師也同意：「有可能，壓力可能引發多種自體免疫疾病，尤其如果個人基因有這方面的傾向，那風險更高。不過我們可以盡量排除誘發因素。」

人工智慧已事先通知醫師克萊兒的皮質醇和腎上腺素濃度偏高，而且最近經常失眠。醫師在櫃臺快速掃視平板上的資訊（通常替患者看診時醫師都不必盯著螢幕看，因為她的主要職責就是坐下來和患者好好交流），發現克萊兒上一次的端粒檢查結果良好，端粒長度和保存狀況都沒有問題，克萊兒的體能年齡也保持得很好（比起實際年齡，體能年齡是更準確的指標）。不過如果生活中出現重大壓力，那最好要及早處理。如果不正視壓力，情況可能會惡化，使患者陷入他們不想要的生活中，感到受困，身體嚴重失調。

接下來的時間，克萊兒和醫師討論人工智慧所匯集的資料和結論，然後醫師為克萊兒擬定一份行動計畫。內容包括告知先生她目前在工作上遭遇的問題，讓他知道克萊兒現在需要更多支援。同時也將三餐調整為消炎飲食，這在過去都能為克萊兒帶來驚人的成效；另外還有早晨抽空游泳、上瑜伽課，單純在家附近散步也可以，人工智慧發現這些活動一直都能立即降低克萊兒的皮質醇濃度，即便在壓力大的日子也有助維持內分泌穩定。醫師輕點觸控螢幕，微調人工智慧，開始監測克萊兒往後的壓力指數與發炎指標，以便在任何損害出現之前及早發現。

數十年前，我們曾希望醫學體系能像人生迂迴懸崖頂端的護欄一樣，保護人們健康、安全。但我們當時發展出的體系比較像是在懸崖底部列隊等待的救護車，一有人掉下來就馬上將他們送往醫院。這當然也能救回生命，但卻沒有正面處理帶來死亡與苦難的主要原因。不過隨著醫學改革，加上科技、希望與健康高成就者的推動，我們終於走到這一步。克萊兒的醫師與她背後的整套醫學體系現在變成生命的護欄。

二〇四九年，多虧人工智慧與實體世界無形而流暢的連結，身體與心理的照護已經完全整合。演算法比我們自己還要了解我們的身體，科技可以偵測到我們察覺不了的感受與憂慮根源，可以辨識出哪些關係與互動讓我們感到壓力龐大、筋疲力盡，哪些又讓我們充滿活力或平靜自在。現在要克服種種「應該」、壓力、他人的期望、自己取悅他人的渴望變得更容易了，科技會時時溫柔地提醒我們有責任照顧自己的身心靈健康。

今天的醫師不再肩負不可能的任務，不必再隨時追蹤關於無數疾病與療法的最新醫學研究結果，醫師只要專注於眼前的患者就好。人工智慧能替醫師分擔這些腦力工作，讓醫師能專心傾聽患者，擔任富同情心的健康顧問與教練。醫學院的入學標準不再是背誦大量資料的能力，但是必須具備同理心和對人類行為及溝通的濃厚興趣。醫師不是通曉克萊兒身體的專家（**克萊兒自己才是**），不過她是一位備受敬愛的教練，而且顯而易見的是，醫病之間確實是互相關愛。克萊兒感覺受到重視，她認為醫師溫暖、客觀、專業、不帶批判，每次走出診間時，她總有與深具智慧的人相處帶來的如沐春風感，這個人經過多年的學習與經驗，對人類行為擁有深度認知，同時尊重人們的選擇與力量。

醫師的照護與關注具有顛覆性的力量，影響深入次元層次，這種現象一獲得證實，醫學界的價值有了劇烈的轉變。人們不再期望醫師充當資訊庫，這是重要助理人工智慧的工作。醫師真正的職責是建立聯繫、了解、認識患者生命的全貌，並發揮同理心，根據患者對世界的獨特體驗來裁量照護方式。人工智慧並沒有取代醫師，而是為醫師分擔雜務，讓他們能空出心力來傾聽、建立聯繫、創新、擔任朋友與教練，充分發揮醫術。醫術涉及綜合運用現今醫學的四大支柱：修正飲食內容、壓力反應、免疫系統，還有身分認同。目前已有大量研究證實第四支柱是最重要的關鍵，而現在醫師更常囑咐患者從事某些行動與體驗或大幅改變生活，較少開立藥物處方了。

最重要的是，我們了解人工智慧擅長哪些領域，也知道科技在哪些地方無能為力。沒有任何人工智慧能夠提供真正治癒的關鍵：愛。

人工智慧可以偵測、整理大量資料，指引改善身體甚至心理健康的方向，可以發現問題所在與不健康或憂慮的根源，能力甚至可能勝過極有經驗的專家。不過它沒辦法愛。科技也許可以為我們帶來無與倫比的身體舒適與開創性療法，但有些事情只有愛能達成，只有不帶批判的同理心、接納與聯繫辦得到。充滿愛的世界以及愛帶領我們前往的更高領域也許就是治癒的同義詞。無可否認的，我們還不太了解其中詳細的運作原理，但在某些情況下，實體世界須服從愛的法則，甚至受其影響，當這種情形出現時，連疾病都能消散無蹤。

當克萊兒離開診所時，她回到正確的路途上，至少近期不會跌落懸崖。

麻薩諸塞州波士頓：今日

我的診察室牆上掛著兩幅文件，患者通常在第一次看診時就會注意到，而這正是我的用意。這兩幅文件分別是《獨立宣言》和《解放奴隸宣言》。

我們相信下列真理不證自明：人人生而平等，造物者賦予他們若干不可剝奪的權利，其中包括生命權、自由權和追求幸福的權利。

我把文件掛在牆上，是希望能提醒患者和我自己，有時我們真正需要的並不是藥物或和我這樣的人進行談話療法（當然這會有幫助），而是拋開壓迫我們的鎖鏈，以便在人生中展現自己最美好、最高尚、最真誠的一面。我常和患者說這個笑話：「還好精神科醫師沒有參加波士頓茶黨運動，否則他們會開一張處方箋就叫大家回家。但他們需要的不是左洛復（Zoloft）*，他們需要甩開壓迫的鎖鏈，開始真正過生活，擁有自由、尊重與尊嚴的生活；他們必須打造一個更好的世界，實現真正的潛能，以自己的獨特光芒照耀世界。」

從許多方面來看，《獨立宣言》就是一個故事，所有革命都是一個個故事，讓我們看見哪些過去不可能的事成為可能。革命的故事描繪出一個更美好的未來，這就是革命發生的原因：我們看見願景，然後就能實現。

我們現在需要另一場革命。革命的故事；緩解、康復、患病之後重生的故事；人們如何走到那一步的故事。

儘管自身的經歷痛苦又極為私人，但本書所訪問的戰勝不治之症者全都提到一股與世界分享的渴望。分享這類故事、向世界敞開靈魂並不容易。這些康復者向我們述說自己的內省過程、面對死亡與發現真正自我等令人恐懼又感到謙卑的經歷。他們之所以這樣做，是因為當他們病重、面對絕症診斷時感到非常孤單，沒有人為他們指引前進的方向。

克萊兒·海瑟剛獲得診斷後，她不斷搜尋有沒有人罹患這個期別的胰臟癌而後仍然康復，但她一無所獲。因此她決定要鉅細靡遺地分享自己的經歷，她希望下一個搜尋康復故事的人能夠找到她的案例。她和許許多多聯繫我的人一樣，都是希望自己能為他人提供一盞明燈。克萊兒想要回饋，她知道自己自胰臟癌康復的經驗不只關乎己身，更重要的是為他人、為世界開啟一扇可能性之窗。

本書所記錄的康復者都把自己當成「單一樣本」——自己深度研究的單一受試者。而其中蘊藏新科學與新醫學的重要關鍵，也就是不再只依賴隨機研究的結果，因為這不一定與患者及其生活相關，而是開始重視**患者自身**的實際資料。就如我們從本書中眾位康復者身上學到的：最私人的事其實普世皆同。每個人的治癒經歷其實都不只關乎自身或自己身邊患病的親人，我們共同譜

＊譯註：一種抗憂鬱藥物。

寫成人類健康的故事，這個故事比我們一人的痛苦、死亡或康復還宏大，起自數千年以前，而且將延續至我們都已湮滅的未來。人類的健康故事不斷演變，而我們的付出將決定未來發展的方向。

醫學需要希望，幸運的是，希望的確存在。希望存在於戰勝不治之症者的經歷之中；希望存在於**正在**施展希望醫學的醫師、護理師、外科醫師身上，在現今的醫療體系要這麼做實屬不易，這個體系決心要放大疾病，堅持以特效藥治療，而不願從打好健康的根基；希望存在於科學研究中，雖然被平均掩蓋，但仍然存在。請找尋離群值，眼光鎖定在散落於圖表邊緣的資料點，別讓平均遮掩它們的光芒。它們存在，而且數量比我們想像的還多。如果你真心想要求生，那麼請相信你也可能成為其中之一，敦促你的醫療照護提供者協助你實現這個願景。

改變不會自然發生，改變不會在**應該**發生的時候自然出現。除非人們提高音量，拒絕繼續被忽視，公開說出自己的故事，改變才會出現。請聲援這場革命，向患病受苦的人分享這個醫學願景，關於健康，他們需要聽聽別的說法；告訴你的醫療照護提供者，他們可以從體制內部開始改變觀點；和你的親人分享，即便他們現在還不須面對重病，也許永遠不必。我和每一位分享自身康復故事的人都希望，他們和你們所有人的故事，終有一天能累積足夠的聲量，讓所有人都必須仔細聆聽。

後記

我二〇〇三年展開研究時，感到相當孤單無助。不過近年來，隨著我們的文化對於幸福安康的研究與觀念愈趨開放，在自癒方面，也有其他人取得大幅進展。在累積勢力的同時，我們也要關注他人的重要成果。

凱莉・透納（Kelly Turner）的傑出著作《癌症完全緩解的九種力量》（*Radical Remission*）研究癌症的自癒現象，近期她更為想要改善健康狀況的人建立互助網絡。麗莎・蘭金（Lissa Rankin）在《心靈更勝藥物》（*Mind Over Medicine*）中談論自癒的議題，並於二〇二〇年再版進一步深入探討，並為想要將自我照護和幸福安康提升到更高層次的人提供出色的全人指南。還有許多人在這幾年陸續為這個議題貢獻一己之力，包括《再創生機》（*Remarkable Recovery*）的作者卡瑞・赫席柏格和馬克・艾恩・貝拉奇（Caryle Hirschberg and Mark Ian Barasch）；《意志治療法》（*Mind as Healer, Mind as Slayer*）的作者肯尼斯・裴爾泰（Kenneth Pelletier），以及《身體調癒的訊息》（*Heal Your Body*）作者露易絲・賀（Louise Hays）。這些著作都以其獨特的方式加深對話。

二〇一四年，美國國家癌症研究院宣布展開「絕佳反應者計畫」（Exceptional Responder Initiative），搜集並分析超過一百位患者的身體組織樣本。

二〇一八年，哈佛醫學院生物資訊學系主席艾薩克．山繆．柯漢尼（Isaac Samuel Kohane）建立網絡，目標是成為全國第一個絕佳反應者登記處，記錄能對治療方式產生顯著反應的患者（同樣的療法對其他多數人無用）。這項計畫的目標是大量搜集資料，希望之後能從中找出關鍵共通點。

本書所進行的研究始於二〇〇三年，因此能夠追蹤許多患者的病程軌跡長達數年，這對於自癒現象的研究尤其重要。本書希望呼籲各界開始檢視癌症以外疾病的自癒現象，擴及整個疾病光譜。我希望上述計畫能迎來科學研究與探索的新時代，讓我們能真正了解自癒現象的啟發並加以應用。

www.drjeffreyrediger.com 提供相關練習與指引，請造訪網站參閱引導計畫，我們的目標是鼓勵讀者踏上更深層、個人化的幸福安康旅程。

致謝

首先最重要的，我要感謝所有大方引領我走進他們生活中的人，他們與我分享自己的病歷與顯著的康復故事，常讓我一追蹤就是好幾年，言語無法表達我的深深謝意。經過這些研究，我自己也經歷無可回復的改變——我煥然一新，也成為更好的醫師。

我也要感謝我在麥克林恩醫院和仁慈撒瑪利亞醫學中心的所有病患，這些年來，他們也和我分享自己極為私人的故事，通常都是發生在他們人生中最為艱難的時刻。他們持續向我揭示人之所以成為人的真正要素，也為我闡明心靈與身體互相依存的關係。

我對 Idea Architects 團隊的感激之情無以言喻，尤其是艾莉莎・尼克巴克（Alyssa Knickerbocker），她聰明、能幹，即便面對生產、失眠及我的寫作錯誤，在整個漫長的出版計畫中仍維持不可思議的沉著冷靜，我只能以優異至極來形容她的工作能力。我也受益於 Transmedia Agency 的道格・阿伯拉罕（Doug Abrams）和艾倫・斯蒂夫勒（Ellen Stiefler），感謝他們兩人的卓越引導與恆久智慧，還要感謝 Idea Architects 的眾人，包括布・普林斯（Boo Prince）充滿洞見的優秀指導、泰・羅芙（Ty Love）、勞拉・羅芙（Lara Love）、珍妮爾・朱利安（Janelle Julian）等人的耐心、縝密、智慧、機敏，他們總能視情況隨機應變。

我也衷心感謝、敬愛Flatiron Books的整個團隊，特別是鮑伯・米勒（Bob Miller）和莎拉・墨菲（Sarah Murphy），我對他們的感激之情無以估量，他們的品格與智慧在我心中留下不可磨滅的印象。Flatiron的眾人無倦地完成職志，他們的體貼與奉獻精神讓我一再受到感動、大感佩服。我無比榮幸能和這些人共事，他們都擁有優異的技巧與完美才能。

如果沒有吉兒・博特・泰勒（Jill Bolte Taylor）的支持與智慧，這本書也不會有今天的樣子，她不僅成為我的好友，也是一位充滿智慧的顧問，時時提醒我要堅持自己的核心信念，也向我傳授寫作與演講的必要技能。而且她能在毫無準備的情況下說出令人印象深刻的言語，我們第一次見面時，她說：「我等你已經等了二十二年，這二十二年來，沒有一位醫師問我是怎麼經歷中風又完全康復。」這樣的描述正是這本書試圖平息的現象。

我也想要感謝我在麥克林恩醫院、哈佛大學和仁慈撒瑪利亞醫學中心的同仁與朋友，這些年來，他們給予我不可或缺的支持與友誼。尤其是麥克林恩醫院的領導團隊，不論這項計畫遭遇順境或逆境都與我同在，包括史考特・羅奇（Scott Rauch）、喬・古德（Joe Gold）、蓋爾・辛皮亞（Gail Tsimprea）、鄧肯・麥考特（Duncan MacCourt）、席蒙娜・薩瓦（Simona Sava）、莉莎・拉納斯（Lisa Llanas）、馬克・隆西歐（Mark Longsjo）、達琳・史考特（Darlyn Scott）、瑞奇・席爾瓦（Rich Silva）。我也不能忘記技術支援團隊所提供的協助，包括瑪莉安・貝茲（MaryAnn Betts）和蘇・麥克菲（Sue McPhee），她們優雅地兼顧各方細節，還有如詩・拜恩（Ruth Byrnes），她總提供源源不絕的支持與鼓勵。此外，我還想要感謝仁慈撒瑪利亞醫學中心的領導團隊，包括瑪莉賽拉・馬瑞諾（Marisella Marrero）、肯尼斯・勞森（Kenneth Lawson）、馬修・赫斯凱斯（Mathew Hesketh）、馬修・科蒂（Matthew Cotti），感謝他們願意容忍我騰出時間寫作、演講。

最後，我要謝謝Karim Malek公司的腫瘤科醫師卡林・馬利克（Karim Malek）、仁慈撒瑪利亞醫學中心的神經放射科醫師考沙爾・梅塔（Kaushal Mehta）和主治醫師克里斯・卡塔沃洛斯（Chris Katavolos）提供重要的洞見。另外感謝麻省理工的安卓亞斯・莫辛、加州大學柏克萊分校的亨利・史戴普、任職於麥克林恩醫院與哈佛的麥可・羅罕以物理師的身分提供建議。書中出現的任何錯誤都是我一人的疏失。

我們大多對生命中的導師深懷感恩之情，我當然也不例外，以下感謝名單並不完整，礙於篇幅所限，我只略舉數例：惠頓學院的理查・巴特曼（Richard Butman）、肯尼・道得（Kenny Dodd）、傑瑞・魯特（Jerry Root）教授，還有普林斯頓神學院已故的詹姆士・羅德（James Loder）和戴奧吉尼斯・艾倫（Diogenes Allen）教授，哈佛大學已故的萊斯・哈芬斯（Les Havens）、約翰・麥克（John Mack），以及艾倫・蘭格教授，他們的仁慈與願景深深影響我的學術與個人生涯。

我也感激伊薩姆・尼梅醫師和凱西・尼梅這些年來永不倦怠的耐心，陪伴我逐漸認識人們神奇痊癒的方式及背後原因。他們是優秀的團隊，也是可愛的大家庭，他們奉獻一生為他人的治療與幸福安康努力，也一直是鼓舞我的楷模。米蓋爾・柯爾（Miguel Coll）也是我生命中的明亮星辰，他是堅韌與奉獻精神的活生生證據；還有安・庫維利爾（Anne Cuvelier）以及Newport Group，他們引領我進一步認識神祕又奇妙的人類之旅。本書也受益於比爾・漢斯（Bill Hanes）大方的研究支援及友誼，也要感謝金・謝夫勒（Kim Schefler）提供的明智建議。

我也想要謝謝我的家人，他們也都為這本書的寫成做出犧牲，尤其是我的孩子蘭登（Landon）、布林（Bryn）和西米安（Simeon），他們是這個世界上燦爛又獨特的光亮。我還要謝謝我的弟弟暨好友大衛（David），我們兩人過著截然不同的生活，彼此身邊的人和媒體對於世界的認知有著極大差異，他幫助我看清，我們的想望和需求其實都是一樣的，而當前的媒體與政治喧囂、扭曲其實誇大了兩方的根本觀念差異。

我要特別向同事暨好友瑞秋．唐諾致上感謝，她以數不清的方式鼓舞我的人生，激勵我展開行動；她創立 Biosay 的成就尤其具有深遠的影響力，她成立這家公司的願景乃是提供人們徹底掌控自己的幸福安康所需的工具。本書的部分想法來自這個願景，而我相信瑞秋的努力將引領我們踏入一個嶄新的世界，讓我們愈加了解自己的健康與活力其實不須依賴新的醫學，而是來自我們與自身健康互動的全新方式以及嶄新心態（www.biosay.com）。我相信這份使命，我認為這就是本書的配套習題，也投資這家公司。

最後，我想要感謝大衛和內莉．唐諾（David and Neri Donalds），他們提供我出色的支持與明智的建議，協助我從容地在這多樣的世界尋找方向。我尤其要感謝內莉，她協助我處理生活中的眾多大小事務，不論是合約或各種私人或職場上的細節，她都以沉著的態度、細心與嫻熟的技巧替我一一完成。

註解

導論　打開醫學奇蹟的黑盒子

1 Caryle Hirschberg and Brendan O'Regan, Spontaneous Remission:An Annotated Bibliography, Institute of Noetic Sciences, 1993.

1　前進不可能

1 William B. Coley, "Contribution to the Knowledge of Sarcoma," Annals of Surgery 14, no. 3 (1891): 199–220, ww.ncbi.nlm.nih.gov/pmc/articles/PMC1428624/?page=1.

2 Carol Torgan, "Immune System Shaped by Environment More Than Genes," National Institutes of Health, February 2, 2015, www.nih.gov/news-events/nih-research-matters/immune-system-shaped-environment-more-genes.

3 S.M. Rappaport, "Implications of the Exposome for Exposure Science," Journal of Exposure Science and Environmental Epidemiology 21, (2011): 5–9.

2　天生殺手

1 Robert Langreth, "Six Miracle Cancer Survivors," Forbes, March 2009.

2 "White Blood Cells Can Sprout 'Legs' and Move Like Millipedes," Science Daily, May 4, 2009, www.sciencedaily.com/releases/2009/05/090504094424.htm.

3 Charles W. Schmidt, "Questions Persist: Environmental Factors in Autoimmune Disease," Environmental Health Perspectives, June 2011.

4 Marc Ian Barasch, "Remarkable Recoveries: Research and Practice from a Patient's Perspective," Hematology/Oncology Clinics of North America 22, no. 4 (2008): 755–766, www.academia.edu/20207816/Oncology_Hematology_Article.

5 Ibid., 756.

6 M. K. Bowers and C. Weinstock, “A Case of Healing in Malignancy,” American Academy of Psychoanalysis Journal 6, no. 3 (1978): 393–402. 也可以在思維科學研究所的自發性緩解資料庫中查看：https://library.noetic.org/library/publication-bibliographies/spontaneous-remission, Appendix 2,541–542.

7 J. E. Stellar, N. John-Henderson, C. L. Anderson, A. M. Gordon, G. D. McNeil, and D. Keltner, “Positive Affect and Markers of Inflammation: Discrete Positive Emotions Predict Lower Levels of Inflammatory Cytokines,” Emotion 15, no. 2 (2015): 129–133, www.ncbi.nlm.nih.gov/pubmed/25603133.

8 James McIntosh, “What Is Serotonin and What Does It Do?,” Medical News Today, February 2, 2018, www.medicalnewstoday.com/articles/232248.

9 Jessica M. Yano, Kristie Yu, Gregory P. Donaldson, et al., “Indigenous Bacteria from the Gut Microbiota Regulate Host Serotonin Biosynthesis,” Cell 161, no. 2 (2015): 264–276, www.ncbi.nlm.nih.gov/pmc/articles/PMC4393509/.

10 Paul Enck, “Spore-Forming Bacteria Regulate Serotonin Biosynthesis in the Gut,” Gut Microbiota for Health, June 22, 2015, www.gutmicrobiotaforhealth.com/en/spore-forming-bacteria-regulate-serotonin-biosynthesis-in-the-gut/.

11 Mary Longmore, Ian B. Wilkinson, Andrew Baldwin, Elizabeth Wallin, Oxford Handbook of Clinical Medicine, Oxford University Press, 2014, p. 417.

12 H. Foster, “Lifestyle Changes and the ‘Spontaneous’ Regression of Cancer: An Initial Computer Analysis,” International Journal of Biosocial Medicine 10, no. 1 (1988): 17–33.

3 食療

1 Emily Boller, Starved to Obesity: My Journey Out of Food Addiction and How You Can Escape It Too! (New York, Post Hill Press, 2019).

2 Global Report on Diabetes (Geneva, Switzerland: World Health Organization, 2016), https://apps.who.int/iris/bitstream/handle/10

665/204871/9789241565257eng.pdf;jsessionid=0F963002F4841769C455B12790BD8BDA ?sequence=1.

3 Ibid.

4 D. W. Nyamai, W. Arika, P. E. Ogola, E. N. M. Njagi, and M. P. Ngugi, "Medicinally Important Phytochemicals: An Untapped Research Avenue," Research and Reviews: Journal of Pharmacognosy and Phytochemistry 4, no. 1 (2016): 35–49, www.rroij.com/open-access/medicinally-important-phytochemicals-an-untapped-research-avenue-.php?aid=67696.

5 Claire Haser, Living with Pancreatic Cancer, www.livingwithpancreaticcancer.com.

6 B. Chassaing et al., "Dietary Emulsifiers Impact the Mouse Gut Microbiota Promoting Colitis and Metabolic Syndrome," Nature, March 2015.

7 T. Colin Campbell, "Nutrition, Politics, and the Destruction of Scientific Integrity," T. Colin Campbell Center for Nutrition Studies, August 16, 2016.

8 T. Colin Campbell, The China Study (Dallas, TX: BenBella Books, 2017).

9 Campbell Appleton, "Effect of High and Low Dietary Protein on the Dosing and Postdosing Periods of Aflatoxin B1-Induced Hepatic Preneoplastic Lesion Development in the Rat," Cancer Research 43, no. 5 (1983): 2150–2154.

10 Banoo Parpia, Cornell-China-Oxford Project videocast, Cornell University. www.cornell.edu/video/playlist/the-china-project-studying-the-link-between-diet-and-disease.

11 "How Much Sugar Do You Eat? You May Be Surprised!," New Hampshire Department of Health and Human Services, www.dhhs.nh.gov/dphs/nhp/documents/sugar.pdf.

12 Lily Sanborn, "Sugar Cravings: Evolution, Addiction, or Both?," Frontiers: Washington University Review of Health, April 20, 2015.

13 "2019: The Year for Nutrition," Lancet 393, no. 10168 (2019): 200, www.thelancet.com/journals/lancet/article/PIIS0140-6736(19)30080-7/fulltext?utm_campaign=tleat19&utm_source=HubPage.

4 阻斷致病之路

1 John A. Dodson, Andrew Petrone, David R. Gagnon, et al., "Incidence and Determinants of Traumatic Intracranial Bleeding Among Older Veterans Receiving Warfarin for Atrial Fibrillation," JAMA Cardiology 1, no. 1 (2016): 65–72.

2 "The Top 10 Causes of Death," World Health Organization, May 24, 2018, www.who.int/mediacentre/factsheets/fs310/en/.

3 B. A. Glenn, C. M. Crespi, H. P. Rodriguez, N. J. Nonzee, S. M. Phillips, et al., "Behavioral and Mental Health Risk Factor Profiles Among Diverse Primary Care Patients," Preventative Medicine S0091-7435(17)30495-4, December 22, 2017, doi:10.1016/j.ypmed.2017.12.009. B. Bortolato, T. N. Hyphantis, S. Valpione, G. Perini, M. Maes, et al., "Depression in Cancer: The Many Biobehavioral Pathways Driving Tumor Progression," Cancer Treatment Reviews 52, January 2017, 58–70, doi:10.1016/j.ctrv.2016.11.004.

4 Noha Ahmed Nasef, Sunali Mehta, and Lynnette R. Ferguson, "Susceptibility to Chronic Inflammation: An Update," Archives of Toxicology 91, no. 3 (2017): 1131–1141.

5 Ibid., 1131.

6 Robert P. Hoffman, "Hyperglycemic Endothelial Dysfunction: Does It Happen and Does It Matter?," Journal of Thoracic Disease 7, no. 10 (2015): 1693–1695. See also: E. P. Weiss, H. Arif, D. T. Villareal, E. Marzetti, and J. O. Holloszy, "Endothelial Function After High-Sugar-Food Ingestion Improves with Endurance Exercise Performed on the Previous Day," American Journal of Clinical Nutrition 88, no. 1 (2008): 51–57.

7 Nasef, Mehta, and Ferguson, "Susceptibility to Chronic Inflammation." Terrence Deak, Anastacia Kudinova, Dennis F. Lovelock, Brandon E. Gibb, and Michael B. Hennessy, "Neuroimmune Mechanisms of Stress Across Species," Dialogues in Clinical Neuroscience 19, no. 1 (2017). Ruth A. Hackett and Andrew Steptoe, "Type 2 Diabetes Mellitus and Psychological Stress—A Modifiable Risk Factor," Nature Reviews: Endocrinology 13, no. 9 (2017): 547–560. Petra H. Wirtz and Roland von Kanel, "Psychological Stress, Inflammation, and Coronary Heart Disease," Current Cardiology Reports, September 20, 2017, 111.

8 "Autoimmune Disease List," American Autoimmune Related Diseases Association, www.aarda.org/diseaselist/.

9 F. G. Hage, “C-reactive protein and hypertension,” J Hum Hypertens 28, no. 7, (2014): 410–415.

10 Amit Kumar Shrivatava, Harsh Vardhan Singh, Arun Raizada, Sanjeev, and Kumar Singh, “C-reactive protein, inflammation and coronary heart disease,” The Egyptian Heart Journal Review 67, no. 2 (2015): 89–97.

11 J. Watson, A. Round, and W. Hamilton, “Raised inflammatory markers,” BMJ 344, no. 454 (2012).

12 A. Nerurkar, A. Bitton, R. B. Davis, R. S. Phillips, and G. Yeh, “When Physicians Counsel About Stress: Results of a National Study,” JAMA Internal Medicine 173, no. 1 (2013): 76–77.

13 P. H. Wirtz and R. von Kanel, “Psychological Stress, Inflammation, and Coronary Heart Disease,” Current Cardiology Reports, September 20, 2017, 111.

14 Ljudmila Stojanovich, “Stress and Autoimmunity,” Autoimmunity Reviews 9, no. 5 (2010): A271–A276.

15 L. Stoianovich and D. Marisavlievich, “Stress as a trigger of autoimmune disease,” Autoimmune Review 7, no. 3, (2008).

16 “How Stress Influences Disease: Study Reveals Inflammation as the Culprit,” Science Daily, April 2, 2012, www.sciencedaily.com/releases/2012/04/120402162546.htm.

17 Nicole D. Powell, Erica K. Sloan, Michael T. Bailey, Jesusa M. G. Arevalo, Gregory E. Miller, et al., “Social Stress Up-Regulates Inflammatory Gene Expression in the Leukocyte Transcriptome via β-Adrenergic Induction of Myelopoiesis,” Proceedings of the National Academy of Sciences 110, no. 41 (2013): 16574–16579.

18 M. Ostensen, L. Fuhrer, R. Mathieu, M. Seitz, and P. M. Villiger, “A Prospective Study of Pregnant Patients with Rheumatoid Arthritis and Ankylosing Spondylitis Using Validated Clinical Instruments,” Annals of the Rheumatic Diseases 63, no. 10 (2004): 1212–1217.

19 Jose U. Scher, Andrew Sczesnak, Randy S. Longman, Nikki Segata, Carles Ubeda, et al., “Expansion of Intestinal Prevotella copri Correlates with Enhanced usceptibility to Arthritis,” eLife, November 2013.

20 S. Dimitrov, E. Hulteng, and S. Hong, “Inflammation and Exercise: Inhibition of Monocytic Intracellular TNF Production by Acute Exercise via β2-Adrenergic Activation,” Brain, Behavior, and Immunity 61, March 2017, 60–68, www.ncbi.nlm.nih.gov/

pubmed/28011264.

5 啟動療癒模式

1 Theodore M. Brown and Elizabeth Fee, “Walter Bradford Cannon: Pioneer Physiologist of Human Emotions,” American Journal of Public Health, October 2002.

2 Walter B. Cannon, The Way of an Investigator (New York: W. W. Norton, 1945).

3 H. Benson, J. A. Herd, W. H. Morse, and R. T. Kelleher, “Behavioral Induction of Arterial Hypertension and Its Reversal,” American Journal of Psychology 271, no. 1 (1969): 30–34.

4 Anne Harrington, The Cure Within: A History of Mind-Body Medicine (New York: W. W. Norton, 2008).

5 S. W. Lazar, C. E. Kerr, R. H. Wasserman, et al., “Meditation experience is associated with increased cortical thickness,” Neuroreport. 2005; 6(17):1893–97. www.ncbi.nlm.nih.gov/pmc/articles/PMC1361002/.

6 Rachael Donalds, “Digital” Determinants of Health, TEDxNew Bedford, February 23, 2018. https://youtu.be/89CjV6tqIAM.

7 Sian Yong Tan and Yvonne Tatsumura, “Alexander Fleming: Discoverer of Penicillin,” Singapore Medical Journal, July 2015.

8 E. S. Epel, J. Daubenmier, J. T. Moskowitz, S. Folkman, and E. Blackburn, “Can Meditation Slow Rate of Cellular Aging? Cognitive Stress, Mindfulness, and Telomeres,” Annals of the New York Academy of Sciences 1172, August 2009, 34–53.

9 E. S. Epel, E. H. Blackburn, J. Lin, F. S. Dhabhar, N. E. Adler, et al., “Accelerated Telomere Shortening in Response to Life Stress,” Proceedings of the National Academy of Sciences of the United States of America 101, no. 49 (2004): 17312–17315.

6 治癒之心

1 “The Inflammatory Reflex: A New Understanding of Immunology,” SetPoint Medical, https://setpointmedical.com/science/inflammatory-reflex/.

2 Barbara L. Fredrickson, Michael A. Cohn, Kimberly A. Coffey, Jolynn Pek, and Sandra M. Finkel, “Open Hearts Build Lives:

Positive Emotions, Induced Through Loving-Kindness Meditation, Build Consequential Personal Resources," Journal of Personality and Social Psychology 95, no. 5 (2008): 1045–1062, www.ncbi.nlm.nih.gov/pmc/articles/PMC3156028/.

3 Barbara Fredrickson, Love 2.0: Finding Happiness and Health in Moments of Connection (New York: Hudson Street Press, 2013).

4 Bethany Kok and Barbara Fredrickson, "Upward Spirals of the Heart: Autonomic Flexibility, as Indexed by Vagal Tone, Reciprocally and Prospectively Predicts Positive Emotions and Social Connectedness," Biological Psychology 85, no. 3 (2010): 432–436.

5 Nicole K. Valtorta, Mona Kanaan, Simon Gilbody, Sara Ronzi, and Barbara Hanratty, "Loneliness and Social Isolation as Risk Factors for Coronary Heart Disease and Stroke," Heart 102, no. 13 (2016): 1009–1016, https://heart.bmj.com/content/102/13/1009.

6 Julianne Holt-Lunstad, Timothy B. Smith, Mark Baker, Tyler Harris, and David Stephenson, "Loneliness and Social Isolation as Risk Factors for Mortality: A Meta-Analytic Review," Perspectives on Psychological Science 10, no. 2 (2015): 227–237. See also: "Loneliness Has Same Risk as Smoking for Heart Disease," Harvard Health Publishing, June 2016, www.health.harvard.edu/staying-healthy/loneliness-has-same-risk-as-smoking-for-heart-disease.

7 See: Jane E. Brody, "The Surprising Effects of Loneliness on Health," New York Times, December 11, 2017, www.nytimes.com/2017/12/11/well/mind/how-loneliness-affects-our-health.html. N. J. Donovan, O. I. Okereke, P. Vannini, R. E. Amariglio, D. M. Rentz, et al., "Association of Higher Cortical Amyloid Burden with Loneliness in Cognitively Normal Older Adults," JAMA Psychiatry 73, no. 12 (2016): 1230–1237. doi:10.1001/jamapsychiatry.2016.2657.

8 Tim Adams, "John Cacioppo: 'Loneliness Is Like an Iceberg—It Goes Deeper Than We Can See,' " Guardian, February 28, 2016, www.theguardian.com/science/2016/feb/28/loneliness-is-like-an-iceberg-john-cacioppo-social-neuroscience-interview.

9 Karin Brulliard, "A Woman's Dog Died, and Doctors Say It Literally Broke Her Heart," Washington Post, October 19, 2017, www.washingtonpost.com/news/animalia/wp/2017/10/19/a-womans-dog-died-and-doctors-say-her-heart-literally-broke/.

10 Abhishek Maiti and Abhijeet Dhoble, "Takotsubo Cardiomyopathy," New England Journal of Medicine 377, October 2017, e24,

www.nejm.org/doi/10.1056/NEJMicm1615835.

11 Neeta Mehta, "Mind-Body Dualism: A Critique from a Health Perspective," Mens Sana Monographs 9, no. 1 (2011): 202–209, www.ncbi.nlm.nih.gov/pmc/articles/PMC3115289/.

7 信念療法與療癒信念

1 J. Levin, "Prevalence and Religious Predictors of Healing Prayer Use in the USA: Findings from the Baylor Religion Survey," Journal of Religion & Health 55, no. 4 (2016): 1136–1158, www.ncbi.nlm.nih.gov/pubmed/27075199.

2 Everett L. Worthington Jr. and Michael Scherer, "Forgiveness Is an Emotion-Focused Coping Strategy That Can Reduce Health Risks and Promote Health Resilience: Theory, Review, and Hypotheses," Psychology and Health 19, no. 3 (2004): 385–405, www.tandfonline.com/doi/abs/10.1080/0887044042000196674.

8 安慰劑的效用

1 Robert Langreth, "Six Miracle Cancer Survivors," Forbes, March 2009. https://www.forbes.com/2009/02/11/cancer-cure-experimental-lifestyle-health_0212cancer.html.

2 S. M. Vaziri-Bozorg, A. R. Ghasemi-Esfe, O. Khalilzadeh, H. Sotoudeh, H. Rokni-Yazdi, et al., "Antidepressant Effects of Magnetic Resonance Imaging-Based Stimulation on Major Depressive Disorder: A Double-Blind Randomized Clinical Trial," Brain Imaging Behavior 6, no. 1 (2012): 70–76, www.ncbi.nlm.nih.gov/pubmed/22069111.

3 William J. Cromie, "Depressed get a lift from MRI," The Harvard Gazette, January 22, 2004. https://news.harvard.edu/gazette/story/2004/01/depressed-get-a-lift-from-mri/.

9 治療認同

1 Faruk Tas, "Metastatic Behavior in Melanoma: Timing, Pattern, Survival, and Influencing Factors," Journal of Oncology, Volume

2012, Article ID 647684, http://dx.doi.org/10.1155/2012/647684.

2 K. A. Katz, E. Jonasch, F. S. Hodi, et al., “Melanoma of unknown primary: experience at Massachusetts general hospital and Dana-Farber Cancer Institute,” Melanoma Research, vol. 15, no. 1, (2005): pp. 77–82.

3 G. Vijuk and A. S. Coates, “Survival of patients with visceral metastatic melanoma from an occult primary lesion: a retrospective matched cohort study,” Annals of Oncology, vol. 9, no. 4, (1998): 419–422.

4 How to Change Your Mind (New York: Penguin, 2018), 301.

5 “Dr. Vincent Felitti: Reflections on the Adverse Childhood Experiences (ACE) Study,” YouTube video, 32:33, posted by National Congress of American Indians, June 23, 2016, www.youtube.com/watch?v=-ns8ko9-ljU.

10 你不等於疾病

1 Harry McGurk and John MacDonald, “Hearing Lips and Seeing Voices,” Nature 264, no. 5588 (1976): 746–748, www.nature.com/articles/264746a0.

2 A. J. Crum and E. J. Langer, “Mind-Set Matters: Exercise and the Placebo Effect,” Psychological Science 18, no. 2 (2007): 165–171.

3 Becca R. Levy and Ellen Langer, “Aging Free From Negative Stereotypes: Successful Memory in China and Among the American Deaf,” Journal of Personality and Social Psychology 66, no. 6 (1994): 989–997.

4 F. Pagnini, C. Cavalera, E. Volpato, B Comazzi, F. Vailati Riboni, C. Valota, K. Bercovitz, E. Molinari, P. Banfi, D. Phillips, and E. Langer, “Ageing as a mindset: a study protocol to rejuvenate older adults with a counterclockwise psychological intervention,” BMJ Open 9, no. 7 (2019): e030411. www.ncbi.nlm.nih.gov/pubmed/31289097.

5 E. Smith, M. Desai, M. Slade, and B. Levy, “Positive Aging Views in the General Population Predict Better Long-Term Cognition for Elders in Eight Countries,” Journal of Aging and Health, July 24, 2018. https://doi.org/10.1177/0898264318784183.

6 Giovanni Pico della Miranola, Oration on the Dignity of Man, 1496.

7 J. E. Logan, E. N. Rampersaud, G. A. Sonn, K. Chamie, A. S. Belldegrun, et al., “Systemic Therapy for Metastatic Renal Cell Carcinoma: A Review and Update,” Reviews in Urology 14, nos. 3–4 (2012): 65–78.

11 治療死亡

1 Lulu Wang. This American Life, “In Defense of Ignorance,” Act One. Chicago Public Media, April 22, 2016.

2 Bernard Crettaz, Cafes Mortels: Sortir la Mort du Silence (Geneva, Switzerland: Labor et Fides, 2010).

3 Sophie Elmhirst, “Take Me to the Death Cafe,” Prospect, January 22, 2015, www.prospectmagazine.co.uk/magazine/take-me-to-the-death-cafe.

12 破釜沉舟

1 D. Spiegel, J. R. Bloom, H. C. Kraemer, and E. Gottheil, “Effect of Psychosocial Treatment on Survival of Patients with Metastatic Breast Cancer,” Lancet 2, no. 8668 (1989): 888–891, www.ncbi.nlm.nih.gov/pubmed/2571815.

2 A. J. Cunningham, C. V. Edmonds, C. Phillips, et al., “A Randomized Controlled Trial of the Effects on Survival of Group Psychological Therapy for Women with Metastatic Breast Cancer,” Psycho-Oncology 7, no. 6 (1998): 508–517.

3 A. J. Cunningham, C. V. Edmonds, C. Phillips, K. I. Soots, D. Hedley, and G. A. Lockwood, “A Prospective, Longitudinal Study of the Relationship of Psychological Work to Duration of Survival in Patients with Metastatic Cancer,” Psycho-Oncology 9, no. 4 (2000): 323–339, www.ncbi.nlm.nih.gov/pubmed/10960930.

4 A. J. Cunningham, C. Phillips, J. Stephen, C. Edmonds, “Fighting for life: a qualitative analysis of the process of psychotherapy-assisted self-help in patients with metastatic cancer,” Integrative Cancer Therapies 1, no. 2 (2002): 146–161.

5 A. J. Cunningham and K. Watson, “How Psychological Therapy May Prolong Survival in Cancer Patients,” Integrative Cancer Therapies 3, no. 3 (2005): 214–229.

6 Marcia Angell, “Disease as a Reflection of the Psyche,” New England Journal of Medicine 312, June 1985, 1570–1572, www.

nejm.org/doi/full/10.1056/NEJM198506133122411.

7 Julia Belluz, “America’ s most famous back pain doctor said pain is in your head. Thousands think he’ s right.” Vox, July 23, 2018. www.vox.com/science-and-health/2017/10/2/16338094/dr-john-sarno-healing-back-pain.

8 A. J. Burger, M. A. Lumley, J. N. Carty, D. V. Latsch, E. R. Thakur, M. E. Hyde-Nolan, A. M. Hijazi, and H. Schubiner, “The effects of a novel psychological attribution and emotional awareness and expression therapy for chronic musculoskeletal pain: A preliminary, uncontrolled trial.” Journal of Psychosomatic Research 81 (February 2016): 1–8. www.ncbi.nlm.nih.gov/pubmed/26800632.

結論　希望與可能性的醫學

1 Peter H. Diamandis, Steven Kotler, Abundance: The Future Is Better Than You Think (New York: Free Press, 2012).

2 Rachael Donalds, “Digital Determinants of Health,” filmed in New Bedford, CT. TEDx video, www.youtube.com/watch?v=89CjV6tqIAM.

國家圖書館出版品預行編目資料

哈佛醫師教你喚醒自癒力 / 傑佛瑞．雷迪格 醫師
Jeffrey Rediger 著；林怡婷 譯.
-- 初版. -- 臺北市：平安文化, 2021.1
面；公分. --（平安叢書；第667種）（真健康；68）
譯自：Cured: The Remarkable Science and Stories of Spontaneous Healing and Recovery

ISBN 978-957-9314-83-1（平裝）

1.健康法 2.生活指導

411.1　　109016656

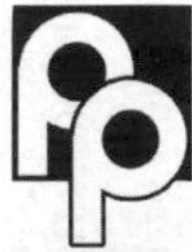

平安叢書第0667種

真健康 68

哈佛醫師教你喚醒自癒力

Cured: The Remarkable Science and Stories of Spontaneous Healing and Recovery

本書提供的資訊無意取代讀者之醫師或其他醫療專業人士的建議。健康相關問題，讀者應諮詢醫療專業人士，特別是假如讀者已出現醫學症狀，更應如此；此外在開始服藥、停藥或改變任何藥物的劑量之前，也應詢問專業人士。個別讀者應對自己的健康照護決定負完全責任；對於讀者宣稱因直接或間接採取本書提供資訊所造成的負面影響，本書作者及出版社概不負任何責任。

作　　者—傑佛瑞．雷迪格 醫師
譯　　者—林怡婷
發 行 人—平　雲
出版發行—平安文化有限公司
台北市敦化北路120巷50號
電話◎02-27168888
郵撥帳號◎18420815號
皇冠出版社(香港)有限公司
香港銅鑼灣道180號百樂商業中心
19字樓1903室
電話◎2529-1778　傳真◎2527-0904
總 編 輯—許婷婷
責任編輯—張懿祥
美術設計—李偉涵
著作完成日期—2020年
初版一刷日期—2021年1月
初版三刷日期—2024年2月
法律顧問—王惠光律師

讀者服務傳真專線◎02-27150507
電腦編號◎524068
ISBN◎978-957-9314-83-1
Printed in Taiwan
本書定價◎新台幣450元/港幣150元